思想觀念的帶動者

文化現象的觀察者

本土經驗的整理者

生命故事的關懷者

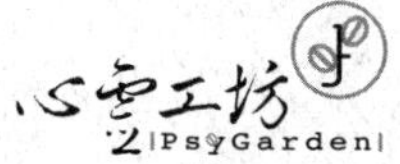

Self Help

顛倒的夢想，窒息的心願，沉淪的夢想
為在暗夜進出的靈魂，守住窗前最後的一盞燭光
直到晨星在天邊發亮

第七版

給病患、家屬及助人者的實用指南

思覺失調症完全手冊

SURVIVING SCHIZOPHRENIA

A Family Manual, 7th Edition

E. Fuller Torrey, M.D.

福樂・托利

丁凡——譯　謝明憲、許藝瀚——審閱

台灣心理治療學會——贊助出版

讀者讚譽推薦

亞馬遜網站

2017 年 12 月 2 日：「簡明、周全。我經常重讀，提醒自己記得我有思覺失調症的青春期孩子的種種。」

2018 年 3 月 10 日：「我是有執照的精神健康臨床人員……毫無疑問，這本書是我讀過關於思覺失調症的書中最好的了。如果你想協助親人，或是若你是臨床專業工作者，我都大力推薦本書。」

2017 年 10 月 7 日：「我是臨床督導和治療師。我二十三年前讀到這本書，那時我剛剛開始我的事業。本書跟我解釋我的個案／患者經歷了什麼，協助我了解（思覺失調症）研究所沒有教的事情。我建議所有治療師和實習醫生都要閱讀這本書，作為指引。」

2017 年 7 月 13 日：「本書資訊豐富，有你需要知道的關於思覺失調症的一切重點。家人和朋友都應該讀一讀。我大力推薦這本書給有思覺失調症的人，以及他們的親友，學習這個疾病，協助好好照顧你自己並且知道你在經歷些什麼。」

2017 年 6 月 9 日：「好棒的書。充滿慈悲心、經驗和知識。讓你更了解這個疾病。」

2017 年 2 月 20 日：「病患、家人和社區裡的每一個人都必須一讀。我的兩個哥哥都有思覺失調症。這本書寫得很好，縝密詳細，我發現本書呈現了我家中的許多經驗。」

2016 年 12 月 14 日：「本書資訊充足，令人心痛卻又充滿鼓勵。」

2016 年 7 月 22 日：「非常、非常好的資訊。強烈推薦這本書給任何與思覺失調症患者有關係的人。很容易讀，資訊很容易吸收。」

2016 年 3 月 22 日：「我現在快要五十歲了，小時候，我覺得有一個思覺失調症的母親很丟臉……有人建議我讀這本書的舊版，改變了我的一生。我更了解我母親的世界。她需要一直努力掙扎，以分辨她的經驗與世界上其他人的經驗。我對母親有了更強烈的慈悲心。」

2016 年 1 月 29 日：「托利的聲音非常有力，很有知識。他既提供思覺失調症患者的健康照顧，又是患者的家人。他可以討論精神健康治療系統，以及這個疾病為患者及家人引起的困擾。我的母親患有思覺失調症二十五年。讀過本書之後，我更理解她的經驗，並知道如何協助她。」

2015 年 11 月 11 日：「我喜歡這本書。我妹妹病了，這本書協助我知道她是怎麼一回事，也因此讓我們有更多的互動……感謝您……」

2015 年 10 月 24 日：「想要了解思覺失調症的家庭都必須擁有本書。托利醫師似乎能預料你想問什麼，在你開口之前就先回答了。他不但以一生協助思覺失調症患者、愛他們的家人、為他們服務的臨床醫師的專家身分發言，同時也是患者的弟弟，一家人為此疾病不斷掙扎。」

2015 年 10 月 7 日：「這本書是很棒的資源，以了解這個疾病。它幫助我了解我兒子腦子裡在發生什麼。資訊極多，我還沒讀完呢。我喜歡從病人觀點舉出的例子。但願我幾個月前早點買這本書。」

2014 年 12 月 19 日：「對這個嚴重精神疾病的可怕世界，寫得很清楚、很有慈悲心的指導書。」

2014 年 12 月 6 日：「這本書很棒。尤其是對我這種患有思覺失調症的人而言。我病了很多年。但是從未想要探索我的情感思覺失調症部分。這是個很複雜的議題，這本書讓它更 iii
容易理解。我對自己感到更自在了。」

2014 年 7 月 14 日：「無論你是為了家人想要了解思覺失調症，或者就是想要知道得更多，這本書都很棒。有很多例子，談到不同的患者。作者試著用很容易理解的方式解釋一切，通常用生活中常見的事物來比較。」

書評網站 Goodreads

2017 年 9 月 28 日：「如果你有家人被診斷為思覺失調症，這本書大概是你應該買的第一本書。本書試圖從許多不同角度討論這個疾病，包括病因、治療、社會支持、代言、誤解，甚至很廣泛地列出關於這個疾病的正確和不正確的電影和書籍。」

2016 年 11 月 11 日：「這是一本了不起的手冊，幫助任何想要了解思覺失調症的人：得病的感覺、最新研究、治療、患者或家人遇到的實際議題、這個疾病在流行文化中的印象。我很喜歡本書最後面提到代言的議題，有許多需要努力的地方。」

2016 年 9 月 26 日：「關於思覺失調症的優秀著作。疾病的歷史、定義、法律與保險如何影響患者，我們能夠做什麼幫助他們。」

2015 年 4 月 19 日：「任何人如果愛著罹患了這個複雜腦部疾病的人，本書絕對是驚人的參考書。」

2013 年 10 月 24 日：「太驚人了。非常棒地介紹了最令人害怕的精神疾病中已知與未知部分。」

2011 年 9 月 26 日：「關於思覺失調症，這應該是最棒的一本書了。我學到很多。我強烈推薦給每一個人。」

2011 年 6 月 11 日：「雖然寫成務實的資訊手冊（的確非常
iv 成功！），本書同時也很有慈悲心，有時哀傷，很多時候則是嚴厲批評美國精神健康照護系統的瘋狂行徑。作者會引述文學與詩，以及最棒的就是引述患者自述。我簡直放不下來。」

2009 年 7 月 14 日：「卓越。把讀者當作聰明人。關於思覺失調症，我從本書中，比任何資源都學到更多——病因、議題、治療、藥物。」

2008 年 2 月 8 日：「特別適合家人。」

國內推薦

本書不只以精神病理學基礎探討思覺失調症的理論、病程、治療、復健與療癒的過程，作者更以社會與社區精神醫學的觀點剖析了諸如醫療制度、倡議代言團體等主題，內容豐富而充實，其學理立論清晰、穩健，深具臨床實務價值。《思覺失調症完全手冊》不僅可供思覺失調症的病患與家屬參考，對專業精神醫療團隊成員、精神醫療行政人員、心理衛生相關專業人員在校學習課程、臨床實務與訓練過程均是有用的參考書，事實上，對任何關心這個社會的人也具參考價值！

——胡海國（國立台灣大學醫學院名譽教授，
財團法人精神健康基金會董事長）

當我們面對思覺失調症，努力接受這種「腦病」的考驗並尋求如何療癒的良方時，國際 傑出人道精神科醫師福樂．托利所寫的這本書，正是我們（病友及其照護者）可靠、貼心且易懂的全方位必讀手 冊。

——文榮光（高雄市文心診所院長，
私立高雄仁愛之家附設慈惠醫院顧問醫師）

思覺失調症對身心健康的危害，有相當部分來自人們對這個疾病的無知與誤解。本書協助許多西方的病患與家屬正面迎戰思覺失調症，透過流暢的中譯及專家的審閱補充，相信也將成為國人病友、家屬及關心者，面對思覺失調症必備的教戰守則。

——李信謙（台北醫學大學附設醫院精神科主治醫師）

思覺失調症患者往往在年輕時就發病，而且歷經漫長的病程，不僅對病人本身產生影響，也衝擊其親友及整個社會。本書不僅從閱讀者的角度出發，以提問的方式鋪陳與思覺失調症有關的問題，審閱者用心補充的台灣本土資料更增加可讀性。這是一本試圖搭起精神病患者、家屬、關心者與當代精神醫學工作者的攜手之作，誠摯推薦給您。

——葉宇記（國泰綜合醫院精神科主任級醫師）

你也知道，如果可以選擇，我絕不會選擇瘋狂。

——文生．梵谷（Vincent Van Gogh），

1889 年於聖黑彌精神病院

謹將這一版的《思覺失調症完全手冊》

獻給好友及研究夥伴費絲．迪克森（Faith Dickerson）

和巴布．約肯（Bob Yolken）

本版的所有版稅收入捐贈治療倡導中心

（Treatment Advocacy Center, TAC）.

目次

第七版前言

我覺得自己很幸運，活得夠長，能夠寫出本書的第七 xix
版。看到本書在美國和其他英語國家一直廣泛使用，並翻
譯成西班牙文、義大利文、俄文、中文和日文，我感到非
常滿足。很不幸地，這份滿足卻無法掩蓋我的失望。我們
至今仍然不能真正了解思覺失調症的病因，也還沒有確切
的治療方法。三十五年前，當我撰寫第一版的時候，我以
為到了今日，我們的研究應該比現在更進步了。為此，我
要責怪我的精神醫學同事沒有要求更多地關注思覺失調症
這個疾病，我也要責怪聯邦政府，尤其是美國國家心理衛
生研究院（National Institute of Mental Health, NIMH）沒
有做足夠的研究。雖然失望，我還是希望此刻我們即將見
證重大的研究突破。

此次修訂版本有幾項新的部分：我在第七章為首度精
神病發作的患者列出特別的治療計畫，試圖清楚解釋如何
使用美國可以使用的二十種抗精神病藥物。我也在第五章
交代了目前已知的可能病因，尤其強調令人興奮的最新研 xx
究，指向發炎、感染和免疫的路徑；新增第九章討論好的
服務應該是什麼樣子，第四章「成功的思覺失調症」和第
八章「運動」則添加了一些新的段落。對於代言，我添加
了目前仍有爭議的議題，例如病覺缺失（第一章）、聽到
聲音網路（第二和第三章）、復原模式（第四章）、否認

是腦部疾病的人（第五章），以及 HIPAA 隱私法案（第十章）。

我希望這本書持續幫助思覺失調症患者、家人，以及參與治療照護系統裡的人。正如我在第一版前言裡所寫，我希望本書可以協助將思覺失調症從絕望低谷，帶到美國醫療系統的主流。

致謝

我很榮幸跟哈潑·柯林斯出版公司（Harper Collins） xxi
合作了三十五年。從 1983 年開始，先是由卡蘿·柯恩（Carol Cohen）和露·埃弗魯帝克（Lou AvRutick）編輯這本書，目前則是由艾蜜莉·泰勒（Emily Taylor）和蓋兒·溫斯頓（Gail Winston）編輯新版。大家都一直很善良、專業和樂於助人，讓我的工作容易了許多。

我也很感激為新版貢獻想法和提出糾正的人士，包括約翰·戴維斯（John Davis）、費絲·狄克森（Faith Dickerson）、巴布·德雷克（Bob Drake）、彼得·爾利（Pete Earley）、傑夫瑞·蓋勒（Jeffrey Geller）、邁克·內波（Mike Knable）、迪克·蘭姆（Dick Lamb）、坎姆·坤貝克（Cam Quan-beck）、布萊恩·史岱汀（Brian Stettin）、瑪利·偉伯斯特（Maree Webster）、馬克·衛瑟（Mark Weiser）和巴布·約肯（Bob Yolken）。

莎儂·弗林（Shannon Flynn）、丹尼爾·賴特曼（Daniel Laitmen）和已經過世的弗德列克·弗希（Fred Frese）很大方地分享他們的人生故事，作為「成功思覺失調症患者」的例子。我對賈夫（D. J. Jaffe）所欠甚多，他整理出令人困惑並永遠在改變的思覺失調症的相關重要網路。我的研究助理溫蒂·賽門斯（Wendy Simmons）負責整理歸納章節，並確定它們之間的銜接連貫，她做得非常棒。最重要的是，我永遠感激我的妻子芭芭拉提供了一切支持，讓我可以寫這本書。

此外，我充滿感激地感謝以下這些人：

卡瓦納（P. J. Kavanagh）允許我引用《艾弗・格尼詩集》（*Collected Poems of Ivor Gurney*）裡的文字。

喬瑟夫・伯克（Joseph H. Berke）允許我摘錄《瑪麗・巴恩斯：瘋狂之旅的兩個視角》（*Mary Barnes: Two Accounts of a Journey Through Madness*）。

馬侃・包爾（Malcolm B. Bowers）和科學出版（Science Press）允許我摘錄《瘋狂的避難所：冒出精神疾病的結構》（*Retreat from Sanity: The Structure of Emerging Psychosis*）。

安德魯・麥克奇（Andrew McGhi）和英國心理學會（British Psychological Society）允許我摘錄《英國醫學心理期刊》（*British Journal of Medical Psychology*）裡面一篇文章。

《英國精神醫學期刊》（*British Journal of Psychiatry*）允許我摘錄詹姆斯・查普曼（James Chapman）寫的一篇文章。

《異常及社會心理學期刊》（*Journal of Abnormal and Social Psychology*）允許我摘錄匿名者的一篇文章。

船錨出版（Anchor Press）和雙日出版（Doubleday）允許我摘錄勞拉·傑佛遜（Lara Jefferson）寫的《我的姊妹們》（*These Are My Sisters*）。

法國大學出版社（Presses Universitaires de France）

允許我摘錄瑪格麗特・希奇海（Marguerite Sechehaye）著作《一個思覺失調症女孩的傳記》（*Autobiography of a Schizophrenic Girl*）。

諾頓出版（W. W. Norton and Company）允許我摘錄詹姆斯・威區勒（James A. Wechsler）寫的《黑暗裡》（*In a Darkness*）。

全國思覺失調症獎學金（National Schizophrenia Fellowship）允許我摘錄亨利・羅林（H. R. Rollin）寫的《如何適應思覺失調症》（*Coping with Schizophrenia*）。

普特曼氏出版（G. P. Putnam and Sons）允許我摘錄露易絲・威爾森（Louise Wilson）寫的《這個陌生人是我的兒子》（*This Stranger, My Son*）。

大學出版（University Books）允許我摘錄湯瑪士・漢奈爾（Thomas Hennell）寫的《目擊者》（*The Witnesses*）。

郝爾（J. G. Hall）和藍賽特（Lancet）允許我引述文章內容。

南西・赫曼（Nancy J. Hermon）和柯林・史密斯（Colin M. Smith）允許我引述1986年阿爾貝塔思覺失調症研討會（Alberta Schizophrenia Conference）裡的演講內容。

《心理學公報》（*Psychological Bulletin*）和《思覺失調症公報》（*Schizophrenia Bulletin*）允許我引述文章內容。

xxiii 本書目的是讓讀者瞭解思覺失調症，以及可能的預後發展。正式診斷需要經由專家提供。如果有任何相關症狀，請找專業醫師作診斷和治療。為了保護個案隱私，書中個案的名字和特徵都改過了，但是和研究結果相關的內容則完整無缺。

【第一章】 1

瘋狂的內在世界：從裡面看

對我而言，思覺失調症意味著什麼？思覺失調症意味著疲倦和困惑，得隨時判斷每一個經驗是否真實，有時甚至分不清虛實。思覺失調症代表我得在一堆亂七八糟的經驗裡，試著保持大腦清醒。因為思緒一直亂跑，以致我不敢在會議中開口。我有時覺得我的人在大腦裡，看著自己在大腦裡奔竄，或看著另一個女孩穿著我的衣服。我隨便想到什麼，她就會採取行動。思覺失調症表示總有人「監視」著你，你永遠不會成功，因為法律會阻止你。思覺失調症代表你知道自己離毀滅不遠。

——思覺失調症患者，摘自亨利・羅林

《如何適應思覺失調症》一書

當悲劇發生，讓我們還活得下去的理由之一就是親
友的安慰。如果我們遇到自然災害，例如水災，以及重
大疾病，例如癌症，親友會主動幫忙、表示同情、提供
安慰與支持，讓我們有勇氣繼續活下去。哲學家愛默森 2
（Emerson）說：「同情心是一種支持的氛圍，讓我們得
以安然開放自己並得到痊癒。」同情心的前提就是我們能
夠把自己放在對方的立場，為對方著想。我們必須能夠想
像自己遇到水災或得到癌症。如果無法設身處地去想像，
人們無法真正有同情心及同理心。

很少有人能夠同理思覺失調症患者，因為很難設身處地去想像對方的處境。對多數人而言，整個病程是神祕陌生且駭人的。正如羅伊．波特（Roy Porter）在《瘋狂簡史》（*A Social History of Madness*）裡說的：「『瘋狂』與『正常』之間，最主要的差異就是斷斷續續地談話或很奇怪地停頓。瘋狂是一個陌生的異鄉。」

思覺失調症不像水災，因為我們可以想像所有的財產被水沖走的情況。思覺失調症也不像癌症，我們可以想像慢慢長出腫瘤，在器官與器官之間蔓延，榨取我們的生命。不，思覺失調症則是瘋狂。罹患思覺失調症的人行為怪異、說奇怪的話、與社會抽離，甚至傷害別人。他們跟以前不一樣了，他們瘋了！我們不瞭解他們的言行，也不瞭解病程。思覺失調症不像慢慢長大的腫瘤，而是腦部失控。我們要如何同情一個被無名力量控制的人呢？同情一個瘋子？

罹患思覺失調症本身已經是個難以言喻的困境，但是因為大眾對思覺失調症患者缺乏同理心，患者的生活就更加困難了。捫心自問，如果我們的腦部開始失衡、如果有個不存在的聲音對我們咆哮、如果我們失去感覺情緒的能力、無法理性思考，我們會怎麼樣？正如一位患者說的：「我最怕的就是我的大腦……最糟糕的事情莫如害怕自己的大腦。大腦控制著我們的核心，我們的自我、言行和感覺都由此而來。」任何人都無法承受這麼沉重的負擔。非
3 但如此，和我們最親近的人也會開始疏遠我們，假裝他們沒聽到我們說的話、沒有注意到我們在做什麼，這又是什

麼感受呢？如果最愛的人都以我們為恥的話，又會是什麼感覺？

大家不瞭解思覺失調症，因此缺乏同理心。如果你的親友罹患思覺失調症，你就應該盡量學習相關資訊，瞭解患者所經歷的一切。不只是理性學習或滿足好奇心，而是讓自己能夠同理對方。想要協助患者的親友們，需要瞭解思覺失調症患者的腦部機制。一位母親聽了兒子談到腦中幻覺後，寫信給我說：「我知道了他經常出現的視覺幻象，老實說，我都起雞皮疙瘩了。這也讓我得以跳脫出我的個人悲劇，明白患者面對的世界有多麼恐怖。感謝上帝賜給我這個痛苦的智慧。我現在比較能夠適應這一切了。」

有了同理心，思覺失調症就只是個人悲劇。沒有同理心，思覺失調症可能成為家庭悲劇，因為家人無法凝聚團結，沒有膏藥塗抹心靈的傷口。瞭解思覺失調症可以減少迷思，把疾病從邪惡邊緣拉回到理性的範疇。我們一旦瞭解，這個疾病的面貌就會逐漸改變，從恐怖變成哀傷。對於患者，這是很重要的改變。

瞭解思覺失調症經驗的最佳途徑就是傾聽患者自述。因此，描述症狀時，我會盡量採用患者的話。綜觀英文文學當中有不少絕妙的描寫，更棒的是本章末有列出收錄。但如漢娜．格林（Hannah Green）寫的暢銷書《未曾許諾的玫瑰園》（*I Never Promised You a Rose Garden*）則完全沒有幫助。根據某項分析，這本書的主角根本不應該被診斷為思覺失調症，而是歇斯底里症（hysteria），現在則

4 **表 1.1　傾聽思覺失調症患者描述他們的經驗，或是觀察他們的行為，會注意到某些異常現象：**

1. 知覺改變
2. 無法整理或詮釋吸收的資訊，無法做出合宜的回應
3. 妄想與幻覺
4. 自我認知改變
5. 情緒改變
6. 動作改變
7. 行為改變
8. 病識感降低

稱為身體化症（somatization disorder）。

並不是每位患者都具有這些症狀，診斷需要依照整體症狀評估而定。有些人的某種症狀比較明顯，有的患者則否。任何一種症狀都不會出現在所有的患者身上。所有的症狀也可能出現在其他腦部疾病症狀中，例如腦瘤和顳葉癲癇（temporal lobe epilepsy）。

知覺改變

愛倫坡（Edgar Allan Poe）在 1843 年出版〈告密的心〉（The Tell-Tale Heart），故事中主角思覺失調症快要發作時對讀者說：「我沒跟你說過嗎？你以為的瘋狂，其實只是感官的過度敏感。」愛倫坡深刻瞭解人類的黑暗面，直指瘋狂的核心。知覺的改變在思覺失調症發作早期尤其明顯。根據研究，三分之二的患者都有這個現象。研究者認為：「知覺功能失常是最常見的思覺失調症早期跡象。」我們可以從復原患者口中獲知這個現象，但很難讓

正在發病或長期發病的患者描述這種改變。

與愛倫坡同時代的精神醫學專家也注意到，知覺改變 5
是思覺失調症最具代表性的特徵。1862 年，伊利諾州立精神病院（Illinois State Hospital for the Insane）的主任寫到：「瘋狂是大腦對接收刺激和認知的方式與所謂的正常完全相反，或與之有重大改變。」改變有可能是增強（較常見）或減弱。所有的感官都可能受其影響。例如，愛倫坡筆下人物的主要症狀是聽覺過度敏銳：

> 真的！神經質——我變成了非常可怕的神經質！但是你為什麼說我瘋了呢？這個病讓我的感覺更敏銳——不是失去能力——不是感官變遲鈍，而是聽覺變得非常敏銳。我聽到各種天上人間的聲音。我還聽得到地獄的各種聲音。所以囉，我怎麼會瘋了呢？聽好了！看看我說故事的時候有多麼健康——多麼冷靜。

另外有人如此描述：

> 那時候，我覺得聲音都比以前更大聲，好像有人把音量放大了……背景雜音最嚴重——你知道我在說什麼，白噪音一直都存在，可你本來不會注意到。

視覺感官改變比聽覺改變更常見。一位病患如此描述：

顏色看起來比較明亮，好像幾乎會發光。除非我伸手觸摸，否則我不確定東西是實體。我比以前更注意到顏色，雖然我沒有什麼藝術天分……不但顏色吸引我，各種小細節，像是東西的表面質感，都會吸引我。

另一位描述色彩的清晰和物件的改變：

6 所有的東西看起來都很鮮明，尤其是紅色；人們看起來很邪惡，身體有著黑色的輪廓，眼睛白得發亮；各種東西——椅子、建築物、障礙——都活生生地；它們有著野獸的外貌，好像做出威脅的姿態。

有時候，視覺改變讓事物變得更漂亮：

許多事物看起來充滿魔幻；它們會發亮。我在餐廳工作，餐廳看起來比實際上高級多了。

有時候，視覺改變讓事物變得醜陋或可怕：

人們看起來很畸形，彷彿動過整形手術，或是化了妝讓骨骼結構看起來不一樣。

顏色和質地可能混為一談：

> 所有的東西看起來都非常明亮、豐富、純粹，好像很細很細的線，或是像水一樣平滑，但還是固體。過一陣子，這些東西又變得粗糙灰暗了。

有時候，聽覺和視覺同時增強，例如以下這位女士：

> 這些危機不但未曾減弱，還有增加的趨勢。有一天，我在校長室，房間忽然變得超大……我感到深深的恐懼，好像迷路了，我絕望地四處看，尋找援助。我聽到人們說話的聲音，但是聽不懂含義。這些聲音有著金屬的質地，沒有溫度或色彩。偶爾，一個字蹦了出來。這個字在我的腦海裡一再重複，很荒唐，好像它被一刀切了下來。

和感官過度敏銳密切相關的症狀，就是感官受到過
度刺激。感官不但變得更敏銳，而且患者會看到並聽到一
切。一般而言，我們的大腦會篩除大部分的外在視覺和聽
覺刺激，讓我們得以專心做事。某些思覺失調症患者的篩 7
選機制不建全，讓許多感官刺激同時淹沒大腦。

以下是一位病患對過度聽覺刺激的描述：

即使我對任何事情都沒有興趣，所有的事情卻都吸引了我的注意。我正在跟你說話，但是我可以聽到隔壁及走廊上的聲音。我很難不聽到這些聲音，我很難專心思考我要跟你說的話。

過度的視覺刺激：

有時候視覺扭曲和某種程度的幻覺會困擾我。有幾次，我的眼睛對光線過度敏感。一般的色彩變得非常明亮，陽光強烈又耀眼。這種時候不可能閱讀，因為印刷文字顯得非常黯淡。

這兩件事情往往同時發生：

我的注意力很奇怪，我可以畫出街上行人的樣子。我們去溫哥華的那次，我還記得公路上那些汽車的車牌號碼。我也記得我們付了三塊五毛七的油錢。在溫哥華，冷氣機響了十八次。

別人可能只看到一個「和現實脫節」的人，其實我們是跟許多面向的現實接觸，以至於非常困惑，有時候簡直是承受不了。

這些案例說明，很多的感官刺激同時湧入大腦，讓人很難專心或專注。一項研究顯示，一半以上的思覺失調症患者有無法專注的問題，也很難掌握時間感。一位患者如此描述：

> 有時候，別人跟我說話，會把我的頭塞爆，8
> 因為訊息太多了。訊息一進來就馬上跑出去。才剛聽到的話一下子又忘記了，無法持久。它們就只是空氣裡的字句而已，除非你可以從別人的臉上讀懂訊息。

因為感官負擔過重，思覺失調症患者在社交上往往有很大的困難。一位年輕人說：

> 社交場合簡直讓我無法掌握。我不愛搭理別人，而且感覺到焦慮、緊張，或看來奇怪。我只聽到一些片片斷斷的對話，一直問人家其他人在說些什麼。

除了聽覺和視覺，其他感官也可能受到思覺失調症影響。瑪麗．巴恩斯（Mary Barnes）在自傳中提到「瘋狂旅程」（a journey through madness）時，回憶說：「討厭被人碰觸……一位護士想幫我剪指甲，那種感覺真難過，害我想咬她。」一位患有思覺失調症的醫學院學生說：「碰任何病人都讓我覺得好像觸電了。」另一位患者描述自己覺得喉嚨裡有一隻老鼠：「牠在我體內逐漸腐敗，我感覺得到嘴裡的腐臭味。」有時候，性器官變得特別敏感，一位患者說：「性器一直騷動，沒有任何解脫之道。」我曾經治療過一位年輕人，他的性器官敏感到他覺得自己的陰莖變黑了。這個幻覺讓他感到很害怕，堅持要醫師或在場的任何人，每隔五分鐘就幫他檢查一次，才能放心。他到女友工作的郵局，要求她當眾幫他檢查陰莖，而被送到醫院來。

感官過度敏感的另一個現象就是大腦裡思緒太多。大腦同時塞滿了外在刺激（聲音和影像）和內在刺激（思緒和記憶）。一位精神科醫師認為我們還不十分瞭解思覺失調症患者的內在刺激：

9 我的問題就是我的思緒太多了。例如說菸灰缸吧！你會想：嗯，這是拿來放菸灰的，但是我卻會同時想到十幾件和它有關的事情。

我的專注力很差。我會從一件事情跳到另一件事情。如果我在跟別人說話，他們只要交叉雙腿或搔搔頭，我就分心了，忘記我本來在說什麼。如果我閉起眼睛，可能還比較能專心。

這位患者則是充滿回憶：

童年的感覺像符碼一般回到腦中，過往的對話片片斷斷地跑過腦海……我開始覺得我一定是被催眠了，才會想得起四歲半以前的事情。

或許正是因為有些患者會記起童年回憶，以前的精神分析師誤以為這些童年回憶和思覺失調有關。然而，沒有科學證據支持這個理論，反倒是事實顯示並非如此。

另一種是，患者覺得有人將一大堆思緒硬塞進他的腦海。這就是思想插入（thought insertion）。許多精神科醫師認為，如果患者具有思想插入的現象，就一定是思覺失調症了。

> 各種「思緒」湧入，好像有人在我腦海裡「說話」。有人在身邊的時候更糟糕。
>
> 在大學裡，我「知道」大家怎麼看我，他們都在背後說我，還有一位藥劑師總是把他的想法硬塞進我的大腦裡，叫我買一堆沒用的東西。

患者大腦裡有這麼多活動，難怪無法專注了：

> 別人邀我下棋，我們開始下了，可是我無法繼續。我陷入許多思考，尤其是那些關於世界末日的思考，以及誰應該為動用武力負起責任、誰該為謀殺負責等等。

知覺改變可能讓人很害怕。艾索．李特（Esso Leete）從患者的角度寫過很多文獻。他說：

> 黃昏，我在佛羅里達大學附近的沙灘散步。忽然，我的感覺改變了。愈來愈強的風變成恐怖

> 的惡魔。我很確信，風會抓住我，把我吹走。附近的樹對著我兇猛地垂下樹枝，風滾草追著我。我非常害怕，於是開始跑。雖然我知道我在跑，卻毫無進展。我似乎困在空間和時間裡。

當所有的感官都過度敏銳時，腦中的雜音必然十分嚇人，大部分的患者都這麼說。在發病早期，過度敏銳還不那麼嚴重時，可能是個很愉快的經驗。許多患者描述發病早期時，都提到覺察力提昇，稱之為「高峰經驗」（peak experience）。這些經驗在躁鬱症患者或嗑藥者身上也很常見。一位患者如此描述：

> 突然，我的整個存在充滿光與愛，內在湧出深深的感動，和湧入的感覺合一。我處於臨在的覺察和啟發之中。

11 許多患者會用宗教的角度詮釋這種現象，相信自己得到神蹟：

> 我愈來愈愉悅，覺察力愈來愈敏銳。別人說的話有字裡行間的意思。他們說的話都蘊含人生哲理。所有的事情都有其道理。我對人生、真理和上帝有了偉大的覺知。於是我去教堂。忽然，做禮拜的所有過程都非常合理。

從這種經驗的角度看，難怪思覺失調症早期跡象之一就是過度宗教熱忱。一項思覺失調症早期病患的研究顯示：「幾乎所有病患都表示他們的經驗具有無庸置疑的必然性。大部分患者異常關注超自然現象或哲學思考。」

思覺失調症也可能讓感官遲鈍。通常，這是發病晚期才會有的現象，感官增強現象多發於早期。遲鈍的現象就好像「腦海裡拉起了厚重的簾幕，一片死寂烏雲，讓他無法自由感知」。患者自己的聲音可能聽起來很小聲或很遙遠，視覺可能波動或模糊：「無論我多麼努力地看，都像在透過白日夢看一切，細節都不見了，像是地毯上的花紋都看不到了。」

思覺失調症患者的痛覺也可能變得遲鈍。這個現象雖然不常發生，但是一旦發生，後果可能很嚴重。現在很多人認為痛覺遲鈍是藥物引起的，但是早在 1798 年，約翰·哈斯蘭（John Haslam）在《對瘋狂的觀察》（*Observations on Insanity*）一書中就提到了。更早的醫學教科書裡也有外科醫師不用或用少量的麻醉劑，直接幫思覺失調症患者施行切除闌尾之類的手術。我有一位病患不知道自己胸部長了膿瘡，直到膿血滲出衣服。這種膿瘡一般會很痛，但是病患卻說完全不痛。長期照顧思覺失調 12
症患者的護理人員都看過患者不以為意的骨折、潰瘍穿孔、盲腸潰爛。即使病患不喊痛，只要他看起來像是生病了，就要特別注意，需要幫他做檢查。這也是為什麼有些患者抽菸時會不自覺地燒到手指頭。

這些感官的改變很可能有同樣的病源。所有的感官刺激都經由大腦下方的丘腦（thalamus）輸入，這個部位可能涉及思覺失調症，大腦這個部分病變很可能會導致許多症狀，這些會在第五章說明。諾瑪·麥克唐諾（Norma MacDonald）於 1960 年發表了自己的患病紀錄。在精神科醫師和神經科學者了解這種情況之前的幾年，她寫到篩選機制出錯的概念：

> 街上陌生人走過，我都必須思考其背後的意義。公車上每個車窗裡的臉都會留在我的記憶中，他們在注意我，想要傳達某種訊息給我。許多年之後，我才能理解。我們每個人都可以處理經由各種感官傳來的大量刺激。我們其實可以聽到身邊的每一個聲音，看到每一樣東西，包括它的顏色等等。即使其中 1% 的訊息傳入大腦，我們也無法正常過日子了。所以，我們的大腦必須自動篩選傳進來的訊息，只讓有意義的訊息進入意識。這個篩選機制必須隨時保持最佳效率，尤其是我們需要專心的時候。而我在多倫多時，這個篩選機制失效了，一堆無用的訊息讓我分心，使我無法專注。

13 無法詮釋或回應

正常的大腦會篩選外來刺激，經過分類和思考之後選擇正確的回應輸出。大部分的回應經由學習得來，例如，收到禮物時要道謝。有的回應包括邏輯思考，例如，上班若遲到會有什麼後果。我們的大腦每天無數次地分析這些外來訊息，輸出回應。

思覺失調症的基本問題就是患者經常無法整理、詮釋和回應。心理學教科書認為是思考障礙，但是其實不只思考出現問題，視覺刺激、聽覺刺激、情緒和某些行動也出錯了。這些異常的腦部缺損機制可能極為相似。

我們對人類腦部如何運作的瞭解還不夠，但是我們可以想像大腦裡有一個電話接線生坐在老式的電話總機前。他接收所有的感官刺激、思考、想法、記憶和情緒，分類整理，決定哪些訊息要放在一起。比如說，在正常狀況下，我們的大腦會自動將一句話轉換成思緒，不需要分別注意每一個字就可以直接思考整句話的意思。

如果接線生不再分類、整理或詮釋了呢？兩位患者如此描述他們如何理解聽覺刺激：

> 別人說話的時候，我必須思考他說的每一個字是什麼意思，因為我的反應會慢一拍。我必須全神貫注，否則就聽不懂。
>
> 如果別人說簡單的話，我可以專心聽。如果他們說很長的句子，我就聽不懂了。好像我得先 14
> 把這些字串起來才搞得懂。

有兩位研究學者認為這是接受性失語症（receptive aphasia）的一種，和中風病患的狀況相似。每個字都在那裡，但是患者無法將這些字串成有意義的句子。這位患者如此解釋：

> 我以前會忽然聽不懂人家在說什麼，好像他們在說外國話。

無法解讀視覺刺激的狀況也是如此：

我必須在大腦裡把東西拼湊起來。如果我看手錶，會看到錶鍊、錶、錶面、時針、分針等等，然後我得把它們拼湊起來，變成一樣東西。

一位患者看著她的臨床心理師時有類似的問題，她「看到牙齒，然後看到鼻子、臉頰、一隻眼睛、另一隻眼睛……也許是這種各部獨立存在的感覺引發了我的恐懼，也使得我認不出她來，雖然我確實知道她是誰。」

可能就是因為這種視覺理解上的缺陷，有些思覺失調症患者會將某人誤認為另一個人。我的姊姊罹患思覺失調症，常常認錯人，說她遇見某些童年友伴，其實我知道那些人根本不在場。另一位思覺失調症患者將視覺理解的缺陷加上了自大的誇飾：

> 今天早上，我在醫院拍電影。我身邊都是電影明星。照X光的技術人員和保全人員都是很有名的大明星。

除了分別詮釋視聽刺激有困難之外，許多思覺失調症患者無法將這兩種感官刺激結合一起：

> 我沒辦法看電視，因為要同時看著螢幕又聽聲音。我沒辦法同時吸收兩樣事情，尤其是兩樣不同的事情。我好像總是同時吸收了太多訊息，於是無法處理或理解。 15
>
> 我坐在家裡，試著閱讀。那些字看起來很眼熟，好像記不起臉來的老朋友。一段文字讀上十次我還是看不懂，只好闔上書本。我試著聽收音機，但是聲音嗡嗡嗡地像一把電鋸似地竄過我的大腦。我小心地走到街上去看電影。電影看起來好像一群人慢慢地走來走去，說一大堆話。我最後決定整天坐在公園裡看湖上的鳥。

無法看電視電影是很典型的症狀。與大眾想像中不同，精神病院裡的思覺失調症患者很少看電視。有些患者會坐在電視前面，看著螢幕，但是無法告訴你他們在看什麼。各種不同智商和教育程度的患者都有這種現象。住院時能做的事情很少，受過大學教育的患者應該很愛看電視，但是他們寧可安靜地坐在角落。如果你問他們為什麼不看電視，他們會說看不懂，或是假裝說他們太累了。有一位患者發病之前是紐約洋基棒球隊球迷，住院時卻不願意看球賽，因為他看不懂了。如果思覺失調症患者會看電視，最愛看的就是卡通和旅遊頻道——兩者都很簡單，只要看螢幕就好了，不需要同時聽內容。

16 我們大腦裡的接線生不只負責整理和詮釋外來刺激，還要將刺激轉化為合適的回應。例如，如果有人問我：「你今天要不要跟我一起吃午餐？」我的大腦立刻會開始計算：「我有時間嗎？我想要去嗎？不想去的話，我有什麼藉口？我和他一起吃飯，別人看到會怎麼想？如果我拒絕了，這個人會怎樣？」正常的大腦會從這些計算得到合適的回應。同樣地，朋友的死訊會連結到哀傷、幽默電影的視聽刺激會連結到微笑、宇宙創始原理會連結到邏輯和相關知識。這是個有秩序的過程，每天都在進行，很少出錯。

思覺失調症患者的典型症狀就是無法整理詮釋外來刺激，也無法選擇合適的回應。瑞士精神科醫師尤金・布魯勒[1]（Eugen Bleuler）於 1911 年創了「思覺失調症」（schizophrenia）這個名詞，德文的字面意思就是「思考歷程各個部分的分裂」。布魯勒經常看到患者展現不合宜的回應。例如，告訴思覺失調症患者好友的死訊，他可能會笑起來。就好像接線生覺得無聊，不肯整理或詮釋外來訊息，頑皮地隨機將外來刺激和不合適的回應接在一起。

無法詮釋、無法合適回應會造成患者社交困難，因此

---

1 審閱者註：布魯勒（Eugen Bleuler, 1857～1939）：瑞士精神科醫師，提議將克雷佩林（Emil Kraepelin）所提出的早發性痴呆（dementia praecox）更名為思覺失調症（schizophrenia），並且提出思覺失調症以「四個 A」為核心症狀的理論（矛盾思想 ambivalence，思考連結障礙 associative disturbance，自閉式的思考 autistic thinking，情感協調障礙 affectivein congruity）。

無法形成任何人際關係。患者無法將聽覺和視覺刺激整合起來，因此很難理解他人。如果又無法好好回應，那麼，人際關係就變得不可能了。一位患者如此描述這個困難：

> 見面的時候，我試著建立連結，感覺她的存
> 在。但是沒用。雖然我盡力認出她來，她還是變
> 成不真實世界的一部分。我知道她的名字，也知
> 道她的一切，但是她看起來好陌生、好虛幻，像 17
> 一座雕像。我看到她的眼睛、鼻子、嘴唇在動，
> 聽到她的聲音，完全瞭解她在說什麼，但是我覺
> 得是跟陌生人在一起。為了重建關係，我努力打
> 破那層無形的隔閡。但是我愈努力就愈失敗。我
> 愈來愈不自在。

這就是為什麼許多思覺失調症患者寧可獨處，躲在角落，盡量不跟人溝通。因為溝通的過程太困難、太痛苦了，除非必要，寧可不要溝通。

正如患者大腦無法整理或詮釋視聽刺激一樣，患者的許多動作會斷斷續續，因而無法恰當地回應。在接下來的章節裡，我將進一步詳細討論；然而值得注意的是，動作斷續可能也是由同樣的腦部缺損引起。讓我們看看以下這位患者喝水時遇到的困難，和之前描述的視聽困難之間的關係：

> 如果我要喝水，我必須在心裡先複習所有

> 細節——找個杯子、走過去、打開水龍頭、杯子裝滿水、關掉水龍頭、喝水。我大腦裡有圖像。我必須一直改變這個圖像，讓舊的圖像消失。我無法專心，無法維持下去。有各種東西跑進大腦裡。我還是坐著不動比較好。

這些現象顯示，思覺失調症的各種症狀，很可能只是由相較之下少部分的腦部異常引起。

當我們用外界眼光看思覺失調症的思考模式，就會像
某位精神科醫師描述的：「喪失連結」、「聯想鬆散」、
「僵化」、「缺乏邏輯」、「思想阻斷」、「矛盾」。先
從「喪失連結」說起：一位病患以前每天早晨都會到我辦
公室，要求我的祕書在紙上替他寫一句話，其中一句是：
「幫我寫各種黑蛇，看起來像洋蔥，很緊張，很深，長長
18 彎彎的，各種大小。」這位患者把功能正常的大腦認為無
關的意思混在一起了。另一位患者寫道：

> 我的思緒都混在一起了。一開始我會想到或說到某件事情，但是無法完成。我的思緒會跑到別處，陷在各種不同的東西裡頭，這些東西和我原本要說的話或許有關係，但是我無法解釋那種關係。跟我說話的人比我還更搞不清我在說什麼。

有時候，思覺失調症患者的跳躍思考有某種模糊的

關聯性，稱為聯想鬆散（loose association）。例如，黑蛇和洋蔥的關聯可能是因為患者曾看過某些蛇身上的洋蔥形花紋。有一次，我幫一位患者抽血，她說：「看，我的血管是藍色的。我要求那個俄國女人把我的血管變成紅色的。」血液讓她連想到代表俄國共產黨的紅色。

有時候聯想鬆散不是建立在邏輯關係上，而是建立在類似的字彙聲音上。例如，一個年輕男人寫了一首詩給我看：

> 我相信我們很快就會
> 達到世界和平，但是
> 我還是一隻羔羊。

他把羔羊（lamb）和逃避（on the lam）搞混了。他不知道怎麼拼「lam」這個字。「羔羊」和「逃避」完全沒有邏輯關係，只是聲音相同。這種連結稱為音韻連結（clang association）。一位患有思覺失調症的年輕人提供了另一個例子。他想要與我分享他寫給長官的一封信，試圖解釋自己的症狀：

> 思覺失調症並不意味著愚蠢，有些人會有 19
> 這樣的誤解。思覺失調症患者也可能很聰明。例如我看到一句話，會看到它的三維立體。我會看到句子裡每個字母的組合，也看到別人看不見的字。這些隱形的字，最後可能成為隱形

的句子，跟原來的句子有著完全無關的意義。最好學的觀察者都無法理解這種情形。簡單的字，例如「眼」，可能被「我」（譯註：eye-I二者同音）取代，「也」被「二」取代（譯註：two-too 二者同音）。你可以看到——或者我應該說「海」（譯註：sea-see「海」與「看到」同音）」——對思覺失調症患者而言，同音異義字意義重大。「不」和「知道」（譯註：know-no二者同音）可以互換著用。所以，如果你問我：「不嗎？」我很可能反問你：「知道嗎？」就像是問：「你知道嗎？」你可以想見，醫生要進入我的思覺失調症的世界來評估我，會有多麼難了。就像邏輯規則都改變了。

另一個思覺失調症的特質就是思考僵化（concreteness）。我們可以請患者解釋一句俗語的意思。這個行為需要運用到抽象思考，而且要能夠轉化成一般概念。如果我們問：「『住在玻璃屋裡的人不應該丟石頭』這句話是什麼意思？」大部分的人會說：「你自己也不完美，不要隨便批評別人。」他們可以將特定的玻璃屋和石頭毫無困難地轉化成抽象概念。

思覺失調症患者則往往會失去抽象思考的能力。我問過一百位思覺失調症患者，請他們解釋這句俗語，只有不到三分之一的患者能夠用抽象思考提出解釋；多半的患者會說：「可能會打破玻璃。」有時候，具體化也呈現喪失連結的狀況：

> 嗯，可能就是表面的意思，窗戶可能被打破。玻璃屋裡面會種花。
>
> 因為他們會打破環境。

少數幾位患者加進自己的經驗：

> 大家應該好好照顧居家環境。我以前住過一 20
> 個玻璃屋。我都沒有亂丟東西。

其他人則是給一些完全無關的回應，呈現思覺失調症的各種面向：

> 走之前不要打——來去都一樣。

少數患者針對這句俗語能夠抽象思考，但是回答時會加進其他的典型思覺失調症患者的思考模式：

> 住在玻璃屋裡的人不應該忘記住在石頭屋裡的人，也不應該丟玻璃。
>
> 如果你不喜歡複雜的話，就不要談到人。不要那麼敏感。

最簡潔的答案來自一位安靜、長期發病的年輕人，他嚴肅地思考了一會兒，抬起眼睛說：「謹慎。」

有些患者的日常生活中也會出現具體化。有一天我幫罹患思覺失調症的姊姊照相，我說：「看鳥鳥[2]。」她馬上往天空看。另一位患者走過報攤的時候，注意到頭版標題說星星從某個窗戶墜落。他想：「星星那麼大，怎麼可能從窗戶裡掉出來？」然後才明白，報紙說的是電影明星。

正如之前舉出的許多例子顯示，思覺失調症患者也
缺乏邏輯思考。一位年輕人寫道：「我的大腦裡控制邏輯
的那一塊出門旅行了。」另一位患者做心理測驗時，我問
他：「你在森林中迷路的話要怎麼辦？」他說：「去森林
後面，不要去前面。」許多患者失去因果關係的思考能
21 力。一位患者放火燒了他的家，他坐輪椅的母親當時還在
屋子裡。接受盤問時，他似乎不明白這樣做會危及母親的
生命。

很多患者缺乏因果和邏輯思考，日常生活自然很困難，例如搭公車、照著指示走、計劃吃什麼。同時也解釋了有些病患將虛幻的想法當成事實。例如我有一位病患寫信給我，內容包括「一噸重的蜘蛛」和「一隻鳥，重達178 磅，只有一隻腳，冬天時有 200 個足印。」這位病患讀過大學。

除了喪失連結、聯想鬆散、具體化和缺乏邏輯之外，

2　譯註：指相機

思覺失調症患者還有其他認知缺損的症狀。例如偶爾出現新語症（neologism）——自創新詞。聽的人覺得他在胡說八道，其實這是患者無法適當回應時的自然結果：

> 說話的時候，放大的思緒跑進腦海，把我要說的字趕跑了，害我迷失……我有很多話想說，但是無法專心，這些字就自動重新組合，亂跑出來了。

另一個不常見但是非常戲劇化的思覺失調症心智現象是「語詞沙拉」（word salad）。患者直接說出一連串互不相關的字，當做一句話。一位患者曾經很嚴肅地對我說：「血蟲巴爾的摩炸薯條？」這樣的問題叫人實在很難回答。

一般而言，我們不需要仔細分析患者的思考模式就知道不對勁了。我們完全可以預期聽到患者說話的人感覺如何，並且有指標性。最常見的狀況就是聽患者說話的人會覺得，對方的思緒模糊到把字眼都混在一起了。約翰．馬丁（John Barlow Martin）寫了一本關於精神疾病的書《一片玻璃》（*A Pane of Glass*），以及英格瑪．柏格曼（Ingmar Bergman）拍的電影《穿過黑暗的玻璃》（*Through a Glass Darkly*）都描繪了發病的思覺失調症患者（請參考第十三章）。兩者都提到語言和思考模糊不明確。聆聽者聽到每一個字，這些字可能都正確，但是卻無法形成有意義的一句話。這時，我們通常會覺得困惑、瞇 22

起眼睛、皺起眉頭、保持微笑，同時說：「什麼？」這是我們聆聽思覺失調症患者說話時常有的反應：

> 我覺得所有的事情跟每一個人都有關係但是有些人比別人更能接受這種相對論因為他們或許有些祖先有血緣關係或者別人有東西或是有地方有關係，或是因為信仰，或是走過房間的時候留下一串痕跡。有些人可能留下不同的痕跡，各種各樣的事情都如此。

當然，每個患者思考困難的程度不同。發病的早期可能很難界定，但是完全發作之後，就很明顯了。絕大多數患者都會有某種思考上的困難。如果患者的思考模式完全正常的話，有些精神科醫師甚至認為他們不是思覺失調症。這些醫師認為思覺失調症的定義必須包括某種失序的思考模式。其他醫師則認為，雖然這種案例很少見，但是思覺失調症患者也可能具有其他症狀，思考模式卻完全正常。

在思覺失調症患者身上，還可以看到另一種完全不同的思考疾患：思想阻斷（blocking of thoughts）。讓我們回到接線生的隱喻。大腦中的接線生好像忽然睡著了，整個系統完全癱瘓。患者開始思考，開始回應，說到一半卻忽然停下來，發起呆來。約翰．珀西瓦爾（John Perceval）於 1840 年就描述過這個現象：

> 例如，我常常想開口說話，想跟不同的人對應，我無須思考地開始說話，說得很合理……說到一半，忽然熄火了，或是說出跟剛剛完全相反的話，我呆在那邊，喘著氣，說不出話來，或是困惑地一直口吃。

其他人的描述如下： 23

> 我可能本來思考清晰，跟別人好好地在說話，卻忽然卡住了。你看到我這樣，可能覺得我只是不知道說些什麼，或是我忽然發起呆來了，其實不然。事實上是：我忽然卡在一個字或一個想法上頭，無法動彈。好像它塞滿了我的大腦，完全裝不進別的東西。這個現象會維持好一會兒，之後又忽然消失了。

每個和思覺失調症患者相處過的人都觀察過這種現象。詹姆士．查普曼（James Chapman）認為 95% 的患者都有這個現象。有些患者說就像是想法都給拿走了。當這個現象──思想抽離（thought withdrawal）──出現時，很多精神科醫師就會確診患者罹患思覺失調症了。

矛盾心態（ambivalence）也是常見於思覺失調症的現象。雖然現在大家經常使用這個詞，但是一開始是用在比較狹隘的意義上的，描述思覺失調症患者無法解決彼此衝突的思緒或感覺，腦中同時存在著相反的思緒。患者可能心裡在想：「是啊，他們要把我殺了，我好愛他們喔！」一位女士如此描述矛盾心態：

> 我覺得好矛盾，我的大腦有兩種相反的想法，一直扯來扯去，到最後都碎成片斷，我完全搞糊塗了。

有時候，矛盾心態會變成行動。例如，一位患者常常走出大門，向右轉，停下來，往左邊走三步，停下來，轉身向右走……有時候會整整五分鐘決定不了要往哪裡走。並不是每一位患者都這樣，但是很常見，以至於布魯勒認為這是思覺失調症最重要的症狀之一：患者好像無法做出決定。正常狀況下，我們的腦子會評估輸入的訊息與刺
24 激，做出決定，然後開始反應。有些思覺失調症患者顯然在這方面有缺陷，做出反應後會立即以相反的話推翻它。如此反覆。看在旁觀者的眼中，真的很痛苦。

妄想與幻覺

妄想和幻覺可能是思覺失調症最廣為人知的症狀了。文學和電影提到思覺失調症時，就喜歡特別描述這些具有戲劇性的現象。長久以來，大家心目中的思覺失調症患者一定會自言自語，或和沒有生命的東西說話。可是現在，他可能只是在戴著藍牙耳機講話！無論如何，當我們想到「瘋了」或「瘋狂」，大腦中浮現的就是自言自語的影

像。

妄想和幻覺確實是思覺失調症的重要症狀，但不必然存在。事實上，沒有任何一個症狀是思覺失調症的必要症狀。很多思覺失調症患者也有其他症狀，例如思考異常、情感困擾、行為困擾，但是從來沒有幻想或幻覺。我們也要記得，除了思覺失調症之外，別的腦部疾病也可能有幻想和幻覺。所以，有幻覺和幻想並不全然意味著他有思覺失調症。

大部分的妄想和幻覺，以及身體界限扭曲都是感官過度敏銳、大腦無法詮釋或回應外來刺激的結果。也就是說，大部分的妄想和幻覺是患者大腦經驗的合理延伸。這些在外人眼中看起來的「瘋狂」，對於患者而言，卻具有邏輯和一致性。1994 年諾貝爾經濟學獎得主約翰·納許（John Nash）患有思覺失調症，喬治·麥基（George Mackey）問到他的妄想：

> 麥基說：「你是一位數學家，相信邏輯 25
> 辯證……你怎麼會相信外星人在傳訊息給你？你怎麼能相信外星人找你來拯救地球？你怎麼能……？」
>
> 納許終於抬起頭，直視著麥基，面無表情，好像在跟自己說話似地慢慢輕聲說：「因為對我而言，關於超自然的想法和關於數學的想法用同樣的方式出現，所以我就相信了。」

妄想就是患者相信，但是其他人不相信，也無法有合理解釋的錯誤信念，通常建立在患者錯誤詮釋的某種感官經驗。患者可能將收音機裡偶然出現的短暫雜音或電視機螢幕上的雜訊當成某種有意義的訊息。家人往往覺得奇怪，不理解患者的妄想是從哪裡冒出來的。

一種簡單的妄想是患者相信身邊發生的事件都跟他
有直接關係。如果你走在街上，對街有人咳嗽，你不會特
別注意，甚至根本沒聽見咳嗽聲。思覺失調症患者不但會
聽到咳嗽聲，還可能立刻認定咳嗽是某種訊號，或許是在
警告別人說他快要過來了。患者如此堅信，正常人很難體
會。即使你過街去問咳嗽的人，患者可能乾脆相信你也參
與了這個陰謀。跟有妄想的人辯論，就像用水桶清空大海
似地不可能。咳嗽事件之後不久，如果正好有直升機飛過
去，患者的妄想可能放大。很顯然，直升機是在監督這個
人，進一步證實了咳嗽是一個訊號。如果接下來患者錯過
26 要坐的公車，妄想會再次得到證實。很明顯地，咳嗽的人
或直升機駕駛打電話給公車司機，告訴他趕快開走。這些
前後事件對他而言完全合理一致。

一般人只會覺得自己錯過公車很倒楣而已。思覺失調症患者體驗到的感覺不同，於是會有不同的詮釋。對他們而言，咳嗽和直升機的聲音可能非常大聲，公車開走的聲音可能非常奇怪。正常人會知道這些經驗互不相關，和日常生活的一般刺激沒兩樣，患者卻會看到其中的關聯。患者感官過度敏銳，又無法合理詮釋外來刺激，因此造成許多的妄想。對他們而言，無法將前述特別事件好好整合與

理解，就一定是瘋了，而不是反過來看。

文學中有很多妄想的例子。契訶夫（Anton Chekhov）的〈六號病房〉（Ward No. 6）有如下描述：

> 一位警察慢慢走過窗下。這可不是偶然。屋子附近有兩個男人安靜地站在那裡。為什麼？他們為什麼那麼安靜？接下來的幾天幾夜，伊凡都為此所苦。每個經過窗下的人，每個走進院子的人，看起來都像是間諜或偵探。

許多妄想變得非常複雜，互相牽扯在一起。患者覺得
自己不只被監視，而是被別人控制了，甚至是被催眠了。
這些患者隨時在注意證據，以證明自己的妄想屬實，來支
持他的信念。很自然地，我們絲毫不放在心上的日常生活
萬象，他們都會拿來當做證據。一位善良的愛爾蘭老太太
相信外國間諜趁她在睡眠時裝了竊聽器，以便控制她的思
想和行動。她指著天花板說那就是控制中心。有一天早 27
上，我走進病房，很驚訝地發現工人正在裝新的煙霧警報
器，天花板上垂掛著各種顏色的電線。老太太看著我，指
指天花板，微笑起來。她的妄想得到證實了。

遭到監聽和遙控的妄想很常見。對象通常是美國聯邦調查局或中央情報局。近幾年也看到愈來愈多關於網路的妄想。一位患者相信他頭部受傷縫合的時候，有人在他大腦裡裝了晶片，因此多次試圖控告聯邦調查局。另一位患者曾經是事業很成功的校長，他相信有人在他的鼻子裡裝

了晶片。他去過十幾家大型醫院，甚至跑到歐洲去找外科醫師把晶片切除。他有一張自己鼻子的 X 光片，上面有個小白點，他認為那就是微形晶片。

患者親友往往努力地試圖說服患者卻徒勞無功。你可以問他為什麼聯邦調查局要控制他？他會忽視這個問題，他認為重點是調查局有這麼做。患者甚至接收到感官訊息（例如奇怪的聲音）證實此事不假。和思覺失調症患者說道理會受到患者感官扭曲、思考缺乏邏輯或連貫性的現象干擾。另一個問題就是妄想往往具有心理暗示與預言的特質。如果患者相信有人在偵察他，他會想要躲藏起來，躲在角落，焦慮地看著路人。這種行為自然會引起注意，讓患者進一步證實了大家都在看他。正如某人說的：「我以前總覺得人家在看我，現在大家真的一直在看我了。」

覺得遭人監督、迫害、攻擊的妄想，稱為偏執妄想（paranoid delusion）。偏執是一種相對性的概念，每個人都曾經或多或少地體驗過。一般人偏執妄想的思考方式其實很常見，尤其是不信任政府的團體。在網路上，有很
28 多支持偏執妄想的網站，例如 www.stopcovertwar.com。有時候，偏執可以幫助我們生存：走廊對面的那個傢伙或許真的在偷看你的筆記，因為他想要搶你的工作。偏執思考本身並非思覺失調症症狀，只有當偏執思考變成妄想（無可理喻）時，才可能是思覺失調症的症狀。即使如此，我們還是要記得，除了思覺失調症之外，其他腦部病變也可能導致偏執妄想。

有時偏執妄想可能會很危險。「在偏執期，我以為自

己受到宗教迫害，敵人正積極地干擾我的生活，試圖傷害我，甚至殺掉我。」如果偏執的患者認為情況太過危險，可能先出手攻擊。美國各州監獄裡都關了暴力犯，其中有些就是思覺失調症患者，他們認為自己犯下的暴力行為只是自衛而已。這些人會讓民眾誤以為思覺失調症患者都有暴力傾向。第十章將會討論，在所有的思覺失調症患者中，有暴力傾向的患者是非常少的族群。大部分的思覺失調症患者完全沒有危險。我寧可走在任何一家精神病院的走廊上，也不願意走在大城市的街上。

除了偏執之外，還有很多其他妄想。誇大妄想（grandiose delusion）就很常見：「我覺得可以根據我的情緒決定當時的天氣，甚至控制太陽的運轉。」誇大妄想常常導致患者認為自己就是耶穌基督、聖母瑪利亞、總統，或其他重要人物。我們醫院裡有一位患者相信自己就是毛澤東。我們開始讓他服藥。第二天，我們知道他好一些了，因為他已經變成毛澤東的弟弟了。

誇大妄想有時也很危險。有些人相信自己能夠飛行，或用胸膛擋住子彈，因此而讓自己身陷險境，用以證明自己的偉大，結果造成悲劇收場。

有一種誇大妄想症並不常見，但是很獨特，因此擁 29
有特定的專有名詞。這種妄想就是相信某位名人深深地愛著自己。法國精神科醫師加埃唐．德．克雷宏波（Gaëtan G. de Clerambault）稱之為「被愛妄想症」（psychoses passionelles），現在大家稱之為「德．克雷宏波綜合症」（de Clerambault syndrome）或「情愛妄想症」

（erotomania）。一位患者相信愛德華・甘迺迪（Edward Kennedy）深愛著她。她花了大量金錢和時間跟隨甘迺迪的腳步，卻總是保持一段距離。她有各種驚人的理由來解釋為什麼甘迺迪無法跟她打招呼。另一位患者相信自己和一位多年前偶然遇到的男人訂婚了，整天在街上遊蕩地尋找他。有情愛妄想的患者大部分罹患了思覺失調症，但也有少數是躁鬱症患者。這些患者的人生異常傷感。

另一個常見的妄想是患者以為自己可以控制別人的思想。一位年輕女人在家裡五年足不出戶，她相信一旦出門，她的大腦會讓大家都轉頭看她。她描述自己的大腦：「像磁鐵一樣——他們沒辦法不轉頭看我。」另一位患者相信自己可以用「心電感應」的力量改變別人的情緒：「我可以走進擁擠的餐廳，只要靜靜坐在那裡，就可以讓每個人高興起來、笑起來。」

另一種妄想是認為自己的想法從大腦裡播放出來，經過收音機或電視播放給所有人聽。這種現象稱為思考廣播（thought broadcasting）。如果患者有思考廣播的症狀，就幾乎可以確定是思覺失調症了。一位患者如此描述：「我相信有一條電報線從我一邊耳朵連到另一邊耳朵，我所有的思緒都寫在上面了。」另一位患者說：

> 我那天晚上很生氣，因為電視新聞記者說的正是我的想法。我知道這是事實，因為他們做什麼都會寫報告給我。我很討厭他們把我的想法告訴所有觀眾。我也討厭大家可以聽見我在想什

麼，對我的一切瞭如指掌。

有時候，患者會打電話或直接到電台抗議。1999 年一項針對廣播電台和電視台的研究顯示，這種抗議很常見。 30

評估妄想時，必須記得：妄想的內容總是與文化有關。信念本身並不算是妄想，只有當信念背離社會大眾的共同信念時，才算是妄想。假設某個人相信自己遭人下了巫咒，生活受到影響，如果他住在南卡羅來納州（South Carolina），他可能完全正常，因為在當地，巫術是廣為大眾接受的文化信仰。如果這個人住在富有的紐約社區，還相信自己遭人下了巫咒，就可能代表他有思覺失調症了。少數民族特別可能具有與傳統文化相關的高度偏執思考，這些偏執思考可能建構在真實世界的歧視和迫害上。在其他次文化族群中，可能很難評估妄想是否病態，例如在宗教性非常強的團體中的誇大妄想、情報人員的偏執妄想等等。我們可以想像，如果修道院新來的實習修女宣稱她和聖母瑪利亞有特殊關係的話，修道院院長實在很難判斷這個人是否有病。或是如果一位中央情報局幹員說他總是在遭人監視的話，他的同事也很難評估。評估一個人的思考模式是否是思覺失調症症狀時，一定要考慮到他的文化背景，並且將之視為所有症狀的部分參考。

妄想還有一個值得注意的重要特質。有些思覺失調症患者的妄想固著不變，但是其他患者的妄想可能不那麼固著。曾經有一位患者相信另一位患者想殺掉他。有時候他會完全躲開那個人，第二天卻和那個人愉快地說話，第三天又躲開他。1890 年，普利尼・厄爾醫師（Pliny Earle）首先注意到這個不一致性，一位患者相信自己有「幾百萬個孩子……別人一直想謀殺她的孩子們……但是這個女人一直很安靜溫和，完全看不出她很傷心或不快樂，她從來
31 不試圖現身在她的孩子們眼前。」患者親友往往很難理解這些缺乏一致性的妄想。

幻覺是思覺失調症的常見症狀，是感官過度敏感的最終結果。以視覺為例：一開始是視覺過度敏感、光線太強、色彩變得更生動。漸漸地，視覺刺激開始變形，稱為假象或錯覺（illusion），狗可能看起來像老虎。最後，思覺失調症患者可能看到不存在的影像，就成為真正的幻覺了。患者描述的景象通常包含了幻覺光譜上的各種組合。

視聽刺激的嚴重變形在思覺失調症裡很常見：

> 這個現象可以用我第一次的體驗描述。我和三個人在打橋牌。有一次，我的夥伴叫三張梅花。我看著手上的牌：我只有一張小的梅花。雖然我的牌很弱，我還是必須跟。結果我叫的牌贏了。我的夥伴攤牌時，他只有兩張小的梅花。我立刻問他為什麼叫三張梅花。他否認自己叫了三張梅花。另外兩個人也支持他的說法……事實上，我以為自己聽到他叫三張梅花的時候，他叫的牌跟我聽到的完全不一樣。我的神經系統排除了他的叫牌，用幻覺取代了。

在這個例子裡，患者接收到的刺激是嚴重扭曲的訊息，好像他的大腦在跟他惡作劇似的。

還有更糟糕的惡作劇。真正的幻覺根本不需要外來
刺激，大腦會自動形成各種聲音、影像、感覺、氣味和滋
味。患者的感受非常真實。有幻聽現象的人聽到的聲音可
能就像真正的人跟他說話一樣的清楚，甚至更清楚。思覺
失調症患者經常跟這些聲音對話。患者的親友對這些「想 32
像」的聲音往往嗤之以鼻，不相信患者聽到了。但是他們
真的聽到了。因為在他們的大腦裡，這些聲音是真的。這
些聲音是患者感官認知失能的產物。

幻聽也是思覺失調症最常見的幻覺。幻聽如此典型，以至於一旦有幻聽現象，我們就需要假設患者罹患了思覺失調症，除非有進一步的證據顯示出其他原因。幻聽有很多種形式，可能只是某種撞擊聲，例如愛倫坡著名短篇小說裡的心跳聲：

> 毫無疑問，我變得很蒼白——我說話還是很流暢，聲音有點高昂——但是那個聲音愈來愈大聲，我還能怎麼辦？一個低沉遲鈍的快速聲音——有點像包在棉花裡的錶發出的聲音。我呼吸不過來了——警官沒聽到。我說話更快、更激動，但是那個聲音卻愈來愈大聲。為什麼不會消失呢？我在房間裡用力來回踱步，好像在警官監視下愈來愈興奮似地——那個聲音愈來愈大聲了。

此外，也可能是一個人的聲音：「很多年了，我每天一直聽到重複幾百遍的單字，像是『何不』、『如果呢』、『為什麼？因為我』、『去啊』、『為了他』……」

或是好幾個人的聲音，甚至合唱：

> 到處都是美麗的音樂和節奏。但總是沒唱完。我聽到天使合唱，是我這輩子聽過最美的歌聲……這群天使一直在醫院附近飛翔。不久之後，我聽他們說，有一隻小羊在我的病房上方的房間誕生了。

幻聽可能偶爾出現，也可能一直出現。以我的臨床觀察，如果是偶爾出現，最常出現的時間就是睡前：

> 33 大概有七年——除了睡覺的時候——我隨時隨地聽得到聲音。任何時候，它們都跟著我，即使我在跟別人說話，它們也一直發出聲音。我專心做別的事情時也聽得到，像是讀書、看報紙、彈鋼琴的時候。只有我很大聲地跟別人或跟自己說話時，才會蓋住這些聲音。

我照顧過有類似問題的病患。一個女人幻聽了二十年。她看電視的時候，幻聽特別大聲，害她完全無法看電視。

大部分個案的幻聽都是男聲而且通常讓人很不愉快，一直提醒患者以前做錯的事，這些事情有些是真的，有些則是想像的。幻聽多半是咒罵，有些病人覺得太丟臉了，不肯跟我說他聽到了什麼。一位患者最後自殺了，她說她的幻聽是「一直存在的精神性侵害」。很多患者會對幻聽做出反應：

> 我才不會就坐在那裡讓這些聲音欺負我呢！我盡力回擊。有時候我對它們大聲尖叫，護士會跑過來給我打鎮定劑。有時候我自己會安靜下來。我現在比較不會對幻聽尖叫了。如果無法忽視，我只用稍稍大一點的聲音跟它們說話。

少數幻聽很愉快，例如之前提到的天使音樂。幻聽偶爾有幫助，一位患者曾告訴我，她正在復原之中：「我知道我在復原了，因為我的聲音跟我說的。」

我們現在已經可以精準了解幻聽的機制了。最新研
究使用核磁共振造影檢查持續有幻聽的思覺失調症患者，
並與正常的對照組比較。他們發現幻聽和腦部上顳回和下 34
頂葉交接處的活化有關，尤其是右側。這個部分也稱為顳
頂交界處（temperoparietal junction, TPJ），含有腦部的兩
個聽覺區。這裡和幻聽有關的觀察與其他證據一致，將腦
部網絡的這個部分和主要引起思覺失調症症狀的腦部區域
連結在一起。我們在第五章會討論到。另一個有趣的現象
是：天生聽覺障礙後期發展為思覺失調症的患者，也會產

生幻聽。

幻視比較不常見。一位患者描述他的幻視：

> 早期常常有彩色的光線一閃而過，可能是遠處的一道光，或是近處的圓形發光體，直徑大約三十公分。另一種幻視發生過五、六次，在空白表面上出現文字或符號。我讀書的時候，有些印刷文字偶爾會讓幻視給取代。我本來看到的文字溶解消失了，完全不同的句子冒了出來。

幻聽通常伴隨著幻視出現。如果只有幻視出現，就可能不是思覺失調症。許多其他的腦部傷病，例如藥物中毒和酒精戒斷症狀，都會單獨引起幻視而沒有幻聽相伴。

正如妄想一樣，我們也需要從文化背景的角度去檢視幻覺。中古世紀及現代的某些宗教團體中，幻視很普遍，不見得就是精神疾病。希爾瓦諾・阿瑞提醫師（Silvano Arieti）提供以下要素來區分宗教狂熱分子和思覺失調症患者：(1) 宗教幻覺往往是幻視，思覺失調症的幻覺通
35 常是幻聽；(2) 宗教幻覺裡往往有充滿善意的智者發出指
令；(3) 宗教幻覺通常令人感到愉悅。

嗅覺或味覺的幻覺並不常見。一位患者如此描述嗅覺的幻覺：

> 有幾次，我有嗅覺上的幻覺。味道好像是從很接近鼻子的地方發出來的。有時候這個味道和

> 我的出聲思考有關，例如我想到被打入地獄，就會聞到硫磺的氣味。

味覺幻覺的表現方式通常是原本熟悉的食物嚐起來不一樣了。曾經有偏執的思覺失調症患者認為自己遭人下毒，因為食物吃起來「怪怪的」。如果食物吃起來味道不一樣，懷疑遭人下毒是很合理的解釋。

另外，思覺失調症患者可能有觸覺的幻覺，但是不常見。曾經有一位患者一直覺得有小昆蟲在她的臉皮下面爬，生活因此極受干擾。另一位患者有幻想的疼痛：

> 幻痛和真正的痛沒什麼不同。幻痛和實際的痛完全一樣……有幻痛的人是真的身處痛苦之中。

自我認知改變

還有另一組典型思覺失調症的複雜症狀和妄想與幻覺密切相關。正常人有清楚的自我認知，知道身體界限在哪裡。他們看著自己的手時，知道這隻手屬於自己。光是討論這件事，很多人就會覺得很奇怪，因為他們從未想過有其他可能。

然而，許多思覺失調症患者可以想像這個情況，因為 36
自我認知改變是很常見的現象。一位患者說：「我和自己失聯了。我覺得好像行屍走肉……我幾乎是不存在的。」

這種自我認知改變通常和身體感官改變一起出現，例如以下的描述：

> 我的身體和我的視覺一樣扭曲，全身各處都扭曲了。感覺上，我的身體到處都凹凹凸凸，可怕地變了形。落在前額的頭髮感覺更大、更重、更引人注意……有時候，我覺得自己的手、手臂和腿在實際位置的旁邊幾公分處。手指頭有時看起來比平常更長或更短，我的臉感覺像平常的兩倍長。

自我認知改變可以是簡單的身體扭曲，或是嚴重到無法分辨自己和他人：

> 一位年輕人與人對話時，常常弄不清自己和對方的分別。他一直搞不清哪個想法是誰說出來的，覺得「好像」對方「侵入」他了。這個經驗毀了他的自我認知，引起極大焦慮。走在街上時，他會刻意避免注視商店櫥窗裡自己的影像，因為他會分不清自己在櫥窗的這邊或那邊。

在極端的例子中，少數思覺失調症患者無法辨認自己的照片。一位男性患者看到自己的照片，別人詢問他這是誰的時候，他說：「一個男人。」

患者身體的某個部分可能發展成有自己生命的個體，

和本體分離。一位患者如此描述：

> 我膝蓋發抖，胸膛感覺像是我前面的一座
> 山，我的身體動作也改變了。手臂和腿脫離我， 37
> 自顧自地跑掉了。這種時候，我覺得自己是另一
> 個人，學他們的動作，或是像雕像一樣站著，一
> 動也不動。

一位患者如此描述她的身體界限混淆了：「身體功能也一樣。我尿尿的時候，如果外面正在下大雨，我會不確定是不是我的尿液正在淹沒世界，我嚇壞了。」

思覺失調症患者也常對自己的性特徵感到困惑，例如以下這位患者相信自己的身體像個女人：

> 我的胸部長得像女人的乳房，任何人只要張大眼睛仔細看就看得出來……瞄一眼還不夠。他必須在我身邊花十分鐘或十五分鐘才看得出來。如此一來，任何人都會注意到我的胸部時大時小。

如果患者有觸覺的幻覺或關於身體的妄想，他的自我認知改變可能變得更糟。一個例子就是卡夫卡（Kafka）的著名故事〈變形記〉（The Metamorphosis）。男主角早上醒來，發現自己變成一隻巨大的甲蟲。某些學者根據這些生動描述，認為卡夫卡或許有思覺失調症。我們現在知

道感官改變的源頭和牽涉到思覺失調症的腦部區域有關。我們會在第五章繼續討論。

情緒改變

情緒——專業人士比較常用情感一詞——改變是思覺
失調症最常見、最典型的症狀。發病早期可能有憂鬱、罪
38 惡感、恐懼、情緒快速轉換的現象。之後，比較常見的是
情緒平板，患者好像完全無法感覺任何情緒。這個現象使
得我們更難和患者建立關係，於是容易排斥患者。

發病初期，憂鬱是非常普遍的症狀，但是常常被忽視。一項研究顯示：「81% 的患者……清楚呈現憂鬱症狀。」半數患者的憂鬱症狀比妄想或幻覺更早出現。大部分思覺失調症患者的憂鬱是生理現象，由病程中腦部神經化學改變引起，也有些患者的憂鬱是心理性的，因為他知道自己生病了。憂鬱的常見悲劇後果就是自殺，第十章會進一步討論。

思覺失調症發病早期，患者可能感覺到非常不同、快速擺盪的各種情緒。各種誇張的情緒都很常見，尤其是和極端經驗相關的情緒：

> 頭兩個星期，我的主要症狀就是宗教經驗。那時候，最重要的宗教經驗就是法喜（ecstasy）。我的思考試圖說服自己執著於救世主的概念，形成了幻覺的背景。我的情緒一直很

> 好，我覺得所有的擔憂都不見了，所有的問題都解決了。我知道我所有的需求都會得到滿足。同時，我覺得全身都很溫暖，尤其是背部。我覺得沒有體重，身體輕輕地漂浮著。

發病早期也常有罪惡感出現：

> 後來我開始覺得我的幻想沒什麼不對，我因此不再有罪惡感，或者說，我開始沒來由地感到罪惡。這一切太廣泛、太大了，所有的事物都讓我有罪惡感，都需要接受處罰。這些處罰都很可怕，簡直是虐待我──做為有罪的人，我活該
> 接受處罰。自責是最糟糕的了，它是最嚴重的處 39
> 罰。

患者也經常描述恐懼的感覺，通常是沒來由的恐懼，充斥各處。一位年輕患者如此描述：

> 我坐在地下室，被無法控制的恐懼包圍。我完全嚇壞了──只不過是看到我的貓看著窗外。

過了發病早期，誇張的情緒就很少出現了。如果這時候還有誇張的情緒，就要質疑是否真的是思覺失調症。思覺失調症和躁鬱症的最重要差別之一就是，誇張的情緒是否一直存在（請參考第二章）。如果發病一陣子之後，患

者還是一直有誇張的情緒，就比較可能是躁鬱症。

除了誇張的情緒之外，有些思覺失調症患者也無法判斷別人的情緒。一項此領域的研究報告指出，「有愈來愈多的文獻顯示，思覺失調症患者在處理情緒溝通上和對照組有極大差異」。一個研究方式就是拿照片給患者看，請他描述照片中人物的情緒，患者在這方面通常都有困難。例如，在一項研究中，「思覺失調症患者在指認輕微和明顯的情緒表現，以及沒有表情的照片時，表現比對照組差。」無法有效判斷別人的情緒是許多思覺失調症患者無法與人溝通、建立友誼的關鍵。

思覺失調症患者最典型的情緒改變，就是不合宜的情緒或情緒平板。絕大多數的患者完全發病之後會有這些症狀。

40 不合宜的情緒可以用我們之前提過的大腦接線生的概念解釋。接線生將外來刺激接錯思考線路，也接錯情緒線路。外來刺激可能是很令人傷心的消息，但是接線生把訊息接到開心去了，患者就笑了起來。有時候，患者不合宜的笑聲來自他大腦裡正在進行的其他事情。

> 我經常一面說著一件事情，一面想著其他六、七件事。有時候，我因為正想著的事情笑了起來，跟我正在說的話毫無關係，別人看起來一定很奇怪，但他們不知道我同時在想那麼多事情。我可能在跟你講一件很嚴肅的話題，大腦裡卻想著好笑的事，害我笑出來。如果我可以只專

心在一件事情上，就不會看起來那麼蠢了。

這些不合宜的情緒，導致思覺失調症最具戲劇性的特徵——患者毫無來由地笑起來。照顧思覺失調症患者的家人和醫護人員都有這種經驗。

在發病早期，情緒平板可能很輕微。查普曼認為「思覺失調症最早期的改變之一就是失去同理心」。患者失去設身處地思考的能力，無法感覺別人的情緒。病情愈來愈嚴重時，情緒平板可能更為明顯：「第一次發病時，我無法像平常那樣感到憤怒或不屑。主要就是不喜歡、疏遠和恐懼的情緒。」

情緒可能完全疏離，讓患者感到空虛，正如這位患者的深刻描述：

> 我並不想做任何事情，但是事情會機械化地
> 完成，很可怕。我可以做事，但是無法有任何想 41
> 做或不想做的欲望。有建設性、有療癒性、可以用來慢慢治癒創傷的能力都不見了，我應該有的內在感覺都在體外，我想讓它回到體內，但是回不來。

麥可．威克斯勒（Michael Wechsler）談到他的父親時曾說：「我但願自己可以喚醒他的壞情緒——這總比完全沒有情緒來得好。」

情緒平板的現象嚴重時，患者可能完全沒有任何情

緒。這不常發生，但是一旦發生時，對於和患者互動的人而言，是很難忘記的經驗。曾經有兩位患者，我用盡各種方法完全無法引發他們任何情緒。他們很有禮貌，有時很固執，但是從不表示開心或傷心。我好像在跟機器人相處。其中一位在家裡放火，然後坐下來平靜地看電視。當他注意到房子著火了，就鎮靜地站起來，走出門去。很顯然，這些患者大腦受損，嚴重影響情緒反應中樞。還好，大部分的思覺失調症患者不會有這麼極端的腦部損傷。

不過，我們必須謹慎判斷，看似沒有情緒的精神病患者是否真的沒有情緒。一項研究讓思覺失調症患者觀賞充滿情緒的影片，發現患者「表示有正面或負面情緒」，雖然他們並未表現出來。精神醫護人員認為一位年輕患者情緒平板，他的母親珍・波利西斯（Jean Bouricius）發表了他的文字創作，顯示他雖然沒有表達出來，卻有極強烈的情緒。他寫「寂寞需要一首歌，一首愛與痛苦的歌，甜蜜的釋放，未來的希望」，以及「我輕輕閉上眼睛，成為子夜微風的一部分，情緒壓抑，無法呼喊」。我們現在知
42 道某些思覺失調症患者看起來沒有情緒，其實內在充滿情緒。

和情緒平板有關的症狀包括冷淡、動作緩慢、活動減少、動機缺乏、思考和語言表達缺乏（或貧乏）。發病多年的患者常常有這些「負向」症狀。第二章會詳細討論。這些患者看起來沒有欲望、漠不關心、不要任何東西、不渴望任何事情，好像他們的意志消蝕光了。隨著病程進展，患者確實可能逐漸失去意志力。一位非常有洞見的患

者幽默地說：「我還是很『匱乏』，缺乏思考能力、缺乏情緒、缺乏朋友、缺乏金錢。」

很多人認為思覺失調症患者的情緒平板和冷淡主要來自藥物的副作用。事實上，這只是一小部分。許多用來治療思覺失調症的藥物確實有鎮靜的功能（請參考第七章）。但是，大部分的情緒平板或動機薄弱來自疾病本身，而不是藥物。我們可以查驗這些藥物面市之前的文獻如何描述患者。當時的文獻中，情緒平板和漠不關心出現的比例和現在相同。

動作改變

近幾年，專家發現動作改變和治療思覺失調症的藥物副作用息息相關。確實，抗精神病藥物和鋰鹽（Lithium）會影響患者的動作，從手指頭輕微顫抖，到手臂或軀幹非常明顯的抖動。

但是我們需要記得，思覺失調症本身也可能導致動作改變。這個現象在現代醫藥問世之前就多有記載了。關於思覺失調症患者動作改變的一項研究顯示，「幾乎所有思 43
覺失調症患者」都有這個現象，因此認為是疾病導致，而不是藥物引起。另一項研究中，半數病情緩解的患者記得自己之前的動作改變。有些患者動作變快，有些患者動作變慢。患者往往覺得比健康的時候動作更笨拙，更容易打翻東西或走路時絆倒。

另一種動作改變就是自發性降低。患者可能自己也會察覺到。一位患者回憶說：「我變得無法主動，不管我做什麼都很困難、很費力。」有些思覺失調症患者走路時，手臂比較不會自然搖動。這個現象讓有些學者認為可能小腦（cerebellum）和基底核（basal ganglia）受到思覺失調症的影響。

我們也看到患者有重複的動作，例如習慣性的肌肉抽筋、顫抖、轉動舌頭、吸口水。這些現象大部分是因為藥物副作用引起，少部分由疾病本身引起。即使是微小的身體動作，例如眨眼，也可能受到思覺失調症影響。有些患者眨眼次數比正常人低。藥物可能造成眨眼次數降低，但不至於造成全面影響。十九世紀初期，巴爾札克（Balzac）注意到患者「不論白天黑夜他就站在那裡，像我現在看到他這樣，眼睛直盯著前方，從來不像別人那樣抬起或閉起眼瞼。」

思覺失調症患者最明顯的動作改變就是僵直。患者可能好幾個小時一動不動，如果別人移動他的手臂，手臂可能就待在新的位置不動彈，長達一個小時或更久。緊張型思覺失調症（catatonic forms of schizophrenia）在二十世紀初比較常見，現在比較少見了。僵直症狀對抗精神病藥的反應良好，可能是因此比較少見的原因。

行為改變

行為改變通常是思覺失調症的附帶症狀（secondary symptom，亦稱後繼病症或次要症狀），而不是原始症狀

（primary symptom，亦稱主要症狀）。也就是說，患者行為改變是由其他因素，而不是腦部病變引起。例如，如果思覺失調症患者感官過度敏感，無法處理外來刺激，他自然會瑟縮在角落了。其他行為改變也可能有類似原因。

退縮、長時間安靜地待在某處、一動不動都很常見。這種行為的極端表現就是僵直症（catatonia）：患者長時間保持某個姿勢一動不動，以及緘默症（mutism）：患者完全不說話。僵直症和緘默症是連續光譜的一部分，光譜包括患者常見的、比較不明顯的退縮和一動不動。

思覺失調症患者可能因為各種原因退縮，保持沉默。有時只是因為他正深陷思考：

> 我走在街上時，想法來了。我開始深思，顯得失神。我的思考深到我幾乎離開這個世界了。

或是刻意慢下來，讓自己有機會整理外來刺激：

> 我不喜歡動得很快。如果太快，我會崩潰。我只能忍受一下子，就得停下來了。如果我繼續下去，對事情的認知就不是那麼回事了。我只會注意到噪音和動作。所有訊息都會攪和到一起去。我發現，只要我站著一動也不動，就可以避免把東西攪和在一起。如果我都不動，會比較容易吸收訊息。

45 有時候，患者行動慢下來是為了將行動整合起來，就像他們整合視覺和聽覺刺激一樣：

> 我對自己的行動不再有把握……比如說，如果我要坐下來，我必須先思考，幾乎可以看到我自己坐下之後，才能真的坐下。洗澡、吃飯、穿衣服都是如此。以前我做這些事情都不用想……現在害我動得非常慢。

思覺失調症患者也有其他奇特行為。儀式性的行為就很常見。有些患者一直轉圈圈。一位患者經過門口的時候一定要倒退走。這些行為都有原因，正如以下這位女士做蛋糕時必須用某種特定的方式打蛋：

> 我繼續做，事情開始改變。蛋糕的成分開始有特殊意義了。過程變成某種儀式。有時候我必須用逆時鐘方向打蛋；有時候需要站起來，對著東方打蛋；蛋白必須從左至右地切拌進去；每一件事情都有複雜意義。我明白這些意義都是新的、不熟悉的、無預期的，但是我沒有質疑它們。每個動作都有無庸置疑的道理。

患者可能有很多特定的手勢，外人看起來很奇怪，他卻有自己的道理。一位患者不斷有節奏地搖頭，想把大腦裡多餘的念頭搖掉。另一位患者不斷按摩頭部，試圖「清

除」多餘的念頭。某些患者因為這些儀式性的重複動作被
誤診為強迫症（obsessive-compulsive disorder）。思覺失
調症患者確實常常有強迫行為，但是，真正的強迫症患者 46
不會像思覺失調症患者出現思考異常、妄想和幻覺等等症
狀。

思覺失調症患者也可能擺出特定的姿勢。一位患者不斷在人行道上來來回回地走，左手很奇怪地放在左邊肩膀上，看起來很不舒服。

有時，思覺失調症患者會像鸚鵡似地重複別人的話，稱為鸚鵡式仿說（echolalia）。查普曼認為重複仿說可能讓患者有機會吸收理解聽到的話。動作模仿（echopraxia）比較少見，一般是因為患者失去身體界限，不知道自己的身體延伸到哪裡。

思覺失調症患者的親友最擔心的就是不合宜的行為。還好，我們帶病患出去玩的時候，在醫院裡有不合宜行為的患者，在外頭行為都很良好。即使是退化嚴重的病人，在公眾場合最引人注意的不是他們的行為，而是他們穿的衣服不合身。少數病人病況嚴重，即使是在公眾場合還是會一直呈現不合宜的行為，例如到處亂尿尿、公開自慰、對別人吐口水等等。這種病人非常少。有些患者可以用藥物或行為制約等方法控制失控的行為。

我們必須記得，思覺失調症患者的行為對他而言是合理的。由於他們感官和思考扭曲，他們的行為對他們自己而言完全合乎邏輯。對外在觀察者而言，這種行為似乎顯得不合理，「顛癡」、「瘋狂」是思覺失調症的標誌。

但是對於患者而言，一點都不「顛癡」、「瘋狂」。例
如，一位患者相信藥劑師在控制她的思想，「為了躲避他
47 的控制，我唯一的方法就是在一英里外繞著他的藥局走一
圈。」另一位俄亥俄的患者相信自己是「可惡的大腳雪
人」，他偷了「一輛鏟雪車，想開到阿拉斯加去『拯救世
界』。」

雖然，思覺失調症患者最奇怪的行為往往是由扭曲的思考過程所引起，但有些則是由疾病引起的腦傷造成的心理現象。例如，很多患者無法有效調節體溫，結果在大熱天還穿著很多層衣服。

確實，思覺失調症患者說和做的一切事情，對他們而言，幾乎都是合理的。只有對於在遠處旁觀的別人，才顯得「瘋狂」。如果願意花時間傾聽，思覺失調症患者一點也不「瘋狂」——如果「瘋狂」的定義是「不合理」的話。在失序的腦部功能裡，創造出錯誤的感官訊息，以及失序的思考模式，因此，「瘋狂」有其根據。

病識感降低：病覺缺失症

有些思覺失調症患者具有病識感，知道自己大腦異常。有些患者發病早期還會跟身邊的人說他們的腦子不對勁。一位母親記得兒子抓著自己的頭說：「媽媽，幫我，我的腦袋不對勁。」一個十二歲的女孩問父母，自己是否需要看精神科醫師，看看是否有思覺失調症。約翰・辛克利寫過一封信給他的父母，但是從未寄出：「我不知道是

怎麼回事。事情就是不對勁。我覺得我的大腦有問題。」一個令人印象深刻的案例是有位很聰明的青少年，在發病早期知道自己大腦出了問題，花了幾個月在社區圖書館研究自己的病，直到症狀開始變嚴重。另一位家長說，她兒子在家人覺得不對勁之前，就「自己診斷出思覺失調症」。

發病早期的病識感在病程中會逐漸消失。這一點並 48
不令人意外，我們用大腦瞭解自己，而大腦卻正是病源。事實上，我每次遇到有病識感的患者時，都感到驚訝。即使是長期生病的患者，有些人也很有病識感。一位發病多年的患者跟我說，她很樂意「犧牲右手臂來救治我的大腦」。我問另一位嚴重發病七年的患者聖誕節想收到什麼禮物，她哀傷地看了看我，然後說：「腦子」。

其他腦部病變也會引起病識感降低。例如，阿茲海默症（Alzheimer’s disease）患者在發病初期也有病識感，但是隨著病情加重逐漸消失。知名美國前總統雷根（Ronald Reagan）一開始公開宣布自己罹患了阿茲海默症，但是隨著病情加重，他逐漸失去病識感，甚至不認識家人。其他的失智症（dementia）以及某些中風患者的病識感也會降低。有些中風病人即便明顯癱瘓，也不相信自己的手臂和雙腿癱瘓。在神經學上，病識感降低被稱為病覺缺失（anosognosia）。

我們已經知道病識感降低是由於腦部某些特定區域受損。至少有二十五項研究比較了有和沒有病覺缺失症的思覺失調症患者的腦部，幾乎每一項研究都發現二者腦部不同。治療倡導中心（Treatment Advocacy Center，www.treatmentadvocacycenter.org）的背景文獻（Background Papers）總結了這些研究報告。有病覺缺失症的患者腦部功能障礙部分，是在右側的額葉內側，包括前扣帶和島葉，以及下頂葉。這些部分都是牽涉到思覺失調症的腦部網絡的一部分，第五章會討論。因此，有些思覺失調症患者有病識感，有些患者有部分病識感，有些患者毫無病識
49 感。這全要看大腦哪些部位受到影響。我們也知道，有些人長期下來病識感起伏不定。在緩解期，疾病過程比較安靜，患者可能有很好的病識感；疾病復發時較為活躍，患者可能失去病識感。

多年來，我們都觀察到思覺失調症病識感降低的現象，直到近幾年才開始研究。1869 年，《美國法律通訊》（*American Law Review*）裡說：「一般而言，瘋狂的人不認為自己瘋狂，因此認為自己被關起來都是因為別人對他有惡意。」1990 年代有很多關於思覺失調症病識感的研究。《洞見與精神疾病》（*Insight and Psychosis*）及《他不知道他病了》[3]（*I Am Not Sick, I Don't Need Help*）兩本書總結了這些研究結果。測量病識感程度的評量顯示：幾乎一半的思覺失調症患者病識感不足，或者嚴重缺乏病識感。

病識感降低會造成各種影響。正面影響是患者比較不那麼沮喪、比較不會自殺。負面影響就是患者必須被強制

3　譯註：魏嘉瑩譯，心靈工坊出版。

住院、強制用藥。第十章會進一步討論這個議題。

黑紅病

思覺失調症是腦部疾病，極富盛名的神經科醫師謝林頓（C. S. Sherrington）曾經形容正常大腦是一個「自動織布機」，將經驗之線織成生命之布。思覺失調症患者的織布機壞了，有些患者的織布機被果汁機取代，製造出斷簡殘篇以及各種破碎的資訊。腦中雜音這麼多，怪不得患者覺得生命一片模糊了。

想像一下，如果我們感官扭曲、無法詮釋外來刺激、 50
大腦充滿妄想與幻覺、身體界限改變、情緒改變、行動改變，會是什麼感覺？想像一下，無法再信任自己的大腦是什麼感覺？一位患者向我解釋：「問題是我們在用失能的大腦來評估大腦是否失能」。怪不得患者情緒沮喪，常常覺得被自己的行為羞辱了。若有比思覺失調症更嚴重的疾病，那一定還未被發現。

思覺失調症患者的親友要如何瞭解患者的心聲呢？某些改變思維的藥物可以暫時改變感官，甚至引起幻覺，但是我們不建議親友體驗這些藥物。想要瞭解思覺失調症經驗的話，比較好的方法是去美術館，想像自己身處某些畫面之中。

先看梵谷在 1888 和 1889 年精神病發時畫的作品。他的《星夜》（The Starry Night）和《白雲下的橄欖園》（Olive Grove with White Cloud）特別表現出了梵谷對光線、顏色和質地的感官扭曲。梵谷自己很有病識感。1889年住院期間，他描述自己的畫作《聖保羅醫院花園》（The Garden of St. Paul's Hospital）時說：

> 你會發現這些帶著灰色的赭色和綠色以及邊緣圍著的黑色線條，一起創造了某種極痛苦的氛圍，這叫做「黑紅色」。醫院裡許多不幸的夥伴都受此所苦。

思覺失調症就是黑紅色的疾病。

許多藝術家本身不是精神病患，但是作品裡的元
素類似思覺失調症患者所看到的世界。例如米羅（Joan
Miró）1938年畫的《第四號自畫像》（Portrait IV）、
《女人頭像》（Head of a Woman）和《加泰隆尼亞的
鄉下人》（Head of a Catalan Peasant），臉部特徵都極
51 為扭曲。任何人看了畢卡索（Pablo Picasso）畫的《裸
女》（Nude Woman），都需要把碎片拼湊起來才看得
出整個人。思覺失調症患者每天看到的人可能就是這
樣。杜象（Marcel Duchamp）的《下樓的裸女》（Nude
Descending a Staircase）顯示了思覺失調症患者經常抱怨
的動作不穩、缺乏統合、笨拙。一位患者就特別用這張畫
跟醫師描述自己的感覺。

盧梭（Henri Rousseau）有好幾幅畫顯示情緒扭曲。想像你身處《夢境》（The Dream）中，眼睛瞪著你看，不知名的恐怖在樹叢後窺視。再看孟克（Edvard Munch）

的作品《吶喊》（The Scream），顯示出思覺失調症患者的沮喪、絕望和寂寞。圖中的女人遮住自己的耳朵，就像某些思覺失調症患者會遮住耳朵，不想聽到幻聽。最後，讓我們看看波希（Hieronymus Bosch）的《人間樂園》（Garden of Earthly Delights）。看看波希描繪的「地獄」，然後想像一下，思覺失調症的折磨比波希畫中的地獄還可怕。

總之，思覺失調症就是腦部──生命存在的核心──的惡作劇。凱西・畢克（Kathy Bick）在思覺失調症嚴重發病的初期於日記中寫道：「有時候，我的內在處於一個很奇怪的狀態，好像被奇怪的力量控制住了。」在腦部功能扭曲的狀態下，許多思覺失調症患者很勇敢地試圖保持心智平衡。照顧他們的親友應該用耐性和同理心對待他們。巴爾札克寫的《路易・蘭伯特》（Louis Lambert）一書中年輕女主人翁的丈夫罹患了思覺失調症，她終其一生照顧著他：

> 她說：「路易確實看起來『瘋了』，但是他沒瘋。『瘋狂』指的是一個人的大腦受損，行動沒有經過思考。我丈夫的大腦完整無缺。他如果認不出你來，不要以為他沒看見你。他可以看見我們，只是看到的不太一樣。我不知道他看到的是什麼。他開口的時候，說得很棒。只是常常說出來的話，是他腦子裡想到一半的話。或是他開始說了一句話，說到一半不說了，只在他自

己的大腦裡繼續思考。外人看他覺得他瘋了，可是我知道他在想什麼，一切再清楚不過。我跟隨他腦中的思考脈絡，很多時候我不懂那些轉彎或折返，但是總能和他一起到達終點。我們不也是這樣嗎？有時候我們本來在想一件無關緊要的事情，結果因為某些想法和回憶讓我們開始深思另一件重要事情。常常，說些無關弘旨的話之後，我們忘記了一開始的論點，或是忘記提起從起頭到結論的抽象思考過程，只顧著說一連串反應的最後結論。如果一個人沒有快速思考的經驗，不懂得內在靈魂如何運作，就會譏笑這些做夢的人，說他們是瘋子，只因為他們忘記說明前後的連結。路易總是這樣。他像燕子似地輕盈，在腦中飛翔。但是我可以跟得上他的思考。這就是他的所謂的瘋狂歷史。」

這樣無怨無悔的付出和理解只存在於小說中，這是一個動人卻難以達到的理想境界。許多照顧思覺失調症患者的家人和專業人士可以達到某種程度的付出和理解。正如路易・蘭伯特的妻子，如果有了同理心，我們就會有慈悲心。因此，我們必須盡一切力量去理解患者，疾病帶給大家的重擔就會減輕了。

建議閱讀

Amador, X. F., and A. S. David, eds. *Insight and Psychosis*, 2nd ed. New York: Oxford University Press, 2004.

Amador, X. F., and A.-L. Johanson. *I Am Not Sick, I Don't Need Help*. 53
Peconic, N.Y.: Vida Press, 2000.

Chapman, J. "The Early Symptoms of Schizophrenia." *British Journal of Psychiatry* 112 (1966): 225-51.

Cutting, J., and F. Dunne. "Subjective Experience of Schizophrenia." *Schizophrenia Bulletin* 15 (1989): 217-31.

DeVries, M. W., ed. *The Experience of Psychopathology*. Cambridge: Cambridge University Press, 1992.

Dworkin, R. H. "Pain Insensitivity in Schizophrenia: A Neglected Phenomenon and Some Implications." *Schizophrenia Bulletin* 20 (1994): 235-48.

Freedman, B. J. "The Subjective Experience of Perceptual and Cognitive Disturbances in Schizophrenia: A Review of Autobiographical Accounts." *Archives of General Psychiatry* 30 (1974): 333-40.

Kaplan, B., ed. *The Inner World of Mental Illness*. New York: Harper & Row, 1964.

McGhie, A., and J. Chapman. "Disorders of Attention and Perception in Early Schizophrenia." *British Journal of Medical Psychology* 34 (1961): 103-16.

Morgan K. *Mind Without a Home: A Memoir of Schizophrenia*. Center City, MN: Hazeldon, 2013.

North, C. *Welcome Silence: My Triumph over Schizophrenia*. New York: Simon & Schuster, 1987.

Parnas, J., and P. Handest. "Phenomenology of Anomalous Self-Experience in Early Schizophrenia." *Comprehensive Psychiatry* 44 (2003): 121-134.

Plaze, M., M.-L. Paillère-Martinot, J. Penttilä, et al. " 'Where Do Auditory Hallucinations Come From?'–A Brain Morphometry Study of Schizophrenia Patients with Inner or Outer Space Hallucinations." *Schizophrenia Bulletin* 37 (2011): 212-21.

Potvin, S., and S. Marchand. "Hypoalgesia in Schizophrenia Is Independent of Antipsychotic Drugs: A Systematic Quantitative Review of

Experimental Studies." *Pain* 138 (2008): 70-78.

Prigatano, G. P., ed. *The Study of Anosognosia*. New York: Oxford University Press, 2010.

Sechehaye, M. *Autobiography of a Schizophrenic Girl*. New York: Grune & Stratton, 1951. Paperback by New American Library. Part 2 of the book, a psychoanalytic interpretation of the woman's symptoms, should be skipped.

Snyder, K., R.E. Gur, L.W. Andrews. *Me, Myself and Them: A Firsthand Account of One Young Person's Experience with Schizophrenia*. New York: Oxford University Press, 2007.

Sommer, R., J. S. Clifford, and J. C. Norcross. "A Bibliography of Mental Patients' Autobiographies: An Update and Classification System." *American Journal of Psychiatry* 155 (1998): 1261-64

【第二章】 54

思覺失調症的定義：從外面看

對於瘋狂的人而言，世界還是真實的，但是有了新的意義；人們也是真實的，很近、很有力、有時很危險；在這個新的世界中，他孤獨一人。如果我們深入瞭解瘋狂，這就是其核心特質。不是世界不與我們同在，而是另外一個世界闖入了我們的生活。我們在一個不同的層次看世界、體驗世界，因此和周圍的人無法溝通。一般人無法看到或體會我們的世界，無法瞭解或相信這個巨大、活生生、緊張、洪水般激烈的真相。只有我們才看得到。

——摩拉．科德，1965 年

大部分的人類疾病已經有了清楚的定義。我們可以靠致病的細菌診斷出傷寒（typhoid fever）、靠血中某種化學物質的增加發現腎臟病、用顯微鏡檢查癌症細胞。大部分疾病都可以用某種標準確診，和健康狀況做出區分。

思覺失調症則不然。雖然有很多腦部結構和功能的異 55
常現象，但沒有任何一項特質能夠讓我們可以檢驗．然後確定說：是的，這就是思覺失調症。因此，直到現在，思覺失調症的定義仍然具有爭議性。況且，思覺失調症可能不止包含一種疾患，使得這個問題愈發嚴重。

目前，思覺失調症還沒有確切的診斷工具，都是靠症狀判斷，然而不同的疾病可能有相同的症狀，因此可能誤診。例如，腹部疼痛的症狀可能有幾百種病因。用病症做診斷很危險。思覺失調症便是如此。然而，正確的診斷又無比重要。精確的診斷決定了什麼是適當的治療，也提供病患和家屬正確的資訊。確診也讓思覺失調症的研究更加容易一些，因為研究者可以更確定彼此是否在討論同一件事情。

診斷條件

雖然思覺失調症並不獨具任何單一的症狀，但是確實有幾種在其他疾病中很少出現的獨特症狀。如果這些症狀出現，就很有可能是思覺失調症。瑞士精神科醫師尤金．布魯勒（Eugene Bleuler）認為思覺失調症的核心問題就是思考過程失去連結。德國精神科醫師寇特．史奈德（Kurt Schneider）提出一系列的「首級」症狀[1]，認為只要有其中一項以上的症狀出現，就非常可能是思覺失調症。

歐洲醫師大致根據這些症狀做出思覺失調症的診斷，美國比較少使用這個標準。研究顯示，四分之三以上的思

1　審閱者註：思覺失調症的首級症狀（Schneiderian First-Rank Symptoms）：德國精神科醫師 Kurt Schneider 於 1959 年將一系列的症狀列為思覺失調症的「首級（first rank）」症狀，其核心概念為自我界線的喪失（loss of ego boundary），患者會有區分「我」與「非我」的困難。

覺失調症患者具有其中至少一項症狀。但是這個標準不是思覺失調症的絕對標準，因為至少四分之一的躁鬱症患者也有這些症狀。

1980 年之前，「思覺失調症」這個詞在美國被過度
使用，大部分歐洲國家用得比較保守。事實上，除了美國 56
之外，只有蘇聯才會濫用「思覺失調症」來汙衊反政府異
議人士。

表 2.1　史奈德提出的思覺失調症首級症狀

1. 將患者的思考內容說出來的幻聽
2. 兩個聲音互相爭吵的幻聽
3. 評論患者行為的幻聽
4. 患者相信由外部力量所施加的觸幻覺
5. 思想被抽離
6. 相信自己被置入別人的思想
7. 相信自己的思想被廣播出去，例如經由廣播或電視
8. 相信自己被置入別人的情緒
9. 相信自己被置入難以抵禦的衝動
10. 相信自己的行動是被別人操縱的，好像自動發生的
11. 知覺性的妄想（delusions of perception），例如：認為很普通的一句話對患者具有某種祕密涵義

美國精神醫學界在 1980 年制定的 DSM-III 診斷手冊（*Diagnostic and Statistical Manual of Mental Disorders, DSM-III*）採用了修訂過的診斷標準。這個版本在 1987 年（DSM-III-R）、1994 年（DSM-IV） 和 2013 年（DSM-V）都再度修訂。思覺失調症的診斷必須符合

DSM 列出的條件。歐洲使用 ICD 診斷手冊（*International Classification of Diseases*）做為正式診斷標準，和 DSM-IV 只有些微差異。

DSM 的思覺失調症診斷標準在美國廣被接受，可以用這個標準判斷家人是否可能罹患此病。如果不符合這些標準症狀，就不應該做出思覺失調症的診斷。

以上的症狀列表可能讓人誤以為思覺失調症很容易診斷。如果病情已經很嚴重了，這個標準就很好用，但是在發病早期，症狀不是那麼明顯，可能很難確診。患者的症狀可能時有時無，或很輕微，也很容易遮掩住。因此，精
57 神醫學專家常常寫下「應排除思覺失調症」的初步評估，直到臨床症狀更清楚為止。

表 2.2　根據 DSM-V，思覺失調症的診斷條件

A. 以下症狀至少出現兩個，並持續一個月以上。
   1. 妄想
   2. 幻覺
   3. 說話失序
   4. 僵直症或其他極為異常的心理運動行為
   5. 「負性」症狀，例如：情緒平板、缺乏同理心

B. 工作、人際關係和自我照顧功能顯著下降。

C. 除非成功治療，否則至少有一個月的活躍症狀（條件 A），並且具有任何症狀的期間至少長達六個月（包含前驅、活躍及殘餘期）。

D. 已排除情感思覺失調症，精神病症狀也並非因為物質濫用引起。

臨床症狀需要出現六個月之後才能確診，這和傳統美國的臨床習慣非常不同。但是，思覺失調症是一個很嚴重的診斷，確實應該謹慎從事。然而，這是個好的進展，因為思覺失調症是嚴重的診斷，不應該隨便套在有類似症狀的人身上，即使只是一時，也不應該。在過去，這種現象極為常見。類似症狀出現少於六個月的話，DSM-V 診斷手冊建議將之視為類思覺失調性疾患。如果少於一個月，則視為短期精神病性疾患。

雖然 DSM 診斷標準讓思覺失調症的診斷比較清楚了，但仍有很多問題。精神科醫師還是需要根據患者行為和患者的主述做出主觀判斷。我們極需客觀的診斷標準，例如血液或腦脊髓液的檢驗。否則，思覺失調症的診斷一直會有爭議性，並且需要極有經驗的臨床判斷。

史丹佛大學（Stanford University）的心理學者大衛． 58
羅森漢（David L. Rosenhan）於 1973 年進行了一個很有名的實驗，正可以顯示診斷遇到的問題。羅森漢派志工去精神醫院，自稱過去三個星期裡一再聽到幻聽，要求住院。任何形式的幻聽都是很重要、也很常見的思覺失調症症狀。大部分患者在病程中都會有幻聽現象。如果出現幻聽，有些醫師會先將它作為思覺失調症的指標，直到其他證據出現。因此，所有的志工都被收治住院。羅森漢利用這次行動質疑精神醫學界的診斷能力，但是他錯了。如果這些自稱有幻聽的志工**沒有**得到住院許可，以便進一步檢查的話，那才**更**叫人擔心呢。對於思覺失調症患者而言，幻聽就像盲腸炎的肚子痛或胃潰瘍的吐血一樣不容忽視。這些都是危險的跡象，需要進一步檢查。西摩．凱特（Seymour Kety）如此看待羅森漢的研究：

> 如果我偷偷喝了一夸脫的血，跑到醫院急診室開始吐血，醫師會怎麼處理是很明顯的事情。如果他們說我有胃潰瘍，我想，我很難因此指責醫學界不知道如何診斷胃潰瘍。

各種思覺失調症亞型

十九世紀後期，我們現在統稱為思覺失調症的各種亞型精神疾患，各有各的名稱。1868 年發現妄想型精神病（paranoid psychosis），1871 年發現青春期精神病（hebephrenia），1874 年發現僵直症（catatonia）。1896 年，埃米爾．克雷佩林[2]（Emil Kraepelin）將這三種精神疾病統稱為早發性癡呆（dementia praecox）。1911 年，布魯勒將之改稱為思覺失調症（schizophrenia），並細分為數個亞型。

59 從此以後，這些根據症狀區分的亞型分類廣為使用。他們的分類完全是基於疾病症狀。妄想型思覺失調症

---

2 審閱者註：克雷佩林（Emil Kraepelin, 1856～1926）：德國精神科醫師，透過縝密的臨床觀察，發現一群初發病時看似症狀非常不同的病人，在病程的晚期會呈現類似的精神病理，他將這群患者的精神疾病稱為「早發性痴呆」（dementia praecox），後來被更名為思覺失調症（schizophrenia）。

（paranoid schizophrenia）的特徵就是妄想或是幻覺，多數患者覺得自己被迫害，少數人自覺偉大。青春型思覺失調症（hebephrenic schizophrenia）在 DSM-IV 裡被稱為混亂型（disorganized type），主要特徵就是缺乏結構的語言、行為和平板或不合宜的情感。如果主要病症是行為異常，例如姿勢奇怪、僵直、恍惚、失語，就會被診斷為緊張型思覺失調症（catatonic schizophrenia）。這個亞型現在很少見了。另外，DSM-IV 診斷手冊裡沒有單獨列出單純型的思覺失調症，其特徵是失去興趣和動機、退縮、缺乏情緒，而沒有妄想或幻覺。

雖然大家都使用這些亞型，它們的可信度和運用還是有爭議性。很少患者能夠明確符合某種亞型，大部分都有混合的症狀。因為這些原因，美國診斷手冊 DSM 和歐洲 ICD 都不再有思覺失調症的亞型了。

最可採信的思覺失調症亞型可能就是缺損型（deficit）和非缺損型（nondeficit）的分類了。這個分類方法最早由威廉・卡本特（William Carpenter）等人於 1988 年提出，現在逐漸被接受。缺損型思覺失調症指的是患者的主要症狀是「負性」的：情感有限（「扁平的」情感）、社交動機弱、很少說話、興趣也很少。「正性」症狀，例如妄想和幻覺可能也存在，但是不如「負性」症狀那麼強烈。大約有 15% 思覺失調症患者屬於缺損亞型。研究報告指出缺損型思覺失調症可以經由神經心理測驗、家族歷史（此亞型具有更強的思覺失調症家族遺傳史）、出生季節、基因組成、發炎的血清指標，而與其他思覺失調症患者區別。缺損型思覺失調症的治療也比較無效。這種思覺失調症亞型是否有不確定的病因，仍待釐清。

其他研究者認為試圖將思覺失調症根據臨床症狀分出
亞型是在浪費時間。亞型的分類應該是根據是否有特別的
60 生物學上的發現，也就是「內在表現型」，例如電生理、
神經造影、認知異常等等。因此，有某種認知發現的病人
應該被視為同一種亞型。

思覺失調症光譜：
我們是否都有一點點思覺失調症？

思覺失調症族群的界限是什麼？這是一直持續熱烈爭論的問題，事實上，很少有比思覺失調症更為混亂的診斷領域了。在這個領域內的人一定要對模糊不清有很大的容忍度。

愈來愈多累積的證據顯示，嚴重的思覺失調症只是一個光譜的一個極端。光譜其他部分包括：

妄想症（Delusional Disorder）：妄想症有妄想症狀，但是不完全符合思覺失調症定義。這些妄想可能是被迫害妄想（覺得自己被人跟蹤）、嫉妒妄想（認為配偶不忠）、情愛妄想（相信某位名人愛著自己）或身體妄想（相信自己身患絕症）。妄想症的特徵就是其妄想雖然不真實，但並非全然不合理。除了妄想之外，患者其他生活功能正常，沒有幻覺或是幻覺很少。

妄想症和思覺失調症之間的關係仍不明朗。大部分臨床醫師和研究者認為妄想症是較輕微的思覺失調症。這一點尚未得到證實。妄想症包含在 DSM-V 當中。

分裂病性人格疾患（Schizotypal Personality Disorder）：這些患者以前被認為是邊緣型思覺失調症（borderline schizophrenia）、流動型思覺失調症（ambulatory schizophrenia）、假神經型思覺失調症（pseudoneurotic schizophrenia）、潛伏型思覺失調症（latent schizophrenia）、亞臨床型思覺失調症（subclinical schizophrenia）和思覺失調型人格（schizophrenic character）。他們的認知、思考、說話和行為都有些奇怪。DSM-V 診斷手冊定義這類患者必須具有以下的特徵：

- 疑神疑鬼，經常認為別人在議論他們 61
- 不合乎社會常態並會影響行為的奇怪想法或魔力幻想（例如迷信、相信自己是千里眼、心電感應、第六感、青少年或兒童的奇怪幻想或執念）
- 不尋常的心智經驗，包括身體幻覺
- 奇怪的想法和言語（例如模糊、繞圈子、充滿隱喻、過度繁複、刻板）
- 懷疑或偏執的想法
- 不合宜的情感或情感狹隘
- 奇怪的行為或外觀
- 除了一等親的家人之外，沒有親近的朋友

• 不是因為自卑，而是出於偏執思考的過度社交焦慮，熟悉之後也不見其改善

類分裂性人格疾患（Schizoid Personality Disorder）：這些患者獨來獨往，幾乎完全沒有朋友。他們會避免社交場合、找無須和別人打交道的工作（森林管理員、程式設計師）、很少結婚。無論是愛意或恨意，患者都似乎無法對別人產生感覺，對誇讚和批評也完全不在意。有些人和環境無法產生連結，好像一直身處霧中。而 DSM-V 都未將以上囊括其中。

妄想性人格疾患（Paranoid Personality Disorder）：這些患者過度敏感、不信任別人、懷疑別人的動機。他們總是很緊張、很容易被得罪、防衛心很重。他們相信別人都想害他，而且會努力證明別人想傷害他。他們懷疑別人，常常看到別人看不到的陰謀。他們缺乏彈性，喜歡爭論和訴訟。很多患者喜歡偵測用的電子用品和機械產物。他們似乎沒有溫柔的情緒、討厭軟弱的人、缺乏幽默感。
62 妄想性人格疾患和偏執妄想症的差別，只在於偏執妄想症的患者有完整固執的妄想。以上未收錄於 DSM-V。

這些人格疾患的確實性，以及它們和思覺失調症之間的關係仍有爭議性。大家都同意，這些人格疾患類型之間有重疊性，很多患者具有混合症狀。針對思覺失調症患者家族的研究顯示，親人具有分裂病性人格疾患和妄想性人格疾患比例較高，表示它們和思覺失調症在遺傳上有關聯，理論上可以視為較輕微的思覺失調症。這個可能性被

稱為思覺失調症的「光譜概念」（spectrum concept）。也就是說，從分裂病性人格疾患到嚴重思覺失調症之間有一個光譜分布，患者的症狀可能位於光譜上的任何一個點。近幾年的研究證據支持光譜概念，許多分裂病性人格疾患患者腦部的結構性缺損——腦室和顳葉較大、尾狀核（caudate）異常——和思覺失調症患者相似。況且，許多分裂病性人格疾患患者如果用低劑量的抗精神病藥物治療效果較好，也較無不適。

如果確實有思覺失調症光譜，這個光譜和外部的界線是什麼？近年來，這個問題愈來愈顯得重要了，因為有些研究者（大部分在歐洲）宣稱，許多有幻聽或其他靈媒經驗的人也有過類似思覺失調症患者的經驗。他們進行了社區問卷調查，詢問：「你是否曾經體驗過某些奇怪而無法解釋的事情，是別人無法相信的嗎？」、「你是否感覺過某些奇怪的事情，或是看到或聽到聲音，但是別人都無法看到或聽到呢？」有些調查發現歐洲有多達18%的人有過這種經驗；不過近期的一篇回顧研究的統計顯示，在共計35篇相關的研究中，有類似精神疾病的經驗的比率的中位數僅為5%。

事實上，除了思覺失調症患者之外，也有很多人有類似精神疾病的症狀。幾乎一半的躁鬱症患者、四分之一的重度憂鬱症患者可能有重大的精神病症狀。有嚴重焦慮症、創傷後壓力徵候群，以及較不嚴重的憂鬱症患者也可能有過比較輕微的精神病症狀。社群調查也有問題，因為最常用的問卷是國際綜合診斷訪談（Composite

International Diagnostic Interview, CIDI）。我們已經知道這個問卷在發現精神病症狀上並不可靠。還有文化期待的議題：在某些文化裡，如果你沒聽到母親給你意見的聲音，你會被認為不正常。全國調查時，說自己有過視覺或聽覺幻覺的人口比例，在尼泊爾是 32%、巴西是 14%、印度是 12%，中國、西班牙和巴基斯坦則是低於 1%。還有一個問題：大部分調查並不區分偶爾聽到過世母親的聲音，以及每天持續聽到過世母親大吼不愉快事情的不同，後者就像許多思覺失調症患者的經驗。

可以想見的，想要否認思覺失調症存在、認為自己很正常的人發現了這個研究。正如第八章所說，現在有一些組織，例如歐洲的「聽到聲音網路」（Hearing Voices Networks）就很擁護這個研究。有些人說，幻聽「不應該被視為病態，需要驅除，而是被視為有意義的、可以解釋的、和個人生命故事連結的經驗。」這一切都看似無害，但這種想法已經波及到正式的診斷考量了。負責 DSM-V 的修訂者甚至考慮過要建立一個新的分類，稱為「減弱性精神病症候群」（Attenuated Psychosis Syndrome）來描述這些人，雖然後來決定不這麼做。大部分精神科醫師反對增加這個項目，但是藥廠很熱心支持，因為他們看到這能使抗精神病藥物的市場更加擴大的機會。

總之，很明顯地，思覺失調症是精神異常光譜的一部分。光譜上，有些人有完全發作的思覺失調症，其他人則包括分裂病性人格疾患，疾病程度較輕。另外確定的是許多一般人偶爾也會經驗到幻覺或其他類精神疾病的現象。

但是，沒有證據顯示一般人的這些特殊經驗是思覺失調症光譜的一端。目前看來，思覺失調症作為一種腦部病變，和正常人的狀況有本質上的差異，而不僅僅是現象光譜的極端。並沒有證據顯示我們全部都有一點點思覺失調症。

情感思覺失調症和躁鬱症 64

在精神醫學界，情感思覺失調症（schizoaffective disorder）和躁鬱症（bipolar disorder）與思覺失調症的關係也很有爭議性。

1896 年，埃米爾．克雷佩林首先將思覺失調症和躁鬱症分開，這個區分沿用至今。1980 年，DSM-III 提議將躁鬱症（manic-depressive psychosis）改為雙極性情感疾患（bipolar disorder），但是這個新名詞並沒有任何好處，很多人還是喜歡用舊名詞。

據說，躁鬱症盛行率比思覺失調症更高，但也更容易被過度診斷，其中女性比男性稍多，高社經地位族群中案例也較多，原因不明。通常在三十歲之前發病，但是不像思覺失調症，較晚發病的案例也不少。致病原因的研究結果和思覺失調症相似。我們已經確實知道與遺傳體質有關，有些學者甚至認為是遺傳疾病。我們知道躁鬱症患者腦部生化異常，主要是血清素（serotonin）及其代謝物異常，而不是多巴胺（dopamine）異常。思覺失調症的大部分生理異常（例如腦部掃描發現腦室巨大、神經異常）在躁鬱症患者身上也可以看到，但是比較不那麼明顯。

躁鬱症的主要臨床症狀就是階段性的躁症、憂鬱症或混合發作。躁期症狀包括情緒亢奮（有時易怒）、過度快樂、多話、很愛社交、誇大、充滿能量、過度性活躍、不太需要睡眠。患者說話可能很快（具壓迫感）、想法快得讓人跟不上（思考飛躍）。誇大可能進展到妄想的地步
65 （相信自己是總統）、穿著誇張、行為危險或不合宜（瘋狂購物、愚蠢的金錢投資）。憂鬱期包括煩躁不安、絕望、胃口差、睡眠困擾（失眠或睡太多）、對事物失去興趣、無性慾、缺乏能量、思考緩慢、有罪惡感、覺得自己沒有價值、常常想自殺。根據 DSM-V 診斷標準，躁症必須持續至少一星期（或需要住院），憂鬱症必須持續至少兩星期。

大眾心目中的躁鬱症就是患者從一個極端的情緒轉換到另一個極端，再轉換回來，但是事實很少如此。有些患者會有一連串的躁期發作，有些患者是一連串的鬱期發作，其他患者則是躁期和鬱期以各種組合混合發作。兩次發作之間可能間隔幾個月或甚至幾年，沒有發作時，患者一切正常。當然，一般人也有各種不同程度的情緒轉變。有些人能量特別強、個性活潑快樂，有些人自我感覺不佳、長期沮喪憂鬱。不算真正躁症發作的輕度躁動稱為輕躁症（hypomaniac），也就是第二型躁鬱症（bipolar II disorder）。如果患者曾有多次的情緒變動時期，但是尚未到達躁鬱症的程度，臨床診斷會是循環性情感疾病（cyclothymic disorder）。將近 15% 的躁鬱症患者會自殺身亡。

典型的躁鬱症很容易和思覺失調症區分開來。主要的臨床症狀在於**情緒**異常，而不是**思考**異常。躁鬱症患者也可能有妄想或幻覺，但是如果出現，都是和亢奮或憂鬱的情緒一起出現，並且和情緒的內容具一致性。最重要的是，躁鬱症患者一定有發作期和正常期的交替出現，思覺失調症則很少出現那麼明顯的不同階段，而且會持續帶有某些殘餘的影響。因為躁鬱症患者可以復原，往往可以在政府、企業或娛樂界擁有重要職務，某些輕躁症症狀（例如能量高、自我感覺特別良好、不需要睡很多）讓患者創造力更強，事業更成功。

精神醫學以及心理學教科書常常讓人以為有精神病症
狀的患者不是思覺失調症就是躁鬱症，二者很容易區分。 66
很不幸地，事實並非如此。很多患者同時具有二者的症狀。有些患者的症狀會隨著時間改變，一開始是標準的思覺失調症，一兩年後卻變成躁鬱症了，或是反過來。有人曾經刻薄地建議，我們或者需要請病患閱讀精神醫學教科書，讓他們選擇自己希望擁有的疾病，又或者我們必須在精神醫學考量上變得更有彈性。我就曾經看過思覺失調症和躁鬱症症狀的各種組合。

為了因應這些問題，精神醫學界創造了介於二者之間的情感思覺失調症，在 DSM-III 出現之前，被視為思覺失調症的亞型。DSM-III 將之獨立分出來，並註記為：「大家目前對這個項目並無共識」。DSM-IV 將之定義為有憂鬱症或躁症症狀，也有思覺失調症症狀，但必須長達兩個星期以上只有思覺失調症的症狀而沒有憂鬱症或躁症症狀。

如果這個聽起來像是精神科醫生在彼此爭論，一根針尖上可以有幾個天使跳舞一樣[3]，則大致來說，確實是這樣。對於家屬而言，這一切令人困惑。大家以為思覺失調症和情感思覺失調症是兩種不同的疾病，事實上，二者是同一種疾病光譜上的兩個點。以實際的層面看，情感思覺失調症比思覺失調症較容易復原，但也不絕對如此。除了這些之外，二者的治療幾乎是一樣的，用的藥物也完全相同。

情感思覺失調症和躁鬱症與思覺失調症的關係到底是什麼？簡單說：我們不知道。近年來，大家開始認為或許克雷佩林錯了，或許思覺失調症和躁鬱症是同一種疾病的兩端，而不是兩種不同疾病。或許，一個人有些什麼特定
67 症狀（例如比較多的思覺失調症症狀或比較多的躁鬱症症狀）是由**遺傳體質**決定的，或者是由大大腦**哪些特定部位**受到影響決定，或是由**病程進行到何時**才產生大腦損傷決定的。

近年，愈來愈多人覺得重要的共通性是精神病的症狀。依照定義，所有的思覺失調症患者都有精神病症狀（妄想、幻覺），但是只有一半的躁鬱症患者有精神病症狀。愈來愈多的證據顯示，有精神病症狀的躁鬱症患者和思覺失調症患者極為近似，可能是同一種疾病。

以下的列表總結了思覺失調症和躁鬱症的相似性和差

3　譯註：指花時間糾纏於細小、奇怪、沒有多大實際意義的事情。

異性。這兩種疾病都有很多可能的**前因**，包括出生日和住院的季節性、產前併發症和發育異常、某些核磁共振造影（MRI）結果、某些臨床症狀以及抗精神病藥物引起的反應。但是，這兩種疾病在**表現**上又很不一樣，尤其是神經心理異常方面，還有某些核磁共振檢查結果、情緒症狀是否明顯、臨床病程，以及對情緒穩定劑（例如鋰鹽）的反應。

表 2.3　思覺失調症和躁鬱症是同一種疾病或是兩種不同疾病？

一、兩者相似之處：

- 患者多出生在冬季與春季。
- 患者多在夏天入院。
- 患者中，很多有產前併發症和皮紋異常（dermatoglyphic abnormalities）現象，表示可能在胚胎時期出問題。
- 兩種疾病皆被認為和相似的染色體（第 10、13、18、22 號染色體）有關。
- 兩個疾病都和某些患者的發育異常高度相關，包括行動和語
言發展遲緩、教育問題和神經症狀，例如協調性不良。不 68
過，這些症狀在思覺失調症比較常見．
- 核磁共症造影研究顯示，兩者都有較大的腦室和基底核異常，雖然這些現象在思覺失調症患者中比較明顯。
- 兩者都可能有明顯的思覺失調症狀，例如妄想與幻覺。
- 兩者都對抗精神病藥物有反應。

二、兩者相異之處：

- 躁鬱症在高社經地位族群中較多。
- 思覺失調症對男性的影響較早也較嚴重，躁鬱症的女性則較多。

- 躁鬱症的遺傳因素較明顯。
- 躁鬱症患者的家人較可能有躁鬱症，思覺失調症患者的家人較可能有思覺失調症，但是也有例外。
- 躁鬱症的地域性甚或是基因性的叢集較為明顯。
- 思覺失調症引起較明顯也較普遍的神經心理失能，尤其是記憶力和額葉功能。
- 很多躁鬱症患者因為藝術創造力而出名。
- 核磁共振造影顯示，思覺失調症腦容量減少的程度比躁鬱症患者更嚴重，並且在內側顳葉（medial temporal lobe），也就是海馬迴（hippocampus）的缺損也較明顯，而躁鬱症患者的腦白質白斑（white matter hyperintensities）較多。
- 雖然大家普遍認為神經傳導物質在這兩個疾病中都扮演了某種角色，但是躁鬱症更受到血清素的影響，思覺失調症更受到多巴胺的影響。
- 臨床上而言，躁鬱症比較容易有正常和復發的不同階段。
- 躁鬱症較有情緒症狀（憂鬱、躁狂）。
- 躁鬱症可以用情緒穩定劑（鋰鹽）成功治療，無須其他藥物，思覺失調症則否。
- 電痙攣治療（ECT）對躁鬱症患者較有效。

69 建議閱讀

Birur, B., N. V. Kraguljac, et al. "Brain Structure, Function, and Neurochemistry in Schizophrenia and Bipolar Disorder–a Systematic Review of the Magnetic Resonance Neuroimaging Literature." *NPJ Schizophrenia* 3 (2017). https://dx-doi-org.lrc1.usuhs.edu/10.1038%2Fs41537-017- 0013-9

Carpenter, W. T. Jr., D. W. Heinrichs, and A.M.I. Wagman. "Deficit and Nondeficit Forms of Schizophrenia: The Concept." *American Journal of Psychiatry* 145 (1988): 578-83.

Diagnostic and Statistical Manual of Mental Disorders: DSM- IV. 4th ed. Washington, D.C.: American Psychiatric Association, 1994.

Dickey, C. C., R. W. McCarley, M. M. Voglmaier, et al. "Schizotypal Personality Disorder and MRI Abnormalities of Temporal Lobe Gray Matter." *Biological Psychiatry* 45 (1999): 1393-1402.

Duke, P., and G. Hochman. *A Brilliant Madness: Living with Manic-Depressive Illness*. New York: Bantam Books, 1992.

Jamison, K. R. *An Unquiet Mind: A Memoir of Moods and Madness*. New York: Vintage Books, 1995.

Ketter, T. A., P. W. Wang, O. V. Becker, et al. "Psychotic Bipolar Disorders: Dimensionally Similar to or Categorically Different from Schizophrenia?" *Journal of Psychiatric Research* 38 (2004): 47-61.

Kirkpatrick, B., R. W. Buchanan, D. E. Ross, et al. "A Separate Disease within the Syndrome of Schizophrenia." *Archives of General Psychiatry* 58 (2001): 165-71.

Lieberman, J. A., T. S. Stroup, D. O. Perkins, eds. *Essentials of Schizophrenia*. Washington: American Psychiatric Publishing, 2012.

Slater, E., and M. Roth. *Clinical Psychiatry*. Baltimore: Williams and Wilkins, 1969. This is the best textbook description of schizophrenia by a wide margin.

Soares, J. C., and S. Gershon, eds. *Bipolar Disorders: Basic Mechanisms and Therapeutic Implications*. Vol. 15 of the series Medical Psychiatry. New York: Marcel Dekker, 2000.

Taylor, M. A. "Are Schizophrenia and Affective Disorder Related? A Selected Literature Review." *American Journal of Psychiatry* 149 (1992): 22-32.

Torrey, E. F., and M. B. Knable. "Are Schizophrenia and Bipolar Disorder One Disease or Two? Introduction to the Symposium." *Schizophrenia Research* 39 (1999): 93-94. The entire September 1999 issue of *Schizophrenia Re-search* (vol. 39, no. 2) is devoted to articles on this subject.

Torrey, E. F., and M. B. Knable. *Surviving Manic Depression: A Manual on Bipolar Disorder for Patients, Families and Providers*. New York: Basic Books, 2002.

【第三章】 70

容易和思覺失調症混淆的狀況

令人感到安慰的是，我已經可以將瘋狂視為一種疾病，就像其他疾病一樣，我能夠接受它了。

——梵谷，1889 年，寫給弟弟西奧的信

瞭解某種疾病的方法之一就是描述這個疾病是什麼，我們在最後一章會做這件事。另一個方法就是描述這個疾病不是什麼。對於思覺失調症，這一點尤為重要，因為以前一般社會大眾及醫學人士都常常濫用「思覺失調症」這個名詞。如果我們希望進一步瞭解思覺失調症，就必須先澄清討論的主題到底是什麼。

一種「人格分裂」

思覺失調症**不是**多重人格或人格分裂（split personali-
ty）。很多人誤以為是。《變身女郎》（*Sybil*）或《三面 71
夏娃》（*The Three Faces of Eve*）裡描述的「人格分裂」是一種解離症（dissociative disorder），比思覺失調症少見多了，而且幾乎都發生在女性患者身上，多半是針對性侵或身體虐待產生的心理反應。

近年來，少數精神科醫師喜歡將「解離症」的診斷運用在很多不同的疾患上。解離症一向受到過度診斷，尤其是非常容易被別人影響的人。有能力的精神醫學專業人士，永遠不該將解離症和思覺失調症混為一談。

毒品引起的思覺失調：大麻會引發思覺失調嗎？

我們都知道，有些毒品會引起類似思覺失調症的症狀。即使是很溫和的毒品，例如大麻，也可能造成奇怪的身體感覺、失去身體界限、引發焦慮和妄想。有些人甚至因為吸食大麻會引發不愉快的焦慮而不再使用。比較強烈的毒品，例如迷幻藥（LSD）和天使塵（PCP）常常引起幻覺（比較可能是幻視，而不是幻聽）、妄想和思考異常。偶爾，這些症狀會嚴重到必須住院。如果醫師不知道患者嗑藥，就可能被誤診為思覺失調症。安非他命（amphetamine）特別容易引發暫時性的症狀，看起來就和思覺失調症一樣。近年來，我們看到愈來愈多這種案例，因為甲基安非他命（methamphetamine, “crank”）在美國鄉間日益氾濫。

我們很自然地會質疑毒品是否可能導致思覺失調症。很多患者家屬和親友會問這個問題。現在有很多證據顯示長期吸毒可能導致大腦受損、降低認知功能和記憶，讓原本就有思覺失調症的患者症狀加重。

但是，沒有任何證據顯示毒品可以導致一般人罹患思覺失調症。最近幾年，有些歐洲研究者認為大量使用大麻可能導致思覺失調症，因為有幾個研究顯示使用大麻與思覺失調症之間的關聯。2016 年，蓋吉（Gage）等人重新審閱了所有的證據（請參考「建議閱讀」清單）做出結論，雖然一直有這類的報告出現，但是「由觀察做為因果關聯的結論有其問題。」持懷疑看法的人指出 1960 年代廣泛使用大麻，認為如果使用大麻會引起思覺失調症的話，那麼，加州應該有大量的思覺失調症患者了。支持者則回應，今日大麻的強度是 1960 年代的五倍。現在，使用大麻和思覺失調症的問題特別重要，因為許多州正在讓大麻合法化。已經很清楚的是，使用大麻，尤其是重度使用，會讓思覺失調症患者提早發作。使用大麻的思覺失調症患者首度發病的年紀都比較早。我們也已經知道，思覺失調症患者使用大麻的話，後續會更糟。

那麼，為什麼我們常常看到患者在嗑藥之後思覺失調症發作呢？答案可能有兩個。首先，嗑藥和思覺失調症發作的年齡相仿，都是十幾歲到二十幾歲的年輕人。這個年齡層的人多半吸過大麻。即使嗑藥和思覺失調症之間沒有直接關聯，我們還是看到很多思覺失調症患者曾經嗑藥。

第二點更為重要，很多人在思覺失調症發作早期會嘗試嗑藥，以便合理化他們體驗的症狀。第一次幻聽的經驗很嚇人，但是如果你開始吸食大麻、安非他命或其他藥物，幻聽就變得很合理了，嗑藥可以讓人不承認自己出了問題。毒品和酒精可能緩解一些症狀，這些患者等於是在嘗試自我投藥。第十章將進一步討論這個主題。

73 德國的漢姆布雷希特（Hambrecht）和海夫納（Häfner）對毒品和思覺失調症發作之間的關聯研究最為徹底。他們研究了 232 位初次發病的思覺失調症患者，發現 14% 的人曾經嗑藥，絕大多數吸食的是大麻。曾經嗑藥的人之中，27% 曾經在發病前嗑藥，35% 在發作的同一個月開始嗑藥，38% 在發病至少一個月以後才開始嗑藥。

患者家屬往往不會注意到發病初期的症狀。他們不知道患者出了什麼問題，只注意到患者嗑藥益發嚴重。三到六個月後，患者確定罹患思覺失調症，家屬會立即認定是藥物濫用引起的。這個思考邏輯也讓家屬不用感到罪惡，不需要為患者的疾病負任何責任。如果精神健康的專家讓家屬覺得自己教養孩子的方式有問題，或是家庭溝通出了問題，才導致患者發病的話，家屬就更容易認為嗑藥才是病因。在這些案例中，家屬會立刻抓住嗑藥導致思覺失調症的邏輯來針對醫師。

> 泰德是個優秀的大學生，人生一切都計畫好了。大學二年級念到一半，開始有狂喜和奇怪的身體感覺，認為自己是被送到地球上來拯救人類。他的成績退步、開始每天上教堂、使用迷幻藥。之前，他只在朋友聚會時偶爾用過幾次大麻。他的室友、學校當局和家人都很擔心他的嗑藥問題。一個月內，他被送進醫院，呈現明顯的思覺失調症症狀。他的父母認為是嗑藥引起的，

從來不肯接受其他解釋。

處方藥物引起的精神病狀態 74

美國社會廣泛使用藥物，年輕人嗑藥，成年人大量使用處方藥。打開任何美國家庭的浴室櫃子就看得到滿滿的處方藥。

許多藥物有副作用，可能引起精神病症狀，包括困惑、憂鬱、偏執妄想或幻覺。如果幻覺都是幻視，大部分就是藥物引起的或其他生理性的原因。有時候，幻覺是幻聽，忽然患者看似思覺失調症發作。很多精神疾病首度發作時醫師都一定會問：「你有在服用什麼藥物嗎？」

會引起精神病症狀的處方藥幾乎總是在剛開始服用時引發症狀。一旦停藥，這些精神病症狀就會逐漸消失，有時很快消失，有時會慢些。通常是老年人或藥物劑量過高時有這些副作用。會引起妄想或幻覺，讓患者看似有思覺失調症的藥物列表如下（表 3.1）。當然其他藥物也可能引發精神病症狀。兩種或更多的藥物互相作用也可能引發精神病症狀。這個表格取自《醫學通信》（*Medical Letter*）第五十輯（2008 年 12 月 15 日），藥物依學名排列，後面附有藥廠的藥名。很多藥物還有其他名字。

其他疾病引起的精神病狀態

有幾種生理疾病會引起類似思覺失調症的症狀。大多數可以毫無疑問地診斷，但是有些個案的狀況比較不明朗，尤其是在疾病的早期。

75 **表 3.1　有時引發妄想或幻覺的藥物**

abacavir (*Ziagen*)
acyclovir (*Zovirax*)
amantadine (*Symmetrel*)
azithromycin (*Zithromax*)
baclofen (*Kemstro*)
bupropion (*Wellbutrin*)
caffeine
chlorambucil (*Leukeran*)
chloroquine (*Aralen*)
clonidine (*Catapres*)
cyclobenzaprine (*Flexeril*)
cycloserine (*Seromycin*)
dapsone
DEET (*Off*)
dextromethorphan (*Robitussin*)
digoxin (*Lanoxin*)
disopyramide (*Norpace*)
disulfiram (*Antabuse*)
dronabinol (*Marinol*)
efavirenz (*Sustiva*)
ganciclovir (*Cytovene*)
ifosfamide (*Ifex*)
interleukin-2 (*Proleukin*)
isoniazid
levodopa (*Sinemet*)
lidocaine (*Xylocaine*)
mefloquine (*Lariam*)
methyldopa
methylphenidate (*Ritalin*)
metronidazole (*Flagyl*)
monafinil (*Provigil*)
nevirapine (*Viramune*)
oseltamivir (*Tamiflu*)
propafenone (*Rythmol*)
pseudoephedrine (*Sudafed*)
quinidine
ramelteon (*Rozerem*)
selegiline (*Eldepryl*)
sibutramine (*Meridia*)
sildenafil (*Viagra*)
sodium oxybate (*Xyrem*)
tizanidine (*Zanaflex*)
trazodone
trimethoprim, sulfamethoxazole (*Bactrim*)
valganciclovir (*Valcyte*)
vincristine
voriconazole (*Vfend*)
zolpidem (*Ambien*)

到底有多少疾病，以貌似思覺失調症的樣貌呈現而沒
有被發現？大家對這一點意見紛云。德州的霍爾（Hall）
和同事做了一項常被引述的研究，他們檢查了 38 位住院
的思覺失調症患者，發現 9% 有醫學疾病足以「引起或
加強」思覺失調症。加州的克藍（Koran）和同事做了另
一項研究，269 位思覺失調症患者中，只有一位因顳葉癲
癇造成思覺失調症症狀，卻未被診斷出來。英國一項針
對 318 位思覺失調症住院病患的研究發現，8% 之前就有
「腦部生理疾病」。英國另一項針對 268 位思覺失調症住
院患者的研究顯示，不到 6% 有明顯的器質性疾病。一項 76
針對 200 位思覺失調症患者的驗屍檢查發現，「11% 和腦
部生理疾病相關」。很明顯地，確實有少數思覺失調患者
產生因其他疾病導致的症狀，而這些疾病是可以治療的。

可能導致思覺失調症症狀的主要疾病如下：

腦瘤：腦下垂體（pituitary gland）腫瘤特別容易引起思覺失調症症狀，但是其他腦瘤，例如顳葉的腦膜瘤（meningioma）也可能會引起思覺失調症症狀。通常核磁共振攝影（MRI）可以看到腦瘤，早期可以用手術治癒。

病毒性腦炎（Viral Encephalitis）：多年來，大家都知道濾過性病毒引起的腦炎，病發後可能產生類似思覺失調症的症狀。有時在腦炎發病早期，其他症狀都尚不明顯時，就有類似思覺失調的症狀出現。我們目前不知道這個現象有多常發生。針對 22 個案例的研究發現，許多病毒都可能引起思覺失調症症狀，包括單純疱疹（herpes simplex）、EB 病毒（Epstein-Barr virus）、巨

細胞病毒（cytomegalovirus）、麻疹（measles）、克沙奇（coxsackie）、馬腦炎（equine encephalitis）。如果懷疑病人是得了濾過性病毒腦炎，必須做腰椎穿刺（lumbar puncture）和腦電波圖（EEG）檢查。濾過性病毒腦炎也可能引起短暫的精神疾病，類似思覺失調症的症狀只持續數天。第五章會進一步討論濾過性病毒和思覺失調症的關係。

顳葉癲癇：多年來，癲癇和思覺失調症的關係仍有爭議性。有報告顯示癲癇和思覺失調症有共同的易感基因。並且有癲癇的人，思覺失調症的發病率會提高。反之亦然。但是大家都同意有一種癲癇——顳葉癲癇——常常引起類似思覺失調症的症狀。一項研究發現 17% 的顳葉癲癇患者具有某些思覺失調症症狀。

77 **腦梅毒**（Cerebral Syphilis）：雖然梅毒不像以前那麼常見了，但還是可能引起思覺失調症症狀。2004 年一間州立精神醫院就收治了三個梅毒引發類似思覺失調症症狀的案例。簡單的血液檢查和腰椎穿刺就可以確診。

多發性硬化症（Multiple Sclerosis）：多發性硬化症發病早期常常出現憂鬱和智力減退的現象，有時也有思覺失調症的症狀。一位病患出現「妄想型思覺失調症」的症狀長達十年之後，多發性硬化症才完全發作。

亨汀頓氏舞蹈症（Huntington's Disease）：有人認為，思覺失調症是亨汀頓氏舞蹈症「常見的初步診斷」，也是「最常出現的錯誤診斷」。亨汀頓氏舞蹈症是一種遺傳疾病，往往於中年第一次發作。一旦舞蹈動作出現，正確的診斷就變得很清楚了。

愛滋病（AIDS）：這是最新列入、症狀可能和思覺失調症類似的疾病。因為愛滋病毒（HIV）對腦部的影響，有時會引起類似思覺失調症或躁鬱症的表現。因此建議第一次住院的嚴重的精神病患，必須做愛滋病毒入院常規檢查。

其他疾病：很多疾病可能偶爾引發類似思覺失調症症狀，包括以下各種疾病： 78

- 威爾森氏病（Wilson's disease）
- 急性漸歇性紫質症（acute intermittent porphyria）
- 異染性白質退化症（metachromatic leukodystrophy）
- 紅斑性狼瘡（lupus erythematosus）
- 先天性基底核鈣化
- 腎上腺疾病
- 肝性腦病變（hepatic encephalopathy）
- 糙皮病（pellagra）
- 類肉瘤（sarcoidosis）
- 惡性貧血
- 金屬中毒（鉛，汞）
- 進行性核上神經麻痺症（progressive supranuclear palsy）
- 大腦導水管阻塞（aqueductal stenosis）
- 常壓性水腦症（normal pressure hydrocephalus）
- 腦中風（cerebral vascular accident）
- 猝睡症（narcolepsy）

- 甲狀腺疾病
- 殺蟲劑中毒（有機磷類複合物）
- 鉤端螺旋體病（leptospirosis）
- 熱帶感染病，例如錐蟲病（trypanosomiasis）、腦瘧疾（cerebral malaria）

如果有興趣進一步瞭解引發類似思覺失調症症狀的疾病，可以參考本章末建議閱讀中一篇由柯曼（Coleman）、基爾伯格（Gillberg）、大衛森（Davison）和里須曼（Lishman）聯合發表的文獻。

頭部創傷引起的精神疾病

頭部創傷是否會引發精神疾病？這個爭論已經持續兩百年了。1800 年，精神病患哈德菲爾德（James Hadfield）試圖射殺英王喬治三世（King George III）失敗。因為哈德菲爾德六年前頭部嚴重受傷，因此被法院無罪釋放。陪審團成員經由哈德菲爾德頭上殘留的大洞看到了他的大腦。

在普法戰爭（Franco-Prussian War）以及蘇芬戰爭（Russo-Finnish War) 中，針對侵入性頭部創傷的個案研究，發現重大的個性改變，其中包括精神疾病發作。但是，我們還不瞭解頭部創傷有多常引起精神疾病、創傷必須要多麼嚴重才會引發、以及大腦哪個部分受傷才會引發、受傷和發作之間會有多長的時間。

有些證據顯示嚴重頭部創傷可能引發思覺失調症。一般而言，除非受傷昏迷超過幾小時，頭部創傷並不會引發精神疾病。會引發精神疾病的腦傷通常牽涉到額葉，以及
特別是顳葉。三位有類似思覺失調症症狀的患者的核磁共 79
振造影研究顯示，這三人的左顳葉都受損。

判斷頭部創傷是否造成精神疾患的主要問題，是精神疾病的發作時間點。頭部創傷和思覺失調症都好發在年輕人的族群，因此常常同時發生。大部分年輕人都曾經有過頭部創傷經驗，家屬在尋找致病原因時，也傾向用頭部創傷做為解釋。況且，有思覺失調症初期症狀的患者可能會做出危險的事情，導致自己的頭部受傷。家屬可能沒有注意到初期症狀，於是認為頭部受傷才是致病原因。最後，還混雜了創傷到底是經由直接的腦傷，抑或是成為重大壓力源（壓垮駱駝的最後一根稻草），而導致精神疾病的議題。

合併智力障礙的思覺失調

智力障礙指的是智商測驗確定的認知功能缺損。根據智商高低，智力障礙分為輕度（智商 50 至 70）、中度（智商 35 至 49）、重度（智商 20 至 34）和極度（智商 20 以下）。病源可能是染色體異常，例如唐氏症、代謝疾病，或者苯酮尿症（phenylketonuria）、妊娠或生產時的腦傷。進行認知功能測驗時，大部分思覺失調症患者智商都有降低的現象。真正的智力或許並未受損，但是以受

損的方式呈現在測驗當中（請參考第十二章）。

偶爾，患者可能會同時罹患思覺失調症和智力障礙。
二者可能各自獨立發生，恰巧同時存在，也可能二者與同
一個腦部缺損相關。當二者同時存在時，患者幾乎不可能
得到良好照護，因為治療機構都是針對精神疾病或針對智
80 力障礙設置的。在某些州，這些患者從一個機構被轉送到
另一個機構，好像燙手山芋一般被推來推去。患者家屬往
往必須負起在家照顧的重責，得不到專業協助。

最著名的例子就是甘迺迪家族的蘿絲瑪麗．甘迺迪（Rosemary Kennedy）。她自童年即有輕度智力障礙，只達到小學五年級的程度。二十一歲時，她出現思覺失調症症狀，讓家人很擔心。那時是 1941 年，抗精神疾病藥物尚未問市。她接受了腦葉白質切除術（lobotomy），結果變成重度智力障礙，被安置在療養院裡度過餘生。

幼兒自閉症

幼兒自閉症（infantile autism）是嬰兒時期的腦部疾病，和思覺失調症無關。患者在兩歲半之前開始呈現症狀，嚴重社交退縮（孩子抗拒被抱或被碰觸）、語言發展遲緩、對感官刺激的反應異常（受不了聲音）、對無生命物體特別有興趣（例如水龍頭、自己的影子）、重複的習慣動作（轉圈）。每一萬名兒童中就有四名幼兒自閉症患者，相當於思覺失調症發生率的二十分之一。曾經有人認為自閉症較常發生於高社經地位的家庭，但現在已經證明

不是了。自閉症發生在男孩身上是女孩的四倍。最近的研究發現，美國的自閉症比例可能在上升之中。

自閉症絕對是一系列的疾病而不是單純的一種疾病。雷特症（Rett’s disorder）是較輕微的自閉症，只發生在女孩身上。亞斯伯格症（Asperger’s disorder）是另一種較輕微的自閉症，其語言發展正常。X 染色體脆折症（fragile X syndrome）、苯酮尿症、病毒性腦炎以及其他疾病的患者也會有類似自閉症的行為。自閉症往往和癲癇同時出現，幾乎一半的自閉症兒童有某種程度的智力障礙，也有 81
較高比例的眼盲或耳聾現象。

正如思覺失調症一樣，近幾年出現大量證據顯示自閉症具有生理病源。現在完全沒有人相信舊的心因性理論了，例如肯納（Kanner）認為態度冷淡的母親會造成自閉症兒童的理論。顯然，自閉症絕對有基因的因素，患者腦部都有神經異常的現象，尤其是小腦。有些研究發現核磁共振造影異常，有些則否。也有研究發現患者內分泌功能和血液化學異常。另一項發現就是生下自閉症兒童的母親在懷孕期間，比一般人容易出血，可能和自閉症病源有關。過去也有人聲稱童年的預防注射可能引起自閉症，但這一點仍未得到證實。

有各種治療自閉症的藥物，但是效果都非常有限。特殊訓練可以改善患者的行為。孩子年紀大了以後，少部分情況會改善，具有高功能。最好的例子就是天寶．葛蘭汀（Temple Grandin），她得到博士學位，在科羅拉多州立大學（Colorado State University）動物科學系當副教授。

她在《星星的孩子》（*Thinking in Pictures*）書中描述了自己的自閉症。大部分患者則呈現成人思覺失調症症狀，特別是「負性症狀」（退縮、情緒平板、思考貧乏），「正性症狀」（妄想、幻覺）則比較少。

大部分的幼兒自閉症和童年思覺失調症很容易分辨。自閉症幾乎在兩歲半之前發病，思覺失調症則很少在五歲之前發病，即使是五到十歲的患者也很少見。自閉症兒童主要症狀是退縮、語言遲緩、重複行為。思覺失調症兒童主要症狀是妄想、幻覺和思考異常。自閉症的兒童中有一半智力不足，思覺失調症兒童則很少智力不足。思覺失調症兒童可能有思覺失調症的家族史，自閉症兒童則幾乎從來沒有自閉症的家族史。

82 反社會人格疾患和性罪犯

反社會人格疾患（antisocial personality disorder）、性罪犯和思覺失調症患者其實完全不同，但是法院判決常常將這三者混為一談。具有反社會人格的人完全不顧慮別人，總是說謊、欺騙、違法、傷害別人、不會為自己的行為感到懊惱。他們也被稱為社會病態（sociopath）、精神變態（psychopath）或罪犯。某些反社會人格疾患也有性犯罪的傾向，性侵婦女或兒童（戀童癖）。這些人被稱為性暴力犯（sexually violent predator, SVP）。

1994 年，堪薩斯州（Kansas）通過法案，允許公立精神病院無限期監禁性暴力犯。1997 年，美國最高法院裁決支持這條法案。以前，性暴力犯都經由法院系統處理，判刑入獄，現在他們則送到精神病院去。同時，正如第十四章討論到的，很多思覺失調症患者被精神病院釋放出來，但是沒有繼續治療，因而再犯，被送進監獄。這種把罪犯關進精神病院，以及把精神病患關進監獄的轉變，讓很多人認為精神醫療系統比大部分精神病患更有問題。

反社會人格疾患、性暴力罪犯和思覺失調症之間並沒有重疊性。一項研究顯示，思覺失調症患者家屬中，反社會人格疾患的比例並不比一般人口高。我們還不知道反社會人格疾患和性暴力罪犯是否有腦部受損。就算是有腦部損傷，和思覺失調症患者的腦部損傷也不會相同。

受到文化鼓勵的思覺失調行為 83

有時候，思覺失調症和文化導致的精神病症狀或歇斯底里症會被搞混。個案自願進入某種異常的意識狀態，可能呈現類似思覺失調症的症狀。例如，個案可能有異常的身體感覺和幻覺，可能顯得很亢奮。在美國，這種狀態通常和基本教義派的宗教活動有關。其他文化和國家也有類似的狀況，北美原住民稱之為飛蛾瘋狂（moth craziness）、加拿大原住民稱之為半人半鬼（windigo），中東稱之為出神（zar），中國稱之為起乩，拉丁美洲稱之為著魔（susto），東南亞稱之為拉塔病（latah），以及世界各地稱之為行兇狂（amok）：

> 西西莉亞的生活一切正常，除了她的基本教義派教會每月一次的通宵禮拜。禮拜中，她會聽到聲音對她說話，常常亂語，有時動作狂野，別人不得不壓制她。教會其他人對她同時感到害怕和驚異，覺得她被聖靈附身。

像西西莉亞這樣的人不應該被貼上思覺失調症的標籤，除非她還有其他的症狀。有時候，思覺失調症患者會受到基本教義派的宗教吸引，因為這些教派往往尊崇亂語或幻聽。

建議閱讀

Achté, K. A., E. Hillbom, and V. Aalberg. "Psychoses Following War Brain Injuries." *Acta Psychiatrica Scandinavica* 45 (1969): 1-18.

Clarke, M. C., A. Tanskanen, M. O. Huttunen, et al. "Evidence for Shared Susceptibility to Epilepsy and Psychosis: A Population-Based Family Study." *Biological Psychiatry* 71 (2012): 836-39.

84 Coleman, M., and C. Gillberg. *The Biology of the Autistic Syndromes*. New York: Praeger, 1985.

Coleman, M., and C. Gillberg. *The Schizophrenias: A Biological Approach to the Schizophrenia Spectrum Disorders*. New York: Springer, 1996.

David, A. S., and M. Prince, "Psychosis Following Head Injury: A Critical Review." *Journal of Neurology, Neurosurgery, and Psychiatry* 76 (2005): 53-60.

Davison, K. "Schizophrenia-like Psychoses Associated with Organic Cerebral Disorders: A Review." *Psychiatric Developments* 1 (1983): 1-34. An earlier version of the article, widely referenced, was published by Davison and C. R. Bagley as "Schizophrenia-like Psychoses Associated with Organic Disorders of the Central Nervous System" in *Current Problems in Neuropsychiatry*, edited by R. N.

Herrington. Ashford, England: Headley Brothers, 1969.
De Hert, M., M. Wampers, T. Jendricko, et al. "Effects of Cannabis Use on Age at Onset in Schizophrenia and Bipolar Disorder." *Schizophrenia Research* 126 (2011): 270-76.
Gage, S. H., M. Hickman, and S. Zammit, "Association Between Cannabis and Psychosis: Epidemiologic Evidence." *Biological Psychiatry* 79 (2016): 549-556.
Grandin, T. Thinking in Pictures. New York: Vintage Books, 1996.
Hambrecht, M., and H. Häfner. "Substance Abuse and the Onset of Schizophrenia." *Biological Psychiatry* 40 (1996): 1155-63.
Lishman, W. A. *Organic Psychiatry: The Psychological Consequences of Cerebral Disorder*. Oxford: Blackwell Science, 1998.
McGrath, J., J. Welham, J. Scott, et al. "Association Between Cannabis Use and Psychosis-Related Outcomes Using Sibling Pair Analysis in a Cohort of Young Adults." *Archives of General Psychiatry* 67 (2010): 440-47.
Molloy, C., R. M. Conroy, D. R. Cotter, et al. "Is Traumatic Brain Injury a Risk Factor for Schizophrenia? A Meta-Analysis of Case-controlled Population-based Studies." *Schizophrenia Bulletin* 37 (2011): 1104-10.
Torrey, E. F. "Functional Psychoses and Viral Encephalitis." *Integrative Psychiatry* 4 (1986): 224-36.

【第四章】 85

發作、病程和預後發展

> 這種疾病會改變患者的感官、破壞理性和熱情、造成嚴重困惑——這些都危及到人性的本質——讓患者感到極度痛苦，製造了許多社會問題，值得用統計和其他方法仔細研究……我們可能發現瘋狂的原因、病程的節律、影響病程的因素，因此得以預防患病或是降低嚴重性，甚至將來完全杜絕這個疾病的發生。否則，至少可以及早提供患者適當的治療。
>
> ——威廉·法爾博士，1841 年

首次聽到思覺失調症的診斷時，患者和家屬都會有一
大堆問題：有任何童年時即能預測發病的因素嗎？是否已
經錯失最早的症狀？完全復原的可能性有多少？十年後或
三十年後，患者是否能夠獨立生活？終生住在精神病院或
中途之家的可能性有多大？這些都是重要的問題，答案決 86
定了患者和家屬如何計畫未來。

童年徵兆

長久以來，很多人便認為患者早在童年時就會出現思覺失調症跡象。1857 年，著名的英國醫師約翰·霍克

斯（John Hawkes）就指出：「很可能在明顯發病之前，很早就埋下種子了」。1919 年，埃米爾・克雷佩林觀察到：「很多患者童年時就有明確的**心理特徵**」。

從 1930 年代開始，就有思覺失調症童年徵兆的正式研究。最近幾十年，這方面的研究資料如雨後春筍般冒出來，針對大量兒童，在童年某個特定階段詳細研究與測試。現在，這些兒童已經到達思覺失調症容易發作的年紀，再回頭檢視他們的童年資料，交叉比對有思覺失調症和沒有思覺失調症的個案。最大型的研究是「全國周產期合作計畫」（National Collaborative Perinatal Project），包括了五萬五千名誕生於 1959 和 1966 年的美國兒童。英國、瑞典、芬蘭、丹麥、紐西蘭和以色列也做了比較小的取樣研究。

這些研究顯示，大約三分之一或四分之一的患者確實有童年異常的現象。這些異常包括：

1. 嬰兒時期發育遲緩（例如較晚走路和說話）
2. 較多的語言問題
3. 身體協調性不佳（例如不擅長運動、體育成績不佳）
4. 學業表現較差
5. 社交能力較差、朋友較少

87 我們必須強調，這些童年徵兆僅僅呈現**統計上的關聯性**，並**不適用在任何個案身上**。大部分思覺失調症患者的童年和別人並無不同。事實上，芬蘭一項研究顯示，有些思覺失調症兒童小時候在學校表現特別好。大多數有發育異常現象（發育遲緩、語言問題、協調性不良、成績不佳、缺乏社交技巧）的孩子長大後不會罹患思覺失調症。

也有人研究罹患思覺失調症女性生下的孩子（被稱為「高危險群」研究，因為這些孩子中，有 13% 的機率將來會思覺失調症發作）是否有童年徵兆，或是針對同卵雙胞胎做研究。我曾經針對 27 對同卵雙胞胎做過研究，其中一個罹患思覺失調症，另一個則否。五歲時，有七個後來罹患思覺失調症的孩子很明顯地和他的雙胞胎手足不太一樣。其中有一對雙胞胎，本來到了四歲都會綁鞋帶，但是一年後，其中一個孩子又不會綁了，還發展出其他怪異的行為舉止。雖然當時的醫學檢查結果一切正常，但是這個孩子到了二十六歲時思覺失調症發作。

發作與早期症狀

家屬最常問的問題之一就是如何辨認思覺失調症的早期症狀。這個問題和復發不同，第十一章將討論復發的問題。這些家屬正在教養很難搞定的青春期孩子，卻不知道孩子是否罹患思覺失調症。已經有孩子罹患思覺失調症的家屬也擔心其他年幼的孩子是否罹病。

當我們想到思覺失調症的早期症狀時，必須記得：首次發病的年齡範圍很狹窄。在美國，四分之三的思覺失調症患者在十七歲到二十五歲之間發病。十四歲之前發病或三十歲之後發病的患者很稀少。有證據顯示，現在的患者 88

首次發病的年紀比五十年前或一百年前的患者早。

我們還不知道為什麼思覺失調症都在這個年紀首發。我們必須指出，其他慢性腦部疾病，例如多發性硬化症和阿茲海默症也有特定的首發年紀，我們也不明白當中的原因。美國的思覺失調症平均首發年齡似乎比歐洲更早，妄想型思覺失調症的首發年紀比其他亞型更晚，美國現在的首發年紀則比十九世紀時還早。一項特別有意思的研究顯示，思覺失調症的首次發病時間，在愈靠近赤道的國家發作得愈早。最靠近赤道的國家（哥倫比亞）和最遠離赤道的國家（俄羅斯）裡，患者首發的平均年紀可以相差十歲。

有些患者無法確定首發年紀。家屬會說：「她一直和其他小孩不太一樣」或「他的老師一直都注意到他跟別人不一樣，叫我們帶他去檢查。」這些案例顯示病程可能在完全發作之前的許久，從童年早期就開始了，思考異常、妄想和幻覺等明顯病徵，則要等到青春期晚期或二十出頭的時候才開始。

如果家裡有個比較奇怪的孩子，家長要不要擔心呢？我們已知大部分思覺失調症患者童年正常，和其他孩子無法區分。我們也知道大部分的怪孩子不會罹患思覺失調症，事實上，很多怪孩子長大後成為領導者。判斷十一歲到十三歲的青春期孩子奇怪與否，以便辨識思覺失調症的做法尤其困難，因為這個年紀的孩子行為本來就很特別。思覺失調症患者往往感官過度敏銳，然而許多青少年也有類似經驗。情緒不穩、退縮、麻木、不關心個人外表、令

人費解、一直覺得有人在看他、過度注意自己的身體、思
考混亂等都是思覺失調症症狀，但同時也是邁向成年、 89
充滿困擾的正常過渡階段。因此，家人不應該擔心。除非
確診，否則就請假設孩子是正常的。家中已經有孩子罹患
思覺失調症的家長可能覺得特別困難，他們通常會擔心其
他孩子也會發病。但是這一點很重要。一個十五歲孩子心
裡需要擔心的事情已經夠多了，不需要聽到父母跟他說：
「不要做白日夢。你哥哥就是一直做白日夢，才會生病住
院。」

家長何時**應該**開始擔心呢？何時不再是正常的青少
年心理現象，而是思覺失調症早期症狀呢？德國和加拿大
的研究者詢問了大量的初期思覺失調症患者及其家屬，尋
找早期症狀。這些研究和其他研究，以及我自己的臨床經
驗結論如表 4.1。最重要的關鍵字是「改變」──包括社
交行為、睡眠模式、飲食模式、自我照顧、學業表現、情
感關係。家長可能會說：「約翰過去半年變了個人」，或
「珍妮佛的朋友都不來家裡玩了。她也不想見任何人。」
當然，這些改變可能有別的原因，不一定是思覺失調症。 90
在這個年紀，我們還要考慮到嗑藥的問題。

我們必須強調：這些症狀來自家屬的觀察。患者發病早期可能有些經驗是家屬無法覺察到的，例如焦慮、不安、無法專注和自信降低。他們也可能有幻聽，長達數星期或數月之久，家屬才會發現。

表 4.1　根據家屬觀察，最常見的思覺失調症早期症狀

- 憂鬱
- 社交行為改變，特別是退縮
- 睡眠或飲食模式改變
- 疑心，覺得別人在談論自己
- 自我照顧的習慣改變
- 學業表現改變
- 明顯變得比較虛弱，缺乏活力
- 頭痛，或頭部有奇怪的感覺
- 和親人或好友的情感關係改變
- 困惑、怪異或令人費解的想法

童年思覺失調

一般相信童年思覺失調症是早發的成年思覺失調症，只是很少見。男女比例為二比一。只有 2% 的思覺失調症患者在童年發病，雖然根據童年與成年的年齡的切線不同，百分比也會不同。思覺失調症五歲之前發作的例子極為少見（請參考第三章的幼兒自閉症）。而五歲到十歲之間數字成長緩慢。從十歲開始，思覺失調症個案持續穩定增加，直到十五歲，才開始顯著向上攀升，成為成人疾病。

童年思覺失調症的症狀和成年思覺失調症極為相似，唯一的不同就是年紀。例如，一項針對兒童思覺失調症的研究顯示，幻聽常被患者當做寵物或玩具，而且「常有怪物出現……年紀愈大幻覺和妄想就愈複雜。」童年思覺失調症的另一項差異就是患者往往有以下一項或更多項的問題：痙攣、學習障礙、輕度智力障礙、神經症狀、過動或其他行為問題。為了釐清，美國精神醫學會（American Psychiatric Association）正式刪除童年思覺失調症一詞，建議用首發於童年之思覺失調症或「兒童期廣泛性發展疾患」（pervasive developmental disorder）的診斷，後者適 91
用於許多無法清楚定義的童年腦部疾患。

正如成年思覺失調症，基因在童年思覺失調症也扮演重要角色。許多研究者相信基因對童年思覺失調症更為重要。我們也知道這些孩子有很多微細異常，他們的母親也有較多的產前或生產併發症。核磁共振造影和腦電波圖研究都證實童年思覺失調症是腦部疾病。最新的核磁共振造影研究顯示，曾經罹患童年思覺失調症在青春期有相關的腦部病變者，包括腦容量持續變小，尤其是灰質。

童年思覺失調症用藥種類和成年思覺失調症相同。一項研究針對十個兒童患者，從發病後持續追蹤十四年到三十五年，發現他們仍有思覺失調症，但是幻覺和妄想都相當少了。他們通常很安靜、退縮、缺乏想法和動機。少部分童年思覺失調症患者可以復原，成為正常成人，但是比例仍不清楚。一般相信，愈早罹患思覺失調症，預後結果愈不佳。但也有例外。美國詩人艾肯（Conrad Aiken）在小說《幽靜的雪，神祕的雪》（*Silent Snow, Secret Snow*）中描述一個十二歲小孩思覺失調症病發的故事（請參考第十三章）。在文學中，另一個簡短的敘述來自弗拉基米爾・納博可夫（Vladimir Nabokov）的短篇小說與文學瑰寶〈記號與符碼〉（Signs and Symbols）。露易絲．威爾森（Louise Wilson）則在《這個陌生人是我的兒子》（*This Stranger, My Son*）中描述了和思覺失調症兒童一起生活的景況。

產後精神病

產後婦女經常有憂鬱傾向，有時甚至會很嚴重。千分
92 之一的產後婦女會出現精神疾病症狀。通常在產後三到七天開始出現症狀，可能包括妄想（產婦認為孩子有毛病或被綁架了）或幻覺（產婦聽到聲音叫她把孩子殺死）。患者充滿無法預期性，醫護人員會讓嬰兒與母親分開，直到她痊癒。

絕大多數的產後精神病最後會確診為躁鬱症，或是有精神疾病特徵的重鬱症。少部分會確診為思覺失調症。丹麥一項最新大型調查發現，有產後精神病的婦女中，有9% 是思覺失調症。這些婦女預後不佳，一半的人在首發一年內再度住院，有 98% 的患者在十年內復發。

多半的個案可能本來就有思覺失調症，受到生產刺激，而提早發作。生產伴隨著大量的荷爾蒙變化，我們已知有些罹患思覺失調症的婦女對荷爾蒙變化特別敏感，月經之前的思覺失調症症狀會特別明顯。

晚發性思覺失調

思覺失調有在兒童時期首發的童年思覺失調型態，也有首發年齡比較年長的型態。晚發性思覺失調症大約首發於四十到四十五歲之間，發生率不確定，但是並不少見。歐洲在這方面做了很多研究，結果顯示，在歐洲思覺失調症平均首發年齡比美國為高。可能高齡首發的思覺失調症在歐洲更為普遍，雖然原因不明。

臨床上，晚發性思覺失調症和其他思覺失調症相似，除了女性較多、患病以前較可能有類分裂性或妄想性人格、有較多偏執妄想、有更多幻視、有觸覺和嗅覺的幻 93
覺、比較少有「負性」症狀或思考異常。神經心理測驗和核磁共振造影顯示，晚發性患者具有和其他思覺失調症患者相似的腦部異常。一項最新研究追蹤晚發性思覺失調症患者，發現三分之一會發展成阿茲海默老人癡呆症。

預後跡象

有些思覺失調症患者可以完全康復、有些部分康復、有些則完全無法康復。很多醫師會評估首次住院的資料來判斷什麼因素可以預測後續發展是否良好。如果分別檢視這些研究結果，幫助並不大，但是整體來看就很有幫助。思覺失調症因此被分類為預後良好和預後不佳的兩種。這可能是目前的思覺失調症分類裡最有用的一種分類了。

預後良好的患者通常是發病前很正常的人。如果童年能夠交朋友、沒有重大的觸法問題、以他們的智商而言在學校表現尚佳，就可能預後良好。相反地，如果家屬描述他們「總是很奇怪」、在學校學習有困難、和同學相處有問題、被視為不良少年、退縮，就比較可能預後不佳。

現在已經知道女性思覺失調症患者比男性預後較為良好。預後最為良好的患者沒有思覺失調症的家族史。親屬若有思覺失調症且關係愈接近，患者的預後愈不好。如果有憂鬱或躁鬱的家族病史，患者預後狀況會比較好。因此，如果家族史沒有精神疾病，或是只有憂鬱症或躁鬱
94 症，預後較為良好。如果有思覺失調症家族史的話，則可能預後不佳。

一般而言，罹患思覺失調症的年紀愈輕，預後愈不好。十五歲首發的患者可能比二十五歲首發的患者預後不佳。成年後，例如三十歲之後，才首度發作思覺失調症的患者往往預後良好。

首發的模式也是很重要的復原預測因子。突然發作的患者預後最好。如果是花了幾個月逐漸發作的話，預後可能不佳；相反地，身為精神科醫師，如果我聽到家屬說：「約翰一個月前都還完全正常。」我就會很高興，因為我知道預後很有希望復原。病識感是很好的跡象，缺乏病識感則是惡兆。

臨床上，預後良好的徵兆就是「正性」症狀，尤其是偏執妄想和怪異的行為。相反地，「負性」症狀，例如退縮、缺乏同理心、缺乏想法，就是惡兆。有正常情緒是好預兆，情緒平板則是壞預兆。強迫症症狀也被視作惡兆。

如果腦部斷層掃描或核磁共振造影正常，就是好徵兆；腦室擴大或腦部組織萎縮則被視為惡兆。初次服用抗精神病藥物的反應愈好，預後愈好。

我們仍要再次強調：不能**單獨**考量這些元素。必須將所有元素放在一起整體考量，才能知道預後機會如何。許多患者同時有好和不好的預後跡象，有些患者則很清楚的看得出來預後良好或不好。

我們也要記得：**所有的預測因子都是基於統計得到的** 95
機率，而不是絕對的。經常照顧思覺失調症患者的醫護人員都看過許多例外，所以無法有十足把握能預測患者的未來。我看過一位患者童年完全正常，沒有精神病家族史，二十二歲時忽然發作，但是首發後從未復原，將來的預後也完全無望。我也看過預後條件一塌糊塗的患者幾乎完全

表 4.2　預後跡象

預後良好的跡象	預後不佳的跡象
還算正常的童年	童年有重大問題
女性	男性
沒有思覺失調症家族史	有思覺失調症家族史
首發年紀較大	首發年紀小
突然發作	逐漸發作
偏執或怪異行為	主要展現出「負性」症狀
有正常情緒	情緒平板
有病識感	缺乏病識感
斷層掃描或磁核共振造影正常	斷層掃描或核磁共振造影異常
對藥物反應良好	對藥物反應不佳

復原。

男女差異

雖然舊的精神醫學教科書說思覺失調症的男女比例相同，但是新的研究顯示男性患者較多。更驚人的是男性首發年紀較輕。美國男性患者首發年紀比女性早了三、四年。一項針對十七和十八歲思覺失調症患者的研究顯示，男女比例是四比一或五比一。

96 男性患者的思覺失調症也比較嚴重。男性患者對藥物反應比較差、需要更高劑量、復發率較高、長期適應——由社交生活、婚姻、工作紀錄、自殺率和功能程度等指標評估——較差。當然，也有病況嚴重的女性患者和適應良好的男性患者，但是以統計上來說，男性的思覺失調症患者較多、首發較早、病況也比較嚴重。

關於性別差異的原因仍不清楚，是思覺失調症許多亟待研究的問題之一。幼兒自閉症和童年思覺失調症也是男性患者比較多。一般而言，男性胎兒比較容易受到環境因素影響，例如感染。男性罹患思覺失調症的年紀較輕，病況較嚴重，可能代表在大自然中，男性是比較脆弱的性別。另外一種說法就是女性荷爾蒙雌激素（estrogens）可能有抗精神病的效果，可以保護女性較不易罹患思覺失調症。因此，有人正在研究用女性荷爾蒙做為輔助藥物來治療女性思覺失調症患者（請參考第七章）。雖然可能性不大，但是思覺失調症可能像糖尿病一樣有兩種：一種早發，病況嚴重，多半影響男性；另一種晚發，病況較不嚴重，比較影響女性。

可能的病程：十年後

首度因為思覺失調症住院的患者，一年後的預後情況可說是樂觀的。立伯曼（Jeffrey Lieberman）醫師和同事完成了一項研究，七十位首度發病住院的患者中，一年後有 74%「完全康復」，12%「部分康復」。康復的患者中，確診為思覺失調症的人平均發病四十二個星期，確診 97
為情感思覺失調症的人則是十二個星期。

比起一年的康復率，長期預後就不那麼樂觀了。從二十世紀初開始，就有一個三分法的說法：患者中，三分之一康復、三分之一改善、三分之一沒有改善。歐美最新的追蹤研究顯示，這個三分法過於簡化與過時。例如，我們已經知道三十年的預後比十年的預後為佳。藥物可能改善了許多患者的長期康復預後情況。盡量讓患者出院的政策也減少了患者對醫院的依賴性，讓更多患者得以住在社區裡。另一方面，思覺失調症患者的死亡率，尤其是自殺率，仍然非常高，而且還在不斷上升之中。

思覺失調症病程

最佳結論是史蒂芬斯（J. H. Stephens）的分析。他仔 98
細分析了二十五項研究，每一項研究都至少追蹤患者十年

表 4.3　思覺失調症患者長期預後比較

十年後

25%	25%	25%	15%	10%
完全康復	大幅改善，相當獨立	改善，但需要很強的支持網絡	住院，沒有改善	死亡（大部分是自殺）

三十年後

25%	35%	15%	10%	15%
完全康復	大幅改善，相當獨立	改善，但需要很強的支持網絡	住院，沒有改善	死亡（大部分是自殺）

以上。「康復」、「改善」和「沒有改善」的患者比例在各項研究中相差甚為懸殊，因為一開始選擇患者的時候，如果包括大量的急性反應性精神病（reactive psychosis）患者的話，康復率就會大幅提高。表 4.3 是根據目前所有的研究資料綜合結果，十年追蹤結果看起來比較像是「四分法」，而不是「三分法」。

25% 完全康復：這個數據是假設研究對象包括任何有思覺失調症症狀的患者，甚至包括發病短於六個月的患者。如果只包括符合嚴格定義的患者（也就是「至少六個月持續出現症狀」），完全康復的比例就會低於 25%。不管是何種治療方法（抗精神病藥物、小麥胚芽油、西藏靈療、精神分析或黃糖豆，以及其他治療方法），都必須讓 25% 以上的患者完全康復，才算是有效。完全康復的患者在發病的頭兩年康復，通常不會有超過兩次的發病：

安德莉亞念大學二年級的時候罹患急性思覺失調症，住院六週。接下來六個月，她住在家裡，按時服藥並接受支持性的心理治療，慢慢地康復了。第二年回到大學。她再也沒有復發過。她認為自己會發病是因為失戀。她的家人則很少提起這件事，若是提起，也僅僅稱之為「情緒崩潰」。

這些患者的家屬常常否認家人有思覺失調症，很少參加家庭支持團體，例如全美精神疾病聯盟（National Alliance for the Mentally Ill, NAMI）。

25% 大幅改善：這些患者通常對抗精神病藥物有反
應，只要持續服藥就狀況良好。他們可以獨立居住、擁有 99
社交生活、結婚、從事全職或兼職工作：

彼得童年正常，中學表現良好。他結了婚，入伍受訓並常駐紮外地。他沒有精神疾病的家族史。二十一歲駐防在德國時，他的身體開始有奇怪的感覺，然後開始幻聽。他開始酗酒，因為似乎可以消除幻聽。接著他開始抽大麻，並使用古柯鹼。他的狀況迅速惡化，動手打了一位他認為想毒害他的軍官，因此被捕。他住了院，後來以因公致身心障礙的名義退伍。接下來三年，他又住院三次。

彼得對高劑量藥物慢慢產生反應，出院時

> 幾乎完全復原了。他每週準時回醫院接受注射，住在自己的公寓，白天拜訪家人（包括他的前妻及孩子）和朋友。他很明顯可以工作，但是他決定不要，因為害怕會因此失去每個月的退伍軍人身心障礙補助。他唯一的殘餘症狀就是晚間的幻聽，但是他說可以忽視。

25% 稍微改善：這些患者對藥物反應較差，通常有「負性」症狀，發病前的適應能力也較差。他們需要很強的支持網絡。如果有支持網絡的話，可以在社區生活得很好，否則可能被欺負、成為流浪漢或住進遊民之家：

> 法蘭克從小孤單，音樂天賦佳，大學得到獎
> 學金。大三的時候，成績逐漸退步，並有幻聽。
> 住院服藥後有些改善，最後住進社區裡的中途之
> 家。他白天應該參加訓練課程，但是通常會在街
> 100 上走來走去自言自語，或在紙上作曲。他完全獨
> 自一個人，需要提醒才會換衣服、刷牙和服藥。

15% 沒有改善：這些患者對藥物沒有反應，我們直到最近才知道如何協助他們。有些患者對第二代抗精神病藥有反應，例如 clozapine（請參考第七章）。對藥物沒有反應的患者需要接受長期住院治療。如果被強制出院，釋出到社區裡，通常結果相當不佳：

陶樂西一直都是個安靜的孩子，成績總是優等。她小時候，母親曾因思覺失調症住院兩年，弟弟長期住在特教療養院。她十五歲初次住院一個月，關於這次住院的資料不多，只知道診斷是「暫時性青春期反應」（transient situational reaction of adolescence）。接著，陶樂西休學，去當女傭，結了婚，生了三個孩子。她一直到二十二歲都還很好，之後開始覺得別人都要殺她、在她背後批評她、整天聽到飛機飛過屋子上方。她忽視自己的孩子和家務事，坐在角落裡，一臉驚恐。檢查發現她的思考極度異常、僵直、非常害羞退縮。

接下來的十五年裡，陶樂西大部分時間都在住院，對藥物沒什麼反應。早期的那幾年，她有時會回家一小段時間，做些家務工作，最近則在中途之家住過幾個月。在那裡，她被男人欺負，無法保護自己。她在醫院裡，日復一日安靜坐著。她很有禮貌，但是完全沒有任何情緒，也沒有任何想法或言談。

10% 已經死亡：幾乎全是自殺或意外死亡。其他因素會在下面仔細討論。

101 可能的病程：三十年後

近年來，我們已經很清楚，對一般患者而言，思覺失調症的三十年預後比十年預後樂觀。這和克雷佩林的看法正好相反。他認為患者的狀況會愈來愈糟。長期預後較佳的一個原因，就是大部分思覺失調症患者的症狀會隨著年紀增加而減輕。二、三十歲時的症狀最嚴重，四十歲時變得比較輕微，到了五、六十歲就更輕了。我們並不明白為什麼。當然也有很多例外。但是思覺失調症是少數幾個疾病中，年紀愈老愈有利的。

關於思覺失調症的長期病程研究，最具權威性的就是歐洲的布魯勒（Manfred Bleuler）、西歐皮（Luc Ciompi）及其同事、胡伯（Gerd Huber）及其同事，以及哈丁（Courtenay Harding）及其同事針對佛蒙特州立醫院（Vermont State Hospital）釋出的患者所做的研究。追蹤的病患中，有些人距首次發作已經過了四十年。這些研究結果之間的共通性非常驚人。西歐皮研究的患者平均被追蹤三十六年，他的結論是：「五分之三的思覺失調症患者預後樂觀，他們或是康復或是有所改善。」哈丁和同事追蹤佛蒙特長期思覺失調症患者出院二十到二十五年後，發現「這些患者目前的功能和之前住院時的功能大為不同」，大約四分之三的患者在日常生活上只需要很少協助或完全不需要協助。

大部分思覺失調症患者的「正性」症狀會隨著時間減少，例如幻覺、妄想、思考異常等等。二十五歲時正性症

狀嚴重的患者，到了五十歲可能只剩下一點點跡象了。好像這個疾病已經沒力了，只留下之前的傷痕。患者學習如 102
何和症狀共存，忽視幻聽，或是在公開場合不對幻聽做出反應。

精神醫學文獻將思覺失調症的殘餘階段稱為慢性缺損狀態（chronic defect state），以下即是教科書中的描述：

> 不論是否住院，患者都學會**和疾病共存**。他多多少少學會了如何面對自己的狀況，不論是以他自己的角度還是環境的角度。比起急性階段，他的正性症狀，例如妄想和幻覺，比較不那麼生動，會重複出現，也定型了。它們對他仍有影響，但是不會有新的症狀出現，也不會有無預警的症狀出現。負性症狀是主要症狀，例如思想異常、被動、怪異的樣子、情緒平板。患者已經逐漸習慣了，形成某種穩定狀態。患者會有某種機器人似的僵硬模式，常常發呆，這不只是因為他們缺乏想法，也是因為他們選擇的行為模式非常有限。

當然凡事都有例外，所以最終結果不一定。有時候患者終身保持激烈的症狀。例如，我有一位七十五歲的患者在過去的五十年裡，每天都有幻覺。他對藥物毫無反應。這種病患不多見，但確實存在。

山達基教派（Scientologist）和其他反對精神醫學的

人認為長期思覺失調症症狀是藥物引起的。但是早在這些
藥物出現的五十年前，就有文獻描述這些臨床症狀了。思
覺失調症藥物確實可能產生鎮靜作用，尤其是年紀較老的
患者，但是在臨床上只占少數。他們認為這些晚期症狀源
103 於長期住院，但這種案例只是極少數。晚期症狀可能源於
患者長期沮喪與無望，看不到自己出院的那一天。這也是
少數。絕大多數慢性思覺失調症患者的晚期臨床症狀來自
疾病本身，以及疾病對腦部的影響。

正如表 4.3 所示，三十年後只有 10% 的患者還需要住院（或類似的照護機構，例如護理之家）。大部分患者可以住在社區裡，只有 15% 需要很強的支持網絡。

近年來，精神醫學界一直不解這些患者都去哪裡了？如果我們比較住院率和門診病人，就會發現幾乎有一半的患者不見了。這些人多半住在社區裡，往往沒有服藥，適應狀態有好有壞。例如，巴爾的摩（Baltimore）一項社區調查顯示，社區中的思覺失調症患者中，一半的人沒有接受任何治療或使用藥物。以下就是一個例子：

> 警方強迫七十二歲的獨居者搬離破舊的鄉下小屋。二十多歲時，他曾經因為思覺失調症住院兩次。當了一陣子店員，然後搬回去和父母同住。父母死後，他單獨住在同一間房子裡三十年，靠社會救濟金過日子。屋裡沒水沒電，塞滿陳舊的報紙。他用小爐子燒飯，不跟任何人來往，什麼都不要，只想獨處。

堅持獨立生存，並與自己的疾病共存需要很大的勇
氣。如果他好好服藥，又有完善的支持網絡，患者的生活
可以大幅改善。思覺失調症的長期病程有很多疑問仍然無
解。多次復發是否會造成腦部更多傷害？提供工作和社會 104
接觸的復健計畫如何影響長期病程？

在開發中國家，思覺失調症的病患真的預後會比較好嗎？

1960年代，世界衛生組織（World Health Organization, WHO）進行了一項極具野心的研究，比較了九個國家中的思覺失調症盛行率，稱為「國際思覺失調症前導研究」（International Pilot Study of Schizophrenia, IPSS）。1973年發表首次的結果，發現在開發中國家，例如奈及利亞（Nigeria）和印度的思覺失調症患者，五年後的預後狀況比已開發國家（丹麥、英國、俄國和美國）更好。根據這些結果，他們認為開發中國家的思覺失調症比較良性。在教科書中可以一再看到這個結論。不同的研究者猜測可能原因，包括更多家庭和社區支持、污名化較少、對病患的社會期待較少等因素。

在世界衛生組織發表報告的時候，有人也對數據的效度與結論提出質疑。有人指出，在印度和奈及利亞的患者中較為常見急性發作的思覺失調症，例如病毒引起的腦炎。這種有生物病因的患者往往會完全康復，所以造成不同的統計結果。多年來，也有人提出其他的可能偏差，例

如在開發中國家，更嚴重的思覺失調症患者可能因為饑饉和醫療問題死亡，因此造成數據偏差。雖然有所保留，思覺失調症在開發中國家預後較好的論點還是經常被提出來，之後的世界衛生組織研究也支持這個結論，但是他們後來的研究和第一次的研究在方法學上有相同的問題。

最近幾年，有幾個研究的結果與世界衛生組織的結
105 論直接相左。2007 年，一項來自帛琉的研究發現當地的思覺失調症病人最終病況「與任何其他國家，包含『已開發』國家相比，思覺失調症的病程和預後在帛琉會更好的假設並不一致。」2008 年的報告檢視了低所得和中低所得的國家裡，關於思覺失調症預後情況的二十三份研究，發現和已開發國家的情況並無二致。2009 年的衣索比亞鄉村研究，可能是截至目前研究方法最完善的了。他們發現只有 6% 思覺失調症病患可以完全得到控制，不再有症狀，三分之一在三年後仍然有症狀。現在很清楚知道，世界衛生組織原本的結論並不正確。所有國家都一樣，有些病患可以完全康復，有些會長期失能，大部分則落在兩個極端之間。

復原模型

過去十年，思覺失調症病患的復原模型（recovery model）愈來愈受歡迎。確實，在某些聯邦政府和州政府裡的精神衛生官員心目中，復原模型簡直就是精神醫學的神咒了。復原模型有優點，也有缺點。但是大家經常忽視

其缺點。

以優點而言，復原模型可以用來鼓勵思覺失調症患者更積極地參與治療。復原模型鼓勵自信、賦權、自我指導、設定個人目標、選擇、自我滿足，以及最重要的，希望。這和長期住院，護士叫你做什麼就做什麼的景況截然不同。復原模型強調心理教育、庇護工作、社交技巧訓練、合理的居住選擇，以及成功復原的其他必要條件。最後，復原模型著重在讓部分思覺失調症患者能夠在生活中達到高度功能和成就。

以缺點而言，許多復原模型的推廣並不誠實，暗示 106
著每一位病患都可以康復，卻沒有說明清楚「復原」的定義。通常四分之一確實能夠康復的人或是症狀較輕微、能夠運作相對高水準功能者這樣說。他們說的就是：「如果我可以做得到，你也可以做得到！」對於症狀比較嚴重的患者，或是對藥物反應較差的患者，這種「復原」的說法並沒有幫助。好像如果患者沒有康復，一定是因為他們努力不夠。受到質問時，推展復原模型的人會說，他們不是說所有的患者都可以完全復原，但是在他們的宣傳中卻並非如此。

更嚴重的是，復原模型非常具有歧視性。聯邦政府藥物濫用暨精神衛生防治局（Substance Abuse and Mental Health Services Administration, SAMHSA，請參考第十五章）發布的第一條原則就是：「根據定義，復原過程必須由個人自我指導。」有一半的思覺失調症患者對疾病有病識感，可以做到自我指導，但是這條原則完全忽略了另一半各種不同程度的病覺缺失症的患者。他們的大腦已經在思覺失調症的病程中受損，無法擁有病識感。如第一章所述。如果我們依循復原模型的規則，請有病覺缺失症的患者設定個人目標，他們會說「讓中情局不要再跟蹤我。」或是「讓軍情局不要傳送訊息到我腦袋裡的接受器。」接著他們會提醒我，他們其實沒有任何毛病，不需要用藥。

因此，對於一半的思覺失調症患者而言，復原模型根本不適用。如果聯邦政府機構頒布了只適合半數的乳癌、糖尿病，或其他疾病患者的政策，疾病的代言人一定會激烈地抗議了。

107 成功的思覺失調症患者

和思覺失調症患者工作的人，往往花大部分時間治療症狀最為嚴重的患者。我們有時會忘記還有一些思覺失調症患者表現良好。我們先前提到，在長達三十年的病程中，有 35% 患者會改善許多，或是在功能上相當獨立。他們雖然受到思覺失調症的影響，但是通常可以透過用藥將症狀控制得相當好，能夠過著饒富意義的生活。這些人可以稱為成功的思覺失調症患者。

以下是幾個例子。

丹尼爾・賴特曼（Daniel Laitman）

丹尼爾十五歲時，首度出現幻聽，接著出現妄想，被診斷為思覺失調症。他試過不同的抗精神疾病藥物都無效後，終於因為 clozapine 而穩定下來。其後他以優異成績畢業，搬到紐約市，開始單口相聲的事業。他在臉書和 YouTube 上，以「隨時聽賴特曼」（Any Time of Day with Laitman）出現，在推特上則是 @skitzocomedy。

過去十年，我一直聽到「復原」一詞在我耳邊呼喊。當然不是真的這樣，而是安靜、微細的呼喊。每個人對於「復原」一詞的理解都不同。有人覺得可以過日子就算復原了，有人則認為復原代表可以征服全世界，讓整個世界都在他腳下。對我而言，當然是指可以用喜劇演員的身分過活。直到目前，我的狀況還不錯。不過，這只是一個過程。有開始、中間和希望不會很快到來的結尾。我自己可以說，我在復原之中。我在父母的幫助下住在城市裡。沒有人是完美的——可以近乎完美，但是不完美。我可以靠著朋友、家人和強大的好藥（包括 clozapine）幫助我生活。噢，還有睡眠，事實上我睡太多了。但是我確實正體切地過著我的生活。**我**和這個疾病共存，我不確定它是否有一天會真正消失。

無論如何，我可以幫助別人「復原」，而且自己還
很奇怪地因此獲得幫助。它讓我擁有人生、意義和朋友。
復原可以幫助復原。很奇怪，它幫助我慢慢地幫助別人。 108
所以，復原對許多不同的人代表許多不同的東西。在精神
健康領域，這個詞無所不在，因為這是每個人努力的目
標。我有一位朋友，復原代表他可以拍電影了。對於另一
個人，則代表她可以談論自己的經驗，教育大眾。很不一

樣，很棒，也很難。復原從來不容易、不簡單，但是當你到了山頂，看到風景時，一切都值得了。

莎儂．弗林（Shannon Flynn）

莎儂首次精神病發作時是十七歲。她後來主修心理學，畢業於喬治城大學（Georgetown University），還獲得藝術治療的碩士學位。之後，她從約翰霍普金斯大學獲得心理輔導的碩士後證書。她全職工作，結婚十五年了。

我青春期的時候有妄想和極嚴重的憂鬱症，從世界退縮，精神崩潰。我住院了，服用藥物，診斷為情感思覺失調症。雖然精神崩潰，家人給我的愛與不斷的支持，幫助我在幾個月後復原，成功自高中畢業。

我後來主修心理學，大學畢業之後獲得藝術治療和心理輔導的研究所學位。接受高等教育的那些年，並非全是笑聲和輕鬆的日子。我經常在黑暗、激動的瘋狂，甚至更黑暗的憂鬱之間快速循環，經常顯現偏執妄想。身邊的每個人，包括陌生人，都經常批評我。

多年來，雖然我很幸運地總是遵循精神調養的方法，從不濫用毒品和酒精，我還是有藥物的副作用，打著一場非常令人挫折的戰爭。我曾經很健康，相對纖瘦。現在的我重度肥胖，並且有高血壓和高膽固醇。但是我持續服藥，知道一旦失去我好不容易才贏得的清楚意識，會是多麼高的代價。

最重要的是，我有一個很棒的健康工具，可以教給大

家：創作藝術和藝術治療。我青春期第一次崩潰，日後又 109
多次承受了精神崩潰、憂鬱和瘋狂，身為治療師，我強烈認為我受到召喚，去幫助面對同樣挑戰的同伴。我從未失去這份使命感。

我也從結婚十五年的丈夫那裡獲得勇氣，我們有自己的房子，還有一隻貓。我在政府的思覺失調症研究部門全職工作。週末時，我追求夢想，為社區民眾提供藝術治療課程，給了我很大的滿足。我已經接受了，沒有所謂的完美或是永遠的復原，但是我還是有一個富足、有意義的人生。

弗德列克．弗希（Frederick J. Frese）

弗德列克二十五歲時被診斷為思覺失調症。當時他在美國海軍部隊裡。之後，他自願住院和被送去住院十次，有一陣子無家可歸。最後，藥物終於讓他穩定下來。他獲得了心理學博士學位，是俄亥俄州立醫院的臨床心理師主任。他已婚，有孩子了，並就關於思覺失調症患者親身經歷做了兩千多場演講。2018 年 7 月，他寫下以下文字之後，以七十七歲高齡過世。

為了管理我的異常，我可以想到三件特別重要的事情。首先，你需要有人可以對你的思考給予回應。以我而言，我的妻子做得很好。也有同樣症狀的人，可以請親近的朋友、治療師或其他可以信任的人扮演這個角色。

同時，我也發現，能夠對社會做出某些貢獻，會很有幫助。在這一點上，得到某種執照非常重要，可以讓你更容易獲得並保有對你有意義的工作。我發現在精神衛生機構工作很有幫助。這些地方的同事比較能夠理解我顯露的症狀。

第三點，我會研究「長期正常的人」，看看我自己
的行為和他們有何不同。例如，正常人說話的時候會直接
看著你，我們則會很容易因他們的臉部表情分心，於是沒
有注意聽他們說的話。我也會建議你，正常人聽得到你的
110 時候，不要跟大腦裡的聲音說話，他們會感到不自在。最
後，我發現保持幽默感很有幫助。例如，我會隨身帶著卡
片，遇到對我不友善的人，就拿出來給他看：

> 不好意思，我需要告訴你，我有思覺失調症。當我受到指責、輕視、侮辱，或是受到壓迫的時候，我會情緒失控。我可以請你重新說一遍你想說的話，但是以我不會失控的方式說嗎？

死因：為什麼思覺失調症患者壽命較短？

我們已經知道思覺失調症患者壽命比一般人短。在 1989 到 1991 年之間有三項研究，估計思覺失調症患者的死亡率「大約是一般人的兩倍」、「幾乎到達三倍的死亡率」、男性「比預期高了 5.05 倍」，而女性則是「比預期高了 5.63 倍」。1999 年一項麻薩諸塞州（Massachusetts）研究報告顯示，有嚴重精神疾病的男性

患者比一般男性短壽 14.1 年，女性患者則較一般女性短壽 5.7 年。近期研究估計，思覺失調症患者比一般人口平均壽命少活十到二十五年。

思覺失調症患者的死亡率不但比較高，而且還在提升之中。2005 年瑞典的一項研究顯示，在 1960 年和 2005 年之間，思覺失調症患者的死亡率提高了五倍。這個激烈的增加反應了精神醫院病床的短缺。病床愈少，死亡率愈高。

高死亡率的最大因素就是自殺。思覺失調症患者的自殺率是一般民眾的十到十三倍。第十章將進一步討論。除了自殺之外，高死亡率還有其他原因，包括意外、疾病、不健康的生活形式、缺乏醫療照護和無家可歸。

- **意外**：雖然思覺失調症患者不像一般人經常開車，但 111
是交通意外的機率卻是一般人的兩倍。我們不知道有多少患者發生車禍，但是我們知道有很多。例如，我有一位患者不小心離開人行道，被迎面而來的公車撞上不治。困惑、妄想、被幻聽弄得分心，都讓患者容易出意外。1995 年，一位思覺失調症患者瑪格麗特．金恩（Margaret King）相信自己是耶穌基督，爬到華府動物園的獅子籠裡，被獅子咬死。意外喳死也愈來愈多了。研究顯示 12% 的患者死於意外。
- **疾病**：有證據顯示思覺失調症患者比較容易感染，得到心臟病、呼吸道疾病、二型糖尿病（成人時期發病）、女性乳癌的比例也較高，因此提高了死亡率。幸好思覺失調症患者比較不容易得攝護腺癌、一型糖尿病（兒少時期發病）和風濕性關節炎（第五章會進一步討論）。攝護腺癌的數據尤其有意義，因為一項研究顯示，曾經服用高劑量抗精神病藥物的男性患者比較不會罹患攝護腺癌，表示這些藥物有某種抗攝護腺癌的特質。

- **不健康的生活形式：**思覺失調症患者菸癮很重（請參考第十章）。英國最新一項研究調查了 102 位思覺失調症患者，發現他們飲食比一般人油膩、纖維很少，也非常少運動。

112 • **缺乏醫療照護：**思覺失調症患者生病時比較無法跟醫護人員描述自己的問題，醫護人員也比較容易忽略他們的抱怨，假設這些抱怨只是精神病徵的一部分。第一章已經提過，有些患者痛覺特別遲鈍，可能不會抱怨自己不舒服，直到病情已經無法控制。即使接受治療，患者也比較不會得到標準治療或手術。例如，最新研究顯示，需要心導管（cardiac catherization）手術時，思覺失調症患者動手術的機率比一般人低了 41%。

- **無家可歸：**雖然沒有詳細研究，但是無家可歸似乎會提高思覺失調症患者的死亡率，因為他們更容易發生意外和感染疾病。英國一項研究花了十八個月、追蹤四十八位無家可歸的嚴重精神病患，結果三位因病死亡（心臟病、癲癇時窒息死亡和動脈瘤破裂）、一位被車撞死、三位沒帶自己的隨身東西就失蹤了。美國各處的報告顯示，無家可歸的精神病患死亡率非常高。例如，在奧克拉荷馬州，一位女病患年初出院後棲居雞舍，結果凍死了，兩年後才被發現。在休士頓，一位無家可歸的女性思覺失調症患者和她的小兒子在街上推著購物車走路，被車子撞上不治。在加州聖塔安娜，一位女性思覺失調症患者推著購物車經過軌道時，輪子卡住，她和車上的小狗都被火車撞上。如果我們詳細調查美國無家可歸的思覺失調症患者，可能發現他們的死亡率高得驚人。

建議閱讀 113

Aleman, A., R. S. Kahn, J.-P. Selten. "Sex Differences in the Risk of Schizophrenia." *Archives of General Psychiatry* 60 (2003): 565-71.

Cannon, M., P. Jones, M. O. Huttunen, et al. "School Performance in Finnish Children and Later Development of Schizophrenia: A Population-Based Longitudinal Study." *Archives of General Psychiatry* 56 (1999): 457-63.

Ciompi, L. "Aging and Schizophrenic Psychosis." *Acta Psychiatrica Scandinavica*, Suppl. no. 319, 71 (1985): 93-105.

Frese, F. J., E. L. Knight and E. Saks. "Recovery from Schizophrenia: With Views of Psychiatrists, Psychologists, and Other Diagnosed With This Disorder." *Schizophrenia Bulletin* 35 (2009): 370-380.

Harding, C. M., J. Zubin, and J. S. Strauss. "Chronicity in Schizophrenia: Re-visited." *British Journal of Psychiatry* (Suppl. 18), 161 (1992): 27-37.

Harris, A. E. "Physical Disease and Schizophrenia." *Schizophrenia Bulletin* 14 (1988): 85-96.

Harris, M. J., and D. V. Jeste. "Late-Onset Schizophrenia: An Overview." *Schizophrenia Bulletin* 14 (1988): 39-55.

Henry, L. P., G. P. Amminger, M. G. Harris, et al. "The EPPIC Follow-up Study of First- Episode Psychosis: Longer- Term Clinical and Functional Outcome 7 Years after Index Admission." *Journal of Clinical Psychiatry* 71 (2010): 716-28.

Howard, R., P. V. Rabins, M. V. Seeman, et al. "Late- Onset Schizophrenia and Very-Late-Onset Schizophrenia-like Psychosis: An International

Consensus." *American Journal of Psychiatry* 157 (2000): 172-78.

Lewis, S. "Sex and Schizophrenia: Vive la Difference." *British Journal of Psychiatry* 161 (1992): 445-50.

Liberman, R. P., and A. Kopelowicz. "Recovery from Schizophrenia: A Concept in Search of Research." *Psychiatric Services* 56 (2005): 735-42.

Malmberg, A., G. Lewis, A. David, and P. Allebeck. "Premorbid Adjustment and Personality in People with Schizophrenia." *British Journal of Psychiatry* 172 (1998): 308-13.

Menezes, N. M., T. Arenovich, R. B. Zipursky. "A Systematic Review of Longitudinal Outcome Studies of First-Episode Psychosis." *Psychological Medicine* 36 (2006): 1349-62.

Olfson, M., T. Gerhard, C. Huang, et al., "Premature Mortality Among Adults with Schizophrenia in the United States." *JAMA Psychiatry* 72 (2015): 1-10.

Peschel, E., R. Peschel, C. W. Howe, and J. W. Howe, eds. *Neurobiological Disorders in Children and Adolescents*. San Francisco: Jossey-Bass, 1992.

Resnick, S. G., A. Fontana, A. F. Lehman, and R. A. Rosenheck. "An Empirical Conceptualization of the Recovery Orientation." *Schizophrenia Research* 75 (2005): 119-28.

114 Robling, S. A., E. S. Paykel, V. J. Dunn, et al. "Long- term Outcome of Severe Puerperal Psychiatric Illness: A 23 Year Follow-up Study." *Psychological Medicine* 30 (2000): 1263-71.

Shaner, A., G. Miller, J. Mintz. "Evidence of a Latitudinal Gradient in the Age of Onset of Schizophrenia." *Schizophrenia Research* 94 (2007): 58-63.

Torrey, E. F., A. E. Bowler, E. H. Taylor, et al. *Schizophrenia and Manic-Depressive Disorder*. New York: Basic Books, 1994.

Welham, J., M. Isohanni, P. Jones, et al. "The Antecedents of Schizophrenia: A Review of Birth Cohort Studies." *Schizophrenia Bulletin* 35 (2009): 603-23.

Wilson, L. *This Stranger*, My Son. New York: Putnam, 1968. Paperback by New American Library.

【第五章】 115

思覺失調症成因的研究

現在大家都同意，瘋狂是某種疾病——雖然本質和症狀與一般疾病不同，但仍然是疾病。因此應該用對待其他疾病的相同原則看待。

——詹姆士．鄧肯，1875 年

正如上面這段話所顯示，「思覺失調症是一種腦部疾病」的觀念並不新穎。新穎的是近年出現了大量證據支持這個觀念。這些研究始於 1980 年代，在 1990 年代達到高峰，直到現在仍屹立不搖。2005 年，國際思覺失調症研究會議（International Congress on Schizophrenia Research）吸引 1,500 位研究者。二十年前則只有 150 位研究者與會。

這一章將總結思覺失調症成因的重要研究結果。接下來的章節則會討論思覺失調症成因的某些理論。不過，我們必須提醒讀者，思覺失調症的研究進展非常快速，本書 116
部分內容在付梓時，很可能就已經過時了。

正常腦部

討論思覺失調症患者的腦部異常之前，讓我們先看看正常的大腦——大約一公斤半的組織，長得像顆大蘑菇，經由腦幹連到脊髓，沿著背部往下。大腦主體分為四個人為劃分的區域：額葉（frontal）、頂葉（parietal）、顳葉（temporal）和枕葉（occipital）。中間被一道很深的谷溝分為兩半。谷溝下面是胼胝體（corpus callosum），是一條很粗的帶子，在兩個腦半球之間傳遞神經纖維。

整個大腦在拱型的頭殼骨裡，周圍都是腦脊液，以便進一步保護。液體在腦部循環，經由一系列的管道和腦室流經大腦中央。因為大腦如此不易接近，被保護得好好的，我們對腦部和腦部疾病的了解都不多。有人開玩笑地說，如果將大腦換到肝臟的位置，我們可能更了解大腦的功能和思覺失調症的病因了。

腦部的功能由一千億個神經元和一兆個神經膠質細胞（glia）負責執行。大腦中神經元和神經膠質細胞的數量比自古以來的日數都多。思覺失調症原本被認為是神經元異常的疾病，但是現在大家認為神經膠質細胞也可能是病源。神經膠質細胞有四種：星狀膠質細胞（astrocytes）、少突膠質細胞（oligodendroglia）、小膠質細胞（microglia）和室管膜細胞（ependymal）。所有的神經元都彼此連結，每個神經元平均至少會接收五千個其他神經元送過來的訊息。因此，人類腦部連結的複雜度完全無法想像。正如某位學者說的：「如果大腦有那麼簡單，以至於我們能夠懂得的話，我們就不會這麼聰明了。」

神經元彼此溝通的主要方式是經由神經傳導物質，

也就是一個神經元傳遞給另一個神經元的化學訊息。兩 117
個神經元長軸之間的空間稱為突觸（synapse），寬度大約是一百萬分之一英吋。神經傳導物質以每秒鐘六百次的速度經過突觸。至今已經發現超過一百種不同神經傳導物質。研究思覺失調症的學者對某些神經傳導物質，例如多巴胺、正腎上腺素（norepinephrine）、血清素、胺基丁酸（gamma-aminobutyric acid, GABA）和谷氨酸（glutamate）特別有興趣。

要了解人類大腦，我們必須明白，大腦是哺乳類動物兩百年來演化的產物。大腦某些部分，例如海馬迴和小腦是很古老的結構，其他部分，例如外側前額葉皮質和下頂葉，顯然是比較新的結構，演化發育得更晚。思覺失調症影響大腦許多部分（我們等一下會解釋），但是似乎特別影響某些比較新的大腦部分。思覺失調症的研究者常常提到這個疾病的動物模式，但這是不切實際的想法。例如老鼠沒有等同於人類外側前額葉皮質或下頂葉的結構，而這二者都牽涉到思覺失調症疾病的過程。事實上，思覺失調症並沒有動物模型。這是為什麼此症的研究進展如此緩慢的另一個原因。

要了解人類腦部，也必須先瞭解另一個重要事實，人類大腦在所有較高的功能網路上面作用。基本腦部功能，例如視覺或控制手臂和腿部肌肉的功能，會由特定的腦部區域強勢主導。但是所有更高級的腦部功能，例如思索自我或計畫未來，大腦許多部分是以異常複雜的網路綁在一起。所以，大腦沒有某個特定的部分負責思覺失調症，而是大腦的許多部分以及它們之間的連結在負責。這意味著，疾病症狀是因為這些部分的任一部分受到損傷或失能，或失去連結。研究者愈來愈認為，思覺失調症是連結上的問題，而不單單是神經元或神經膠質細胞出了問題。

118 我們怎麼知道思覺失調症是腦部疾病？

思覺失調症和多發性硬化症、巴金森氏病（Parkinson's disease）和阿茲海默症一樣，確實是腦部生理疾病。我們知道這些都是腦部的生理疾病，因為我們可以在患者腦部檢測到結構和功能的異常現象。在 1950 年代抗精神疾病藥物出現之前，就已經有這種異常的記錄，所以並非藥物引起。

1. **結構和神經病理學上的改變**。思覺失調症患者最為一致的腦部結構改變就是腦室的增大和灰質體積減少。在抗精神病藥物出現的二十年前，就已經清楚記錄了腦室增大的現象。研究者將空氣取代腦室的液體，以測量體積。1993 年一項研究顯示，六十位思覺失調症患者中，有二十五位腦室增大。1976 年開始有了造影技術，例如電腦斷層攝影（CT）和核磁共振成像（magnetic resonance imaging, MRI），在 100 項研究中，都看到腦室增大的現象，比正常腦室大了 26%。也觀察到灰質體積減少的現象。

在顯微鏡下，思覺失調症患者的腦部結構改變比較細微。這種研究很困難，因為缺乏合適的死後樣本，也因

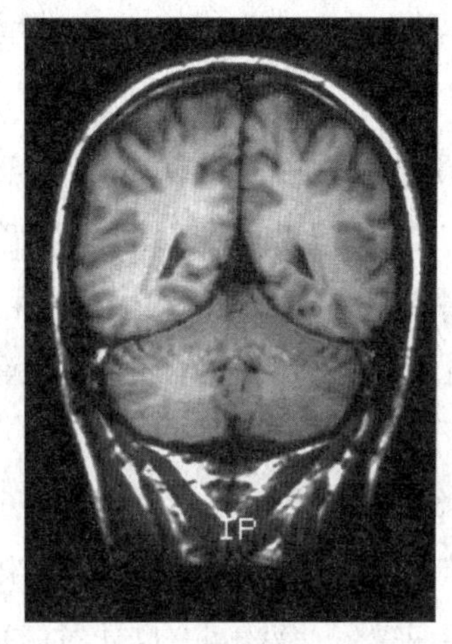

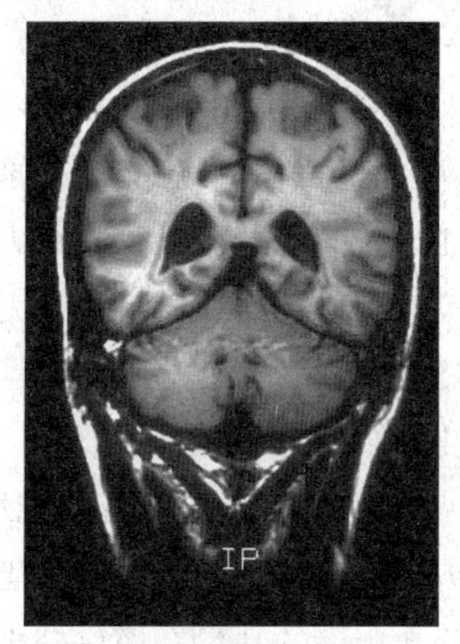

圖 5.1　二十八歲同卵雙胞胎男性的核磁共振造影，罹患思覺失調症的那一位後腦室（posterior ventricle）明顯擴大，顯示疾病引起的腦部組織缺損。

為非常耗費人力。大部分研究都專注於額葉和海馬迴的異常，但也有很強的證據顯示腦島、丘腦和皮質前扣帶皮質異常。2015 年，相關研究的總回顧顯示，除了以上結論之外，腦部不對稱的異常。在腦部表面的皺摺（腦迴化）、GABA 相關的中間神經元以及神經元突觸都有異常現象。2013 年針對三十三篇文獻、牽涉到 771 名思覺失調症患者的總回顧，也有類似的觀察。這些患者從未接受過抗精神病藥物治療，觀察結果一致顯示丘腦和尾核體
積都縮小了。所有研究也觀察到白質體積縮小，讓大家 119
愈來愈認為，思覺失調症的病因可能和腦部區域的關聯有關。

2. **神經心理障礙**。思覺失調症患者的神經心理缺損是令人印象最深刻的異常現象，這方面的研究報告非常多。

早期的認知缺損研究發現「四分之三的思覺失調症患者呈現中度到嚴重的認知缺損」。

思覺失調症患者認知缺損最為嚴重的四項功能是：專注力、某些記憶力、執行力（計畫、解決問題、抽象思考等等）以及病識感。專注力測驗包含持續力和注意力。思覺失調症患者往往無法專注，十九世紀的人常常稱呼這種症狀為「分心症」。

120 思覺失調症患者的記憶力缺損比較偏向短期記憶，或稱為功能性記憶。許多患者無法在五分鐘內記住三件東西。患者的長期記憶保持則較為完整，發病前的記憶往往完好無缺。

最明顯的執行力缺損就是抽象思考能力（請參考第一章）。執行能力可以用威斯康辛卡片排序測驗（Wisconsin Card Sort）檢測，個案必須找出形狀或顏色符合的卡片，符合的條件規則一再改變，思覺失調症患者無法跟得上這些規則變化。

患者也常常缺乏病識感，也稱為病覺缺失。第一章已經討論過了。病識感缺損可以測量。病識感對於治療極為重要，第十章的「拒絕服藥」將進一步討論。

思覺失調症患者的神經心理缺損源於疾病本身，而不是藥物引起。如果我們比較從未服藥的患者和服藥的患者，研究結果非常近似。患者在發病期和復原期的神經心理缺損差異很小。

我們必須強調，思覺失調症患者的神經心理缺損只影響部分腦部功能。其他腦部功能，例如一般知識、語言能力、視覺空間能力，則正常或幾乎正常。

3. **神經異常**。從十九世紀中期，醫學界就觀察到思覺失調症患者的神經異常現象。1960 年開始，共有六十多項研究顯示思覺失調症患者的神經異於常人。

神經異常有兩種類型。一種是「硬性」神經異常徵象，包括膝腱反射（patellar tendon reflex）和嬰兒常 121
見的抓握反射（grasp reflex）。另一種是「軟性」神經異常徵象，包括雙重感覺刺激（double simultaneous stimulation，無法同時感覺到兩個觸碰）、圖寫感喪失（agraphesthesia，眼睛閉著時無法辨認別人寫在手掌上的數字）、身體左右側混淆。這些症狀通常代表神經元網路失能。思覺失調症患者的「軟性」異常徵象比「硬性」異常徵象更為常見。1988 年研究顯示 50% 至 60% 的思覺失調症患者有神經異常現象。

患者眼睛的神經異常現象也頗受關注。最受重視的就是快速眼球運動。一般人很難察覺患者的快速眼球運動，但是可以用特殊機器檢查出來。患者也可能有不正常的眼睛反射和眨眼頻率（常常眨眼或幾乎不眨眼）。

思覺失調症的神經研究必須考慮到抗精神疾病藥物的影響。這些藥物可能引起顫抖、行動異常，以及其他神經異常現象。很多人因此相信患者的神經異常現象都是藥物引起。但有二十項研究顯示，從未服藥的患者和服藥患者具有一樣多的神經異常現象。很明顯地，思覺失調症患者的神經異常現象大部分源於疾病本身，少部分源於藥物副作用。

4. **電生理異常**。腦部傳遞訊息的方法之一是電脈衝（electrical impulse）。許多思覺失調症患者的腦內電流不正常。當電脈衝以誘發電位（evoked potential）測量時，聽覺、視覺或感官訊息的輸入都可以誘發電脈衝。1970 年代就發現思覺失調症患者有不正常的誘發電位
122 （尤其是 P-300 電位）。用腦電波圖（EEG）記錄電流時，三分之一的患者腦電波圖異常。腦電波圖異常現象在思覺失調症患者身上出現的機率是躁症患者的兩倍、憂鬱症患者的四倍。一篇回顧電流異常現象的論文做出以下結論：「大量的腦電波圖和誘發電位研究結果顯示，思覺失調症確實是腦部疾病」。

5. **已知的危險因子**。除了已知的思覺失調症患者腦部結構、神經心理、神經和電生理異常以外，還有一些已知的危險因子。這些因子往往可以提供病因的線索。為了將這些因子放在合適的觀點中，我們將它們列在「思覺失調症已知危險因子」表格中。美國任何年輕成人得到思覺失調症的可能性是 1%。從表中看到，母親有思覺失調症的人得病機率是一般人的九倍，從 1% 提高到了 9.3%。相對地，有某些特定基因只會稍稍提高得病率，從 1.0% 提高到 1.2%，也就是從千分之十，提高到千分之十二。

我們已經清楚知道，移民是思覺失調症發作的危險因子之一，不過只限於是由某些特定國家（牙買加、摩洛哥）移民到另一些特定國家（英國、荷蘭）時才有影響。更有意思的是移民者在新國家生的孩子比他們的父母更可能得到思覺失調症。有許多人提出不同理論，以解釋這個

表 5.1　思覺失調症已知危險因子 123

美國任何年輕成人得到思覺失調症的可能性是 1%。表 5.1 列出了改變機率的危險因子。

危險因子	被診斷為思覺失調症的機率
母親得到思覺失調症診斷	9.3%
父親得到思覺失調症診斷	7.2%
手足得到思覺失調症診斷	7.0%
從某些國家（牙買加、摩洛哥）移民到某些國家（英國、荷蘭）	2.3%
有以上父母，並出生在新國家	4.5%
出生時，父親大於 55 歲	2.2～5.9%
出生時，父親大於 45 歲	1.2～1.7%
使用大麻	2.1～2.9%
在都市出生、成長	2.2～2.8%
有弓形蟲抗體，表示過去受過感染	2.7%
有輕微生理異常	2.2%
有腦部創傷的歷史	1.7%
童年時受到性侵	1.5%
母親懷孕或生產時有併發症	1.3～1.4%
具有與思覺失調症有關的特定基因多態性	1.1～1.2%
冬天或春天出生	1.1%
母親懷孕時遇到流感流行	1.1%

風險模式，包括心理理論、感染源等等。同樣很有意思的是有一篇文獻報告說，小時候移民的人比年紀大一些再移民的人更容易得到思覺失調症。

出生時，父親年紀大，尤其是超過五十五歲以後，會稍微增加思覺失調症的發生率。在都市出生、成長的人比在鄉下出生、成長的人，發病率稍微高一點。感染過弓形蟲（Toxoplasma gondii，後續會討論）、使用大麻（請參考第三章），以及有輕微生理異常的人，例如上顎高拱，發病率都稍微提高一點。上顎高拱是胎內發育異常的徵象之一。

124 除了具有某些特定基因之外，得到思覺失調症的最低危險因子是童年腦部創傷、童年性侵、母親懷孕或生產時有併發症、冬季或春季出生、母親懷孕時接觸到流感。這些都是統計上的危險因子，但是風險非常小，所以並不重要。某些因子的因果關係並不清楚。例如，如果童年遭到性侵，是被有思覺失調症的父母性侵嗎？如果是這樣，危險因子可能不是性侵本身，而是有思覺失調症的父母。

另一項令人好奇的現象就是思覺失調症和風濕性關節炎的排他關係。思覺失調症患者幾乎從來不會得風濕性關節炎，而風濕性關節炎患者則幾乎從來不會得思覺失調症。因此，風濕性關節炎看起來像是可以保護人們不會得到思覺失調症。自從 1936 年起，有十八項這方面的研究，其中十四項研究顯示，思覺失調症患者得風濕性關節炎的機率比一般人低。其中兩項研究分別調查了 111 位和 301 位思覺失調症患者，沒有任何人罹患風濕性關節炎。另一項研究則顯示機率非常低。

思覺失調症和風濕性關節炎有許多類似之處，二者之間的排他性就更加有意思了。兩種疾病都直到十九世紀才有明確紀錄、都有 1% 的發病率、在同卵雙胞胎中的配對同病率（pairwise concordance rate）都是 30%（如果一個同卵雙胞胎得病，另一個雙胞胎有 30% 的機率得病）、城市發生率較高。唯一的不同是風濕性關節炎患者以女性較多，是男性的三倍。

有很多理論試圖解釋思覺失調症和風濕性關節炎二者的相關性，但是沒有任何證據支持。有人認為是某些基因讓人較容易罹患思覺失調症，同時較不容易罹患風濕性關節炎。許多生物化學因子，包括前列腺素（prostaglandin）、脂肪酸、β- 內啡肽（beta-endorphin）
和色胺酸（tryptophan）都曾經被認為是病因。如果這兩 125
種疾病是由近似的病毒引起的話，得了其中一種病之後就可能對另一種病產生免疫力。如果我們能夠瞭解其中一種疾病，就有機會瞭解另一種疾病。

結論就是：對於思覺失調症患者的大腦，我們能夠說些什麼呢？思覺失調症和多發性硬化症、巴金森氏病和阿茲海默症一樣，確實是腦部生理疾病。正如一百多年前，亨利．格瑞辛格（Henry Griesinger）所說的：「精神醫學和神經病理學不只是兩個相關領域，而是同一個領域，使用相同的語言，運用相同的原則」。以前的二分法誤將思覺失調症視為「功能」疾病，而不是「生理」疾病。我們現在知道思覺失調症絕對是一種生理疾病。

否認思覺失調症是腦部疾病的人

雖然有大量證據顯示思覺失調症是腦部疾病，少數團體卻堅持否認。我們可以理解有思覺失調症的人為何否認。思覺失調症是令人很不愉快的疾病，如果根本不存在，會有多好。否認思覺失調症是腦部疾病的精神衛生專業人士則可能也相信地球是平的吧。

湯瑪士・薩斯（Thomas Szasz）可能是最為人所知的否認者了，始終否認思覺失調症是腦部疾病。他的著作《心理疾病的神話》（*The Myth of Mental Illness*, 1961）和《思覺失調症：精神醫學的神聖符號》（*Schizophrenia: The Sacred Symbol of Psychiatry*, 1976）中，主張思覺失調症和其他精神疾病都只是人類生存問題的隱喻。薩斯承認腦部疾病真實存在，例如阿茲海默症。他也同意，如果可以證明思覺失調症是神經疾病，那也就是一種腦部疾病。雖然很多人給他看了證據，直到 2012 年過世時，他都拒絕公開改變自己的立場。薩斯無法理解思覺失調
126 症的重要原因之一是因為他顯然從未治療過思覺失調症患者。他在芝加哥精神分析學院（Chicago Institute for Psychoanalysis）接受精神醫學的訓練，之後很驕傲地說他從未開過藥物處方給他治療的病患。

否認思覺失調症現實的怪異理由之一是英國精神分析師隆納・連恩（Ronald Laing）的見解。他提倡思覺失調症其實是對瘋狂的世界所做出來的不瘋狂的反應，甚至可能是一個成長經驗。在 1960 年代，這是一個很浪漫但是荒謬的想法，受到很多激進分子的歡迎。連恩的想法源自佛洛伊德和家庭互動原理。後來，連恩自己的大女兒被診斷患有思覺失調症，住院多年，這時，連恩對於思覺

失調症的看法開始有了淒美的味道。1982 年，他對一位訪問者說：「大家覺得我有答案，但是我沒有。」

山達基教派（Scientologists）也否認思覺失調症是腦部疾病。他們將自己對精神醫學的敵意經由隸屬山達基教會人權公民委員會（Citizens' Commission on Human Rights）的名義廣為宣傳。他們對思覺失調症的信念，是基於創教者羅恩·霍伯特（L. Ron Hubbard）的文字。某人曾說：「霍伯特教大家，精神病人是『可能的麻煩來源』，和反對山達基的力量有所連結。有精神異常行為的人都『不符合倫理』、『不道德』。」霍伯特也教大家，精神醫學背後的「力量」來自外星。根據最新出版的資料，霍伯特宣稱「地球人是外星人的馬前卒」，「精神醫學界——總是質疑他的理論——不但是現代的惡魔，而且還是亙古的惡魔。在遙遠星系，外星人的『靈異者』（psychs，這是霍伯特的用詞），最終將摧毀人類的精神進步。」因此，精神科醫師是霍伯特眼中的反派黑武士。

這些聽起來像是無害的胡說八道，但是許多山達基教徒真的相信。除了山達基教之外，也有許多人自稱是「消費者倖存人士」（consumer-survivors），否認思覺失調症是腦部疾病。這些人中，大部分曾被診斷有某種精神疾病，並因此住院過，然後開始以反對精神醫學為一生志業。「聽見聲音網路」的許多成員（請參考第八章）也否認思覺失調症是一種腦部疾病。 127

腦部何處受影響？

研究者無止盡地討論著到底腦部何處是思覺失調症的主要病灶。過去，每個研究團隊都有自己專注研究的腦部區域，例如前扣帶皮質（anterior cingulate cortex）或外側前額葉皮質（lateral prefrontal cortex）。他們會將研究專注於這個區域。這個現象已經有了改變，主要是因為神經造影技術出現了，可以同時研究許多腦部區域。讓我們更能了解腦部何處受到影響的另一個元素是，現在可以從腦銀行（brain bank）——例如 1995 年史丹利醫學研究中心（Stanley Medical Research Institute）——取得用來死後解剖的思覺失調症腦部組織。此後，有一大堆神經病理學的研究出現。

我之前提過（現在已經非常清楚了）思覺失調症是腦部疾病，牽涉到許多腦部區域形成的網絡。沒有一個特定的思覺失調症腦部區域，而是思覺失調症影響了腦部網絡。思覺失調症的病程幾乎總是牽涉到受到影響的許多區域的神經元和膠質神經細胞，也牽涉到連結區域和區域之間的白質。

思覺失調症影響到的網絡包括內側的前額葉皮質（包括皮質前扣帶皮質）以及皮質外側前額葉皮質，都是比較晚才演化出來的區域。這些區域都和島葉有高度連結，位於額葉和顳葉之間，也和額上迴高度連結。額上迴包括聽覺的重要中心，因此，研究者認為這是為什麼思覺失調症患者常常有幻聽的原因。額上迴緊接著下部頂葉皮質，後者也被認為是引起病覺缺失症以及其他思覺失調症症狀的重要區域。在額上迴和下部頂葉皮質中間，是右顳頂交界區（temporoparietal junction, TPJ），在思覺失調症的許多神經造影研究中都很顯著。

海馬迴和緊接著的旁海馬迴都是演化上比較古老的腦 128
部區域，也牽涉到了思覺失調症的病程。許多思覺失調症患者腦部組織的顯微研究顯示海馬迴總是有異常現象。丘腦後結節，也就是丘腦後側，也在諸多症狀上扮演了重要角色。其他有關係但是角色較不清楚的區域包括後扣帶皮質和小腦內側。以上提到的大部分腦部區域之間的連結已經很清楚了。

神經造影研究已經顯示了這些腦部區域之中，許多都可能造成思覺失調症的症狀。例如，一位女性進行治療癲癇的腦部手術時，發現刺激右顳頂交界區的左側，會產生「覺得有另一個人存在的感覺」，以及「有人在她背後的感覺」。刺激下部頂葉皮質時，會產生行動被另一個人控制的感覺。刺激內側額葉區域和下部頂葉皮質則則產生身體影像和自我意識的扭曲。簡言之，現在已經很清楚了，思覺失調症患者體驗到的所有症狀都和腦部網絡特定區域的功能異常有關。

另一個關於解剖位置有趣的現象是，思覺失調症患者的左腦比右腦受到更多影響。顳葉癲癇的病灶如果在左腦的話，患者比較容易有思覺失調症症狀。同樣地，視覺誘發電位（visuale voked potential）、腦波異常、兩側眼球運動（lateral eye movement）、聽覺區辨

（auditory discrimination）、皮膚電阻反應（galvanic skin response）、資訊處理，以及神經跡象都顯示問題出在左腦。

腦部損傷何時開始？

近年來，思覺失調症患者腦部損傷是何時開始，仍有
129 爭議性甚而發展成理論（下面詳述），對預防思覺失調症
有重要意義。

至少四分之一的思覺失調症患者，腦部病變發生得很早，雖然症狀直到青春期或二十多歲時才出現。證據包括關於妊娠和生產併發症的研究、輕微生理異常、出生在冬季和春季的比例較高、出生或成長在城市的比例較高，以及屍腦解剖發現的微細改變。

我們還不知道是否思覺失調症患者都有早期腦部病變，或是只是部分患者有。我們只知道有四分之一的患者有早期腦傷。一個罹病、一個正常的同卵雙胞胎研究則發現，五歲之前，二十七對研究對象中有七對（26%）已經出現差異，但是思覺失調症的症狀要到多年之後才會出現。

我們仍不知道這些有早期差異的患者是否屬於某個亞型？是否有不同的病源？或者是所有的患者都在生命早期就開始生病了，只是我們無法測知？這是目前思覺失調症研究者面對的最重要問題。

以上所述，對於思覺失調症的已知事實已經完整建

立，不容質疑了。有爭論的是如何將這些事實以一種有連貫性的因果理論連結到思覺失調症。

關於思覺失調症成因的理論

關於思覺失調症的研究，最特別的就是十九世紀中旬的研究者比二十世紀中期的研究者更瞭解真相。1830年，英美兩國大部分精神醫學專業人員都同意：瘋狂是一 130
種腦部疾病。英國的威廉・布朗（William A. F. Browne）曾說：「瘋狂是腦部生理改變的結果。」研究者觀察已逝患者的腦部尋找異常跡象，但是限於當時的技術，得到的結果具有爭議性。1867 年，亨利・莫茲利（Henry Maudsley）認為：「我們無法檢驗的凹槽處[1]可能有重要的分子或化學改變……如果只因為我們看不到改變就說沒有改變的話，就會像瞎子說世界上沒有顏色，聾子說世界上沒有聲音一樣。」

令人不可置信的是，在布朗、莫茲利及其同事認為瘋狂是一種腦部疾病之後的一百年，精神醫學界卻反過來認為瘋狂源於糟糕的母親或貼錯標籤。在整個醫學界，甚至整個科學界，都沒見過像精神醫學界這樣開倒車的。

二十世紀末葉，思覺失調症的研究終於回到正軌。

1　審閱者註：以現代科學的名詞而言：Maudsley 所指的是突觸間的神經傳導物質（neurotransmitter），在根本沒有電子顯微鏡的 1867 年，他就能有如此的卓見。

現在的挑戰是將迅速出現的大量數據整合為一個合理的理論，並加以證明。美國詩人埃德娜·米蕾（Edna St. Vincent Millay）的十四行詩曾寫到「流星雨般的真相」、「不受質疑的、分散著」：

有足夠的智慧，可以驅逐疾病
每日產生絲線，卻沒有一架織布機
將之織成布

將思覺失調症的數據，整合為一個合理的理論所遇到的最大障礙，就是異質性（heterogeneity）：思覺失調症是一種疾病或是多種疾病？大部分研究者認為是多種疾
131 病，但這一點尚未證實，倒是有證據支持思覺失調症是一種疾病的看法。路易斯·湯瑪斯[2]（Lewis Thomas）指出梅毒、肺結核和惡性貧血（pernicious anemia）的患者有各種不同症狀，看起來好像不可能是一種疾病，但確實有單一的病源[3]。梅毒由螺旋菌（spirochete）引起，肺結核由結核桿菌（tubercle bacillus）引起，惡性貧血則是因為缺乏維他命。思覺失調症（以及躁鬱症）也可能如此。

本章會摘要思覺失調症病因的各種理論。讀者需要瞭

2 審閱者註：（1913～1993）美國著名醫師，曾擔任多所大學醫學院院長。

3 審閱者註：作者所指的是，梅毒在不同人身上的各種症狀表現，看來不可能是一種疾病，但的確是單一的梅毒病源；肺結核與惡性貧血也有類似的情況。

解，有些理論並不互相排斥，最後我們可能發現真相是幾種理論的合併。讀者應該知道，我自己的研究在做思覺失調症傳染因子，所以我對於其他理論可能無法完全客觀。

遺傳理論

自從 1960 年代開始，關於思覺失調症的遺傳理論就很受到重視，當時的生物研究者提倡遺傳理論，取代精神分析理論。一開始，許多遺傳學者相信思覺失調症是由顯性基因或隱性基因引起。他們從血親中有超過一位思覺失調症患者的家族中收集了血液樣本，試圖找到相關基因。到了 1990 年代，在二十三對染色體中，每一個染色體上都找到了可能的基因，但是最後發現，沒有一個基因和思覺失調症有關。研究學者於是決定，思覺失調症必定是許多基因造成許多微小效果的加總，而不是少數基因造成的大效果的加總。1990 年代，人類基因庫建立起來了，研究學者可以在整個基因庫中尋找這些基因，稱為基因庫相關研究（genome-wide association studies, GWAS）。一大堆 GWAS 研究都冒了出來，在幾百個基因中都找到了單一的核酸多樣性，造成非常小的影響。如果思覺失調症確實是基因造成的疾病，那就比任何人想像的都來得更為複雜。

近年來，思覺失調症的遺傳理論大多假設基因不會單獨導致思覺失調症，而是讓患者遇到環境因子時比較容易罹患此病。環境因子雖飽受爭議，但可能包括生產併發

症、傳染、營養不足、免疫力不足等等。現在有研究學者
132 試圖將可能有關的基因和特定的環境因子做出連結，稱為基因與環境的互動。雖然國家心理衛生研究院（National Institute of Mental Health）為這些遺傳研究每年花了大約一億美元的研究經費（到 2016 年為止），直到目前，結果仍然非常令人失望。

回頭想想，有很多理由懷疑遺傳是否扮演了造成思覺失調症的重大角色。遺傳理論的基礎大部分是源自思覺失調症有家族史，於是假設有遺傳性。但是，肺結核也有家族史，卻並非源自遺傳，而是因為家人之間相互傳染。理論上，傳染源也可能造成思覺失調症，使之看起來像是遺傳性疾病。例如，弓形蟲是一種以貓為宿主的傳染性寄生蟲，我們之後會討論到。弓形蟲會引起人類家族性的弓蟲症，因為家人一起暴露在被弓形蟲感染的水源、食物（羊奶）和家貓的環境中。我們也已經知道，寄生蟲可以從受到感染的母親傳給胎兒。更令人不安的是，雄性動物可以經由受感染的精子，將寄生蟲傳給與牠交配的雌性動物。老鼠則可以由母親傳染給孩子，長達五代。我們還不知道人類是否也是如此，但是很清楚地，家族史並不代表遺傳性。

雙胞胎研究是思覺失調症遺傳理論的另一個基礎，尤其是在同卵雙胞胎（單合）和異卵雙胞胎（雙合）之間，進行思覺失調症盛行率的比較研究。遺傳學經常宣稱同卵雙胞胎的思覺失調症同病率是 50%。然而，當研究對象限於沒有選擇過的樣本，例如北歐斯堪地納維亞國家雙胞

胎人口紀錄，雙胞胎同病率只有 28%。遺傳學家以可質疑的假設和有疑問的統計方法，經常宣稱思覺失調症的遺傳性有 80% 或更高。這種估計缺乏事實基礎。

還有其他理由可質疑思覺失調症主要是一種遺傳疾病。最強的理由之一就是「思覺失調症悖論（schizophrenia paradox）——雖然出生率低、死亡率高， 133
思覺失調症卻持續存在」。確實，在 1830 年到 1950 年之間，大部分嚴重思覺失調症患者都住在精神病院中，無法生育。但是在那些年中，思覺失調症的盛行率不減反增。

總結而論，基因幾乎肯定扮演了思覺失調症病因的某種角色，但是角色重要性比以前認為的要來得輕微。最可能的情況是，如果你接觸到了特定的環境因素，無論是傳染或其他，某些基因會讓人更容易得病。思覺失調症不是主要來自遺傳，這應當被視為好消息，因為如果是遺傳疾病，我們就沒有什麼辦法了。非遺傳性的病因更容易被改變。

發炎、傳染和免疫理論

關於思覺失調症的病因，過去十年，出現了最具希望的發炎、傳染和免疫理論。我把這三個理論放在一起討論，因為它們互相關聯。例如，傳染因子可能刺激免疫系統並引起發炎。近年來，大家忽然對這些理論深感興趣，主要源於一項遺傳研究發現。在所有過去二十年對思覺失調症所做的遺傳研究中，最有力的一項發現就是第六號染色體基因的活化，控制了身體受到感染後出現的發炎現象和免疫反應。

強烈證據顯示發炎與思覺失調症病程有所關聯，包括思覺失調症患者（尤其已經發病多年的患者）的血液、脊髓液和死後腦部組織中，與發炎有關的蛋白質數量都提升了。無論患者有沒有服用抗精神病藥物，都可以觀察到發炎蛋白質上升。最重要的發炎蛋白質是 C 反應蛋白質，在 28% 的思覺失調症患者體內數量提升。其他發炎蛋白
134 質稱為細胞因子（cytokine）。思覺失調症患者腦部發炎的其他證據，包括研究發現會對發炎做出反應的微小膠細胞受到刺激。

將近一百年來，研究者記錄了思覺失調症患者的免疫異常現象，包括各種免疫反應和淋巴細胞功能的測試。大部分研究在歐洲進行，特別是東歐，故對美國學者的影響有限。因為最近研究人員對發炎的興趣，免疫研究又重新開始了。

關於可能引起思覺失調症的特定傳染因子，文獻指出許多病毒的抗體數量都可能增加，包括第一型和第二型的單純皰疹病毒、第四型人類皰疹病毒、流感、克沙奇病毒[4]、小兒麻痺症病毒、德國麻疹病毒、麻疹病毒和腮腺炎病毒。這些研究的對象有些是思覺失調症患者，有些是生下的孩子後來有思覺失調症的懷孕婦女。過去二十年，傳染研究的主要中心是約翰霍普金斯大學醫學中心的發育

4 譯註：一種腸病毒

神經病毒科，以及謝培德・普拉特（Sheppard Pratt）醫院的相關研究單位。

可能引起思覺失調症的傳染因子中，目前大家最感興趣的不是病毒，而是一種寄生蟲：寄生在貓身上的弓形蟲。有八十多個研究顯示，思覺失調症和相關精神疾病的患者體內有增生的弓形蟲抗體。四個研究顯示，和對照組相較，思覺失調症患者童年時往往住在有貓的家庭中。但是有兩項研究沒有發現這個現象。我們已知弓形蟲會產生多巴胺，有意思的是思覺失調症患者體內往往有較高的多巴胺。以流行病學角度看，弓蟲症和思覺失調症有很多相似處，有些抗精神病藥物也可以壓抑弓形蟲。最後，中國大陸一項研究觀察到，入學時體內有弓形蟲抗體的大一學生，和其他大一學生相比，往後四年裡較會被診斷為思覺失調症患者。

對於思覺失調症的發炎、傳染和免疫理論的最新發展是患者腸道可能牽涉到思覺失調症的病程。愈來愈清楚的 135
是有許多細菌、病毒和其他感染因子——總稱為人類微生物群系（microbiome）——可以調整我們的免疫系統，包括腦部的免疫系統。我們不是很了解腸道與腦部之間的腸腦軸線（gut-brain axis），但可能是人類微生物群系經由與迷走神經的直接連結，釋放化學物質，並且刺激腦部的免疫系統。這些研究讓學者開始試圖運用益生菌影響人類微生物群系（請參考第七章）。這只是發炎、傳染和免疫理論的研究所產生的治療思覺失調症的新方法之一。

神經化學理論

從 1960 年代到最近，神經化學理論就和遺傳理論一樣廣受重視。尤其是負責在腦細胞之間傳遞訊息的化學分子——神經傳導物質。在眾多神經傳導物質中，多巴胺最受重視，因為安非他命會釋出多巴胺，並引起類似思覺失調症的症狀。早期的抗精神病藥物都會阻斷多巴胺的作用，因此，大家假設多巴胺過量會導致思覺失調症，抗精神病藥物之所以會有效，就是因為阻斷多巴胺的作用。但是，四十多年來的研究只提供了非常少的證據支持這個理論。一些新的抗精神病藥物具有療效，卻沒有阻斷多巴胺的功能。

谷氨酸也是一種神經傳導物質，近年深受重視，因為天使塵（phencyclidine, PCP）會阻斷谷氨酸，並會引起類似思覺失調症的症狀。谷氨酸是腦內重要的興奮性神經傳導物質，常常和主要的抑制性神經傳導物質 γ- 氨基丁酸並存。有不少證據顯示谷氨酸和 γ- 氨基丁酸確實和思覺失調症有關。

136 我們已知有一百多種神經傳導物質，彼此影響形成複雜的網路關係。只要一種傳導物質失常就會產生一連串的影響。只研究其中的一環無法得窺全貌。科學家也研究其他神經化學物質，例如神經胜肽（neuropeptides）。某些神經胜肽也是神經傳導物質。腦內啡（endorphin）就是一種神經胜肽。在細胞內傳遞訊息的神經化學物質也逐漸受到重視。

毫無疑問地，思覺失調症患者確實有一些神經傳導物質和其他神經化學的異常現象，但是這些異常是病因或是病程造成的後果，仍有諸多疑問。如果是病因，是什麼造成異常呢？有些研究學者結合了遺傳理論和神經化學理論，試圖填補空隙，但是這個觀點的可信度仍有待商榷。

發育理論

思覺失調症的發育理論（developmental theories）架構簡練，目前極受歡迎。思覺失調症發育理論主張胎兒的腦部在發育期間出了差錯。胚胎每分鐘製造二十五萬個神經細胞，然後移到腦部特定位置，分化為某種特定神經細胞。接下來，多餘的神經細胞會被篩選掉。這個過程一直會延續到三歲左右。其間的每一步都可能出錯。

發育理論的重點不是致病因素，而是何時致病。發育理論認為任何因素都可能致病，包括基因、傳染、酒精、化學物質、藥物、輻射、營養不良、極大的壓力。正如一位擁護發育理論的人士所言，可能的因子包括：「思覺失調症是遺傳性腦部病變，或較容易受到環境傷害、感染、免疫系統異常、胚胎損傷或腦病變、發育早期受到毒素污 137
染、代謝疾病，或其他早期發育病變」。一旦腦部在發育關鍵期受到影響，傷害就已經形成，但是除了一般性的缺乏統合或童年行為問題之外，症狀尚不明顯。等到腦部發育成熟，思覺失調症的症狀才會出現。

思覺失調症的發育理論和許多觀察相符，例如前所描述的輕微生理異常、懷孕和生產併發症以及冬天和春天出生率較高。動物實驗中，研究者刻意傷害動物胎兒的腦部特定區域（例如海馬迴、前額葉皮質），這些動物到了青春期會出現異常行為。一項研究發現，海馬迴受傷的老鼠對引起多巴胺增加的化學物質反應異常，進一步將發育理論和多巴胺理論結合在一起。支持發育理論最重要的證據，就是某些思覺失調症患者的神經異常只可能在發育時期產生。

即便如此，發育理論仍有許多限制。最重要的神經異常證據非常少，動物實驗不受重視，因為思覺失調症症狀在老鼠身上會如何呈現呢？如果思覺失調症真的肇因於胎兒時期，我們為什麼沒有看到更多的輕微生理異常和智力障礙呢？發育理論就和神經化學理論一樣，都僅指出了疾病的病理生理過程，仍未說明致病的真正原因。

138 營養理論

腳氣（beriberi）、糙皮病和惡性貧血都可能引發精神疾病症狀。自從發現這些疾病源自維他命缺乏之後，就一直有人相信思覺失調症也是營養缺乏的結果。很多研究者研究了各種營養不良和食物過敏，但是沒有得到什麼結論。1950 年代，韓弗瑞．奧斯蒙（Humphrey Osmond）和亞伯蘭．赫佛（Abram Hoffer）開始用高劑量的菸鹼酸（niacin）、維他命和礦物質治療思覺失調症患者。他們宣稱治療成功，但是缺乏證據支持。

近年來，有少數研究者對營養理論（nutritional theories）產生興趣，例如，脂肪代謝異常的研究，尤其是腦部的重要脂肪酸的研究。另一個研究主題是可能的蛋白質異常，尤其是蛋白質的結構成分氨基酸，例如蛋氨酸（methionine）、色胺酸、甘胺酸（glycine）和絲氨酸（serine）。這些研究都很仔細，並有控制組，不像分子矯正精神醫學那樣缺乏科學根據。

近年發現，孕婦如果吃不飽，孩子將來罹患思覺失調症的比例較高。1992 年荷蘭的研究發現在 1944 到 1945 年的冬季，被納粹斷糧的區域，在饑荒最嚴重的時期正好處於孕期頭三個月的孕婦，生的孩子罹患思覺失調的比例是一般人的兩倍。2005 年中國的研究發現，在 1959 年至 1961 年安徽饑荒最嚴重時的孕婦，生的孩子罹患思覺失調症的比例比一般人高兩倍。

這些結果有很多可能原因。首先，營養缺乏可能改
變胎兒腦部發育，讓大腦將來更容易罹患思覺失調症。此 139
外，饑荒可能讓孕婦吃了平常不會吃的東西。饑荒時，荷蘭婦女吃鬱金香鱗莖，中國婦女吃樹皮。最後，營養不足讓免疫系統衰弱，更可能得到感染。

思覺失調症營養理論的某些最重要的證據來自澳洲約翰．麥克葛雷斯（John McGrath）等人對維他命 D 缺乏的研究。在 2010 年的一項研究中，他們發現之後得了思覺失調症的兒童往往在出生時有維他命 D 含量異常的現象。維他命 D 的理論可能解釋了某些流行病學的發現，例如出生季節的差異、出生並成長在都市的人比較可能得

病、移民族群較可能得病等等。

另一個新的思覺失調症營養研究，來自約翰霍普金斯大學醫學中心史丹利實驗室的艾蜜莉·西維仁斯（Emily Severance）等人。我們早已知有些思覺失調症患者對奶和小麥的蛋白質過敏。可能這些蛋白質刺激了免疫反應，進而引起發炎。研究探索發炎是否讓各種不同的腸道產物進入血液，包括細菌，然後身體以自己的發炎分子作出回應。這個研究結合了營養理論和發炎理論。目前尚不清楚這些觀察的意義為何，進一步的研究正在進行之中。

內分泌理論

嚴重的甲狀腺功能低下症（hypothyroidism）、甲狀腺機能亢進（hyperthyroidism）和腎上腺皮質亢進（又稱為庫欣氏症候群，Cushing's syndrome）都會引起類似思覺失調症的症狀，因此，有人認為內分泌不正常和思覺失調症可能有關。此外，大家都認為婦女的產後精神疾病是
140 體內荷爾蒙大量改變引起。因此，很多研究者懷疑是否微量的內分泌異常可能導致思覺失調症。

支持這個理論的一項研究發現，思覺失調症患者可能有劇渴症（polydypsia），必須不斷喝水。喝多少水和腦下垂體後葉（posterior pituitary gland）的荷爾蒙有關。腦下垂體前葉和思覺失調症似乎也有關聯。有些患者服用能夠刺激多巴胺的藥物阿朴嗎啡（apomorphine）後，反應異常。也有證據顯示思覺失調症患者前腦下垂體產

生的生殖荷爾蒙異常，例如促濾泡素（FSH）和黃體激素（LH）。我們也知道有很多女性患者經期異常。

某些思覺失調症患者在胰島素休克[5]（insulin coma）之後，能在短時間內緩解精神症狀，因此引發了研究者對胰島素代謝的興趣。有人發現思覺失調症患者比一般人較不易得第一型糖尿病（胰島素依賴型），卻較易得第二型糖尿病（非胰島素依賴型）。第二代抗精神病藥物，尤其是 olanzapine 和 clozapine，會提升某些患者的血糖，更令人對糖尿病和思覺失調症之間的關係感到興趣。也有人研究思覺失調症患者的褪黑激素（melatonin）和松果體（pineal gland），但是未發現異常現象。

思覺失調症患者內分泌異常的意義不明。可能是內分泌系統對患病壓力產生的反應，也可能是藥物作用，甚至是疾病本身的現象。

童年創傷壓力理論

思覺失調症的童年創傷壓力理論有一段很長又聲名狼藉的科學史。有些支持遺傳理論和發育理論的學者，認為壓力也可能是引發思覺失調症的部分原因。十九世紀的文獻紀錄經常引用「愛情不順利」或其他類似壓力做為精神疾病的病源。在 1960 年代，這些理論重新浮出，因此產

5 審閱者註：胰島素休克療法：在抗精神病藥出現之前的一種治療方式，自從 1950 年代抗精神病藥開始發展之後，就已經過時了。

生「製造分裂症的母親」（schizophrenogenic mothers）一
詞，認為是這些母親造成孩子未來罹患思覺失調症。到了
141 1980 年代中期，這些理論都被拋棄了，並且確定「沒有
證據顯示思覺失調症和壓力有高度相關」。

到了二十一世紀開始時，「造成思覺失調的母親」又以「童年創傷」的面貌復活了。幾十篇文獻宣稱證明了各種童年創傷經驗會引起思覺失調症。媒體注意到了某些研究，造成諸如「童年性侵與思覺失調症有關」的報導標題。毫無疑問地，童年創傷確實會留下心理傷痕。特別是童年性侵和之後的憂鬱症、解離症、創傷後壓力症候群以及物質上癮症有關。但是，童年創傷研究有很大的問題，沒有可信度高的證據支持創傷與思覺失調症之間的關聯。

科學上而言，大多數童年創傷研究都很薄弱。一個審查報告檢驗了四十六個研究的科學價值，發現只有六個研究有足夠的對照組。主張童年創傷理論的人往往將許多個案放在一起，以數字支持理論，但是把一百個有問題的研究堆在一起並不能改善科學上的可信度。另一個問題是這些研究學者往往在同一份研究中引述了許多不同種類的童年創傷，包括性侵、肢體虐待、情緒虐待、父母死亡、貧困、目擊家暴、忽視和霸凌。這些研究的另一個重要問題是，虐待數據大部分來自事後回憶。一位批評者正確指出：「大量文獻讓我們質疑撫養孩子、家庭衝突和童年心理狀態事後回憶的可信度。」確實，許多童年創傷的研究學者似乎沒有從假記憶體症候群（false memory syndrome）造成的醜聞中學到任何教訓。少數科學上站得

住腳的童年創傷研究確實支持創傷與思覺失調症之間的相關性，但相關性並不是病因。一個解釋可能是倒因為果，尤其如果研究包括青春期孩子的話。也就是說，青春期孩子可能已經處於思覺失調症的首發階段，但是尚未獲得診斷，其怪異行為可能引發別人對他的傷害行為。之後可能 142
看起來像是創傷造成思覺失調症，而事實卻是相反。1911年，尤金・布魯勒在他的名著《早發性癡呆》[6]中寫道：

> 如果有完整病歷，我們往往會發現，早在創傷壓力出現之前就有疾病症狀了，因此很難認定創傷是致病因素。即使壓力和疾病有關，大部分案例也顯示失戀或失業等等因素都是患病的結果，而不是原因。

為何我們會看到虐待兒童和之後發展出思覺失調症之間的關聯性？還有另一個可能原因，就是本章開頭說的，思覺失調症可能是家族疾病。因此，孩子成長在父母有嚴重精神疾病的家庭裡，更可能被虐待，也更可能得到思覺失調症，但是並非因為虐待引起思覺失調症，而是因為孩子接觸到同樣的環境因子、傳染或其他原因。

童年創傷和思覺失調症研究的最後一個問題是，大部分的研究與結論都來自一小群反對精神醫學的英國與荷蘭

6 審閱者註：早發性痴呆一詞，原先是由 Emil Kraepelin 所提出，詳見本書第一章。

精神健康專業人士。他們自己也承認，堅決反對思覺失調症的生物醫學模式，而是相信疾病主要源自心理因素，而非具有醫學根源。這種公開的偏見讓他們對研究所做的詮釋缺乏可信度。

其他過時理論

科學研究的進展永不停歇。根據新的證據，科學家會做出新的理論，推翻舊理論。所有科學領域都有過時的舊理論，思覺失調症的領域也不例外。以下是一些比較為人所知的過時理論：

143 **佛洛伊德理論**：二十世紀前葉，美國很流行佛洛伊德的精神分析理論，認為壞母親是思覺失調症的原因之一。佛洛伊德自己完全不瞭解思覺失調症也不接思覺失調病患。1907 年，他在信中承認：「我很少看思覺失調症患者，也從來不看嚴重的精神病患。」四年後佛洛伊德寫道：「我不喜歡這些思覺失調症患者……我覺得他們和我以及一切人性都好遙遠。」如果任何精神健康專業人士到了現在仍然遵循佛洛伊德對於思覺失調症的信念，那麼他就應該被視為無能。

不良家庭：除了佛洛伊德關於不良母親的理論之外，1950 年代有一系列關於不良家庭的理論，用以解釋思覺失調症的病因。這個理論的代表人物有西奧多・立茲（Theodore Lidz）、葛雷格里・貝特森（Gregory Bateson）和唐・傑克森（Don Jackson）。用對照組測試這些家庭互動理論時，發現是錯誤的，於是就被拋棄了。不良家庭理論的一個分支稱為「情緒表達」（expressed emotion），認為成長在過度批評、敵意和過度參與孩子生活的家庭，以及過度認同思覺失調患者的孩子都會造成發病。1980 和 1990 年代有幾十篇關於情緒表達的文獻，甚至出版了幾本書。但是詳盡的研究顯示，這些文獻缺乏科學基礎，於是這個理論就逐漸消失了。

雖然情緒表達的概念悄然消失，但它對我們有任何幫助嗎？確實，在大家都很平靜、可以清楚地直接溝通的環境中，思覺失調症患者表現最好。第十一章有討論到，正確態度（觀點正確、接受疾病、家庭平衡、符合現實的期待）的屬性是高度情緒表達的最佳對照。只要家庭努力達到這些目標，就不用擔心表達情緒。

除了毫無科學基礎之外，不良母親和不良家庭會造成思覺失調症的理論根本不合理。任何養過孩子的家長都知道，父母對孩子的影響非常有限，光是偏心某個孩子，或是給孩子不一致的訊息，絕對不會造成思覺失調症這麼嚴
重的疾病。況且，有思覺失調症孩子的家庭往往也有健康 144
的孩子，足以證明不良家庭理論的荒謬。

不良文化：除了不良母親和不良家庭外，少數幾個人曾經提出不良文化可能導致思覺失調症的說法。1930 年代，人類學者瑪格麗特．米德（Margaret Mead）和露絲．潘乃德（Ruth Benedict）首先提出這個想法。近年來，有些知識分子也認為如此，這些人通常信奉社會學或社會主義。

其中一位是克里斯多夫·拉許（Christopher Lasch）。他於1979年寫了《自戀的文化》（*The Culture of Narcissism*），主張精神疾病「以某種角度看是文化特質的表現」。他也引述珠兒·亨利（Jule Henry）說：「精神疾病是文化中一切錯誤的最終表現」。這個理論的另一個例子就是1984年列萬廷（R. C. Lewontin）、羅斯（Steve Rose）和卡明（Leon Kamin）合寫的《不在我們的基因中》（*Not in Our Genes*），前言中說：「我們有責任創造更公平的社會──社會主義社會。」作者對思覺失調症的生物研究表示不屑之後寫到：「思覺失調症的理論必須瞭解，社會及文化環境能夠迫使某些人出現思覺失調症症狀」。他們相信，社會及文化環境導致腦部的生理改變，「可能和思覺失調症引起的腦部改變相似」。這個理論現在已經沒有人提起了。

建議閱讀

Bakhshi, K., and S. A. Chance. "The Neuropathology of Schizophrenia: A Selective Review of Past Studies and Emerging Themes in Brain Structure and Cytoarchitecture." *Neuroscience* 303 (2015): 82-102.

Carlson, A. "The Dopamine Theory Revisited." In S. R. Hirsch and D. R. Weinberger, eds. *Schizophrenia*. Oxford: Blackwell Science, 1995.

Dickerson, F. B., C. Stallings, A. Origoni, et al. "Markers of Gluten
145 Sensitivity and Celiac Disease in Recent-onset Psychosis and Multi-episode Schizo-phrenia." *Biological Psychiatry* 68 (2010): 100-104.

Dickerson, F. B., J. J. Boronow, C. Stallings, et al. "Association of Serum Antibodies to Herpes Simplex Virus 1 with Cognitive Deficits in Individuals with Schizophrenia." *Archives of General Psychiatry* 60

(2003): 466-72.
Dickerson, F., Stallings, C., Origoni, A. et al. "Inflammatory Markers in Recent Onset Psychosis and Chronic Schizophrenia." *Schizophrenia Bulletin* 42 (2016): 134-141.
Ellison-Wright, I., and E. Bullmore. "Anatomy of Bipolar Disorder and Schizophrenia: A Meta-Analysis." *Schizophrenia Research* 117 (2010): 1-12.
English, J. A., K. Pennington, M. J. Dunn, et al. "The Neuroproteomics of Schizophrenia." *Biological Psychiatry* 69 (2011): 163-72.
Garver, D. L. "Neuroendocrine Findings in the Schizophrenias." *Endocrinology of Neuropsychiatric Disorders* 17 (1988): 103-9.
Haijma, S. V., N. Van Haren, W. Cahn, et al. "Brain Volumes in Schizophrenia: A Meta-Analysis in Over 18,000 Subjects." *Schizophrenia Bulletin* 39 (2013): 1129-1138.
Harrison, P. J., and D. R. Weinberger. "Schizophrenia Genes, Gene Expression, and Neuropathology: On the Matter of Their Convergence." *Molecular Psychiatry* 10 (2005): 40-68.
Kirkpatrick, B. and B.J. Miller, "Inflammation and Schizophrenia," *Schizophrenia Bulletin* 39 (2013): 1174-1179.
Knable, M. B., J. E. Kleinman, and D. R. Weinberger. "Neurobiology of Schizophrenia." In A. F. Schatzberg and C. B. Nemor off, eds., *Textbook of Psychopharmacology*, 2nd ed., Washington, D.C.: American Psychiatric Association Press, 1998, pp. 589-607.
Lieberman, J., and R. Murray, eds. *Comprehensive Care of Schizophrenia*. Lon-don: Martin Dunitz Publishers, 2000.
McGrath, J. J., T. H. Burne, F. Féron, et al. "Developmental Vitamin D Deficiency and Risk of Schizophrenia: A 10-Year Update." *Schizophrenia Bulletin* 36 (2010): 1073-78.
Mesholam-Gately, R. I., A. J. Giuliano, K. P. Goff, et al. "Neurocognition in First-Episode Schizophrenia: A Meta-Analytic Review." *Neuropsychology* 23 (2009): 315-36.
Mortensen, P. B., C. B. Pedersen, T. Westergaard, et al. "Effects of Family History and Place and Season of Birth on the Risk of Schizophrenia." *New England Journal of Medicine* 340 (1999): 603-8:44:973-982.
Muller N., M. Schwarz, "Immune System and Schizophrenia," *Current Immunology Review* 6 (2010): 213-220.
Muller, N. "Inflammation in Schizophrenia: Pathogenetic Aspects and Therapeutic Considerations," *Schizophrenia Bulletin* (2018): 44:973-

982.

Oken, R. J., and M. Schulzer. "At Issue: Schizophrenia and Rheumatoid
146 Arthritis: The Negative Association Revisited." *Schizophrenia Bulletin*
25(1999): 625-38.

Owen, F., and M. D. C. Simpson. "The Neurochemistry of Schizophrenia." In S. R. Hirsch and D. R. Weinberger, eds. *Schizophrenia*. Oxford: Blackwell Science, 1995.

Torrey, E. F. "Are We Overestimating the Genetic Contribution to Schizophrenia?" *Schizophrenia Bulletin* 18 (1992): 159-70.

Torrey, E. F. "Studies of Individuals with Schizophrenia Never Treated with Antipsychotic Medications: A Review." *Schizophrenia Bulletin* 58 (2002): 101-15.

Torrey, E. F., and R. H. Yolken. "Familial and Genetic Mechanisms in Schizophrenia." *Brain Research Reviews* 31 (2000): 113-17.

Torrey, E. F., B. M. Barci, M. J. Webster, et al. "Neurochemical Markers for Schizophrenia, Bipolar Disorder, and Major Depression in Postmortem Brains." *Biological Psychiatry* 57 (2005): 252-60.

Torrey, E. F., J. J. Bartko, and R. H. Yolken. "*Toxoplasma gondii* and Other Risk Factors for Schizophrenia: An Update." *Schizophrenia Bulletin* 38 (2012): 642-47.

Torrey, E. F., J. Miller, R. Rawlings, et al. "Seasonality of Births in Schizophrenia and Bipolar Disorder: A Review of the Literature." *Schizophrenia Research* 28 (1997): 1-38.

Torrey, E. F. and R. H. Yolken, "Schizophrenia and Infections: The Eyes Have It." *Schizophrenia Bulletin* 43 (2017): 247-252.

Weinberger, D. R. "Schizophrenia as a Neurodevelopment Disorder." In S. R. Hirsch and D. R. Weinberger, eds. *Schizophrenia*. Oxford: Blackwell Science, 1995.

Weinberger, D. R., "Future of Days Past: Neurodevelopment and Schizophrenia." *Schizophrenia Bulletin* 43 (2017): 1164-1168.

Yolken, R. H., and E. F. Torrey, "Are Some Cases of Psychosis Caused by Microbial Agents? A Review of the Evidence." *Molecular Psychiatry* 13 (2008): 470-79.

Yolken, R. H., F. B. Dickerson, and E. F. Torrey. "Toxoplasma and Schizophrenia." *Parasite Immunology* 31 (2009): 706-15.

Yolken, R. H., H. Karlsson, F. Yee, et al. "Endogenous Retroviruses and Schizophrenia." *Brain Research Reviews* 31 (2000): 193-99.

【第六章】 147

思覺失調症的治療：開始

任何減緩瘋狂狀態的方法都無法讓患者完全復原，照顧者並不做此妄想。他們用人性化的照顧取代殘酷、善意取代虐待、和平取代憤怒。他們心懷大愛、沒有仇恨。他們知道，如果還有希望復原的話，只要改善治療環境，患者終將復原。

——狄更斯，1852 年

思覺失調症其實是可以治療的疾病。但是治療（treatable）和治癒（curable）不同，不能搞混了。成功的治療意味著可以控制症狀，治癒則意味著永遠地移除病根。直到真正瞭解思覺失調症之前，我們都不可能治癒思覺失調症。目前我們只能不斷改善治療方法。

最適合用來解釋思覺失調症的疾病模型就是糖尿病。
二者之間有很多相似性。二者都有童年型和成年型，也都 148
可能有不只一種病源，二者都是長達多年的慢性疾病，都有復發期和復原期。二者都可以用藥物控制，但是都無法完全康復。我們不會和糖尿病患者討論如何治癒，而是討論如何控制症狀，讓患者可以過接近正常的生活。我們對思覺失調症患者也必須如此。

如何找到好醫生

找個好醫生相當不容易，往往需要親友的幫忙。美國有資格並有興趣治療思覺失調症的醫生相當少。這真是令人震驚和沮喪，因為思覺失調症是世界上最重要的慢性疾病之一。歐洲治療思覺失調症的醫生比較多。

既然思覺失調症是生理疾病，並且藥物是主要的治療方法，只要想好好治療思覺失調症，患者就必須找個好醫生。患者不但需要醫生開處方，也需要醫生做初步檢查，包括生化檢驗，以排除可能和思覺失調症混為一談的其他疾病。治療思覺失調症之前，必須先確定不是腦瘤或皰疹，而只有醫生才能確定。

無論是思覺失調症或其他疾病，找個好醫生的最佳辦法就是問其他醫護人員：如果他們自己的家人罹患類似疾病，他們會找誰？醫生和護士都知道誰是好醫生，會互相通風報信。只要你開口問，他們通常肯跟你透露。如果你的連襟有個當護士的姊姊就更好了。無論關係多麼遠，請善用每一條人脈、每一位親戚，找到可能知道思覺失調症、有能力的醫生。這時候，你應該運用所有別人欠你的人情，因為無價的資訊可以省掉好幾個月的搜尋。

149 另一個方法是詢問家中有思覺失調症患者的其他家庭。他們通常可以介紹當地的醫生，幫你省很多時間。全美精神疾病聯盟（NAMI）可以提供這方面的消息。

最沒用的就是當地醫學會或精神醫學會的推薦名單了。你只要打電話去，他們就會提供三個醫生的名字。但是這三個名字只是醫生名單上輪流釋出的名字。任何願意付年會費的醫生都可以參加這些學會，沒有任何篩選或審核過程。即便是因為誤診而正在接受調查的醫生都可以列在名單上，除非他們被正式開除會籍。開除會籍是極少見的現象。因此，醫學會和精神醫學會提供的推薦名單和電話簿中隨機挑選的醫生名字沒什麼兩樣。

治療思覺失調症的好醫生需要有什麼條件？除了專業技巧之外，他必須對思覺失調症有強烈興趣，並對患者有同理心。最好具備精神醫學或神經學訓練，但是這點並非必要。有些內科醫生或家庭醫生對思覺失調症有極大興趣，也可以提供有效治療。一般而言，最近才接受訓練的年輕醫生比較願意視思覺失調症為一種生理疾病。但是也有例外。有些老醫師會告訴你：「我早就一直說，這是真的疾病。」也會有少數年輕醫生非常不了解。

做為好的思覺失調症醫生，另一個重要特質就是能夠和患者的家庭以及其他治療團隊成員合作。臨床心理師、精神科護士、社工、個案管理護理師、復健專家，以及治療團隊的其他成員都是治療過程的一份子。無論醫生多麼懂得精神疾病的藥物，如果他不願意和患者家庭或團隊成員合作，也不適合治療思覺失調症。 150

找醫生時，你可以直接問醫生問題：「你認為是什麼原因導致思覺失調症？」「你開立 clozapine 處方的經驗有多久？」「你覺得服用 risperidone 或任何其他藥物如何？」「心理治療在治療思覺失調症時有多麼重要？」這些問題可以讓你迅速瞭解醫生的立場，以及他是否跟得上精神醫學新知。家庭和患者擁有愈來愈多關於思覺失調症的治療知識，常常所懂的跟醫生一樣多或更多。尋找好醫生的終極目標就是找到一位醫生不但有知識，並將思覺失調症患者視為「正在受苦的病患，而不是有神祕缺陷的怪物」。

醫生是否需要在此專業擁有執照？「專科醫師資格」（board eligible）指的是醫師做過此專科的住院醫師，「專科醫師認證」（board certified）指的是醫師通過此專科的認證考試。認證考試並非醫師執業之必要條件，醫師毋須經過認證考試就可以參加專業醫師協會。認證只意味著醫師在此專科具備足夠的理論知識，並不表示醫師會繼續學習新知：也就是說，認證和能力之間的關係不大[1]。所有的醫師都應該每隔五年就認證一次。直到這樣持續性的認證系統開始之前，只要醫師的條件相當，是沒有必要執著於區分「認證」與「資格」的。

外國的醫學院畢業生如何呢？精神醫學比其他醫學領域吸引了更多的外國醫學生到美國。在許多州的精神衛
151 生中心和州立精神病院裡，外國精神科醫生的人數占了多
數。1996 年調查顯示，外國醫學院畢業生在公立精神病院工作的機率幾乎是美國醫學院畢業生的兩倍（42% 比 22%）。他們看的精神病患中，有思覺失調症的人數也是兩倍（20% 比 11%）。因此，外國醫師是美國公立精神

1 審閱者註：我國規定即使已成為精神科專科醫師，仍須六年內參加學術活動或繼續教育，以累積專科醫師繼續教育積分及換照。

醫療體系的基石，若不是有他們，強迫病患出院的災難還會更為嚴重。

從正面看，我認識的某些外國醫師是最關懷病患、最有能力的精神科醫師。從負面看，有些外國醫師就不那麼有能力了。為美國公立精神病院提供最多精神科醫師的兩所外國醫學院，都在外國醫師認證考試（Education Council for Foreign Medical Graduates, ECFMG）上表現不佳。有些無法通過普通英語聽力測驗的外國醫師被專案特許通過，派到州立精神病院執業，並規定不得轉到其他地方執業。也就是說，州政府認為這些人不夠格治療私立醫院裡的一般病患，卻可以治療公立醫院裡的嚴重精神病患。

聘用大批外國精神科醫師治療思覺失調症的最大問題就是溝通困難。語言問題還只是其中的一部分，此外還有肢體語言、共通的想法與價值觀以及其他文化元素。即使精神科醫師和思覺失調症患者擁有共同的語言和文化，他們之間的溝通還是很困難。但是如果他們沒有共通的語言和文化，簡直就無法溝通了。例如，妄想必須放在文化脈絡中考量。一個文化認為可以接受的行為，在另一個文化中可能就無法被接受。評估微細思考異常時，醫師需要對語言中的成語和隱喻瞭若指掌。例如，一位精神科醫師想要提高藥物劑量，因為患者抱怨「胃裡有蝴蝶在飛」[2]。

2　譯註："butterflies in her stomach" 是一句成語，指情緒緊張，好像有蝴蝶在胃裡飛來飛去似的。

另一位醫師認為患者有妄想，因為患者提到「大鳥帶來的
152 寶寶」[3]。在場的一位心理師問：「你是說鸛鳥嗎？」醫
師大喊：「對！就是那種鳥！很瘋狂，不是嗎？」另一位
外國精神科醫師做診斷時，問患者：「『及時補一針就不
會累積青苔』[4]這句話是什麼意思？」這樣的問題不但讓
思覺失調症患者喪失信心，而且無法清楚思考。

用非醫師的人治療思覺失調症如何呢？事實上，臨床心理師、護士、社工、個案管理護理師、復健專家都可以治療思覺失調症，他們往往是治療團隊面對患者的第一線。醫師在治療團隊中往往只是管理藥物處方的領導者，在整體治療計畫中只扮演了一個相當有限的角色。

使用非醫師人士治療思覺失調症的另一個目的就是開立處方籤。很多州允許醫師助理和護士開立處方，夏威夷、新墨西哥州和路易斯安納州允許心理師開立處方，其他州也正在評估中[5]。當然，精神科醫師大力反對。其實經過足夠的用藥訓練，加上合適的督導，非醫師人士也可以治療一般的思覺失調症，並將比較困難的診斷或治療個案轉介給督導即可。因為公立精神病院或公立診所，或是鄉下地方很難請到精神科醫師。運用非醫師人才將可解決

---

3 譯註："babies coming from birds"，歐美對「懷孕」的一種文雅說法。

4 譯註："a stitch in time gathers no moss" 原本應為兩句成語「及時補一針，省下之後許多針」和「滾石不生苔」，此處醫生將兩句結合成一句了。

5 審閱者註：國情不同，我國依法不得由非醫師開處方。

這些地方精神科醫師長期短缺的問題。

最後一項提醒：醫師也是人，有各種性格。有些醫師不誠實、自己有精神疾病、酗酒嗑藥、人格病態，或以上問題的各種組合。我覺得精神科特別吸引這些有問題的醫師，因為這些醫師對自己的問題特別感興趣。因此，請不要假設治療思覺失調症的醫師一定沒有問題。如果你覺得 153
醫師看起來很奇怪，趕快另外找一位。任何團體中，無論如何**總是會有**害群之馬的。

合宜的診斷和相關檢查

完全發病之後，思覺失調症並不難診斷。幻聽和妄想是最常見也最明顯的症狀。四分之三的患者有幻聽或妄想的症狀。只要一開口說話，各種思考異常就非常明顯。或是請患者解釋某句成語（無法抽象思考）就知道了。患者情緒可能遲緩或不合宜，行為可能不尋常、很緊張或很奇怪。

對首次罹病的患者，要做何種診斷檢查和手續呢？大部分的公立精神病院以及許多私立診所都會做一整套的診斷檢查。不諱言地，第三章提到的某些疾病會被誤診為思覺失調症。這些疾病看似思覺失調症，但其實可以治癒。因此，如何才能盡量避免誤診呢？以下就是若我或家人首次發作思覺失調症症狀時建議要做的檢查：

病史及精神狀況評估：所有精神病院都會做評估，但是可能做得不夠周延。尤其要詢問是否有幻視、頭痛、近期的頭部創傷。除了中樞神經系統之外，全面性地詢問有無其他系統症狀問題，可以協助找出偽裝成思覺失調症的其他疾病，例如腹部疼痛可能代表急性間歇性紫質症、尿
154 失禁可能代表常壓性水腦症。醫師最重要的提問是：「你在服用什麼藥物？」這個問題包含毒品和處方藥，二者都可能引起或加強精神疾病症狀（請參考第三章）。急性發作的精神病患，往往無法給醫生完整病史，親友可能需要提供醫師必要的資訊。

生理及神經檢查：這些檢查常常過於簡單，檢查不出許多生理和神經疾病。仔細檢查思覺失調症患者的神經系統，就會發現很多人具有異常現象（請參考第五章）。可以訓練非醫師使用的神經檢查包括紙筆測驗，例如造句、畫鐘面。正如羅伯．泰勒（Robert Taylor）在《心理的化裝舞會：如何分辨心理性和器質性疾病》（*Psychological Masquerade: Distinguishing Psychological from Organic Disorders*）書裡寫的，這些測驗將可診斷出其他腦部疾病，例如腦瘤或亨汀頓氏舞蹈症。這些疾病的早期症狀類似思覺失調症。

基本實驗室檢驗：血球數量檢查、血液化學檢查、尿液檢查等，這些都是基本檢查，但有時會錯過異常現象。血球數量檢查可能發現惡性貧血、愛滋病（AIDS）或鉛中毒。血液化學檢查很普遍，一份血液樣本就可以做很多檢驗。一般檢查包括內分泌或代謝異常。如果甲狀腺不包括在一般檢查中，就要另外採樣檢查。也要做梅毒檢查。尿液檢查應包括驗毒。薩可斯（Harold Sox）和同事

發展出一套極為實用且便宜的診斷法，用來檢查精神病患的生理疾病。[6] 另外，需要做心電圖（electrocardiogram, EKG），因為某些治療思覺失調症的藥物會影響心臟。開藥前先做個心電圖，將來可以查驗有無藥物引起的心臟 155
副作用。

心理測驗：每一家醫院做的心理測驗都不盡相同，由精神科醫師決定。在思覺失調症早期或不嚴重的個案身上，這些測驗對診斷極為有用，也可以顯示患者罹患的是否為其他腦部疾病。不過，急性患者往往無法長時間保持專注來做這些測驗。

核磁共振造影（magnetic resonance imaging, MRI）：核磁共振造影現在很普遍了，技術愈來愈精進，也比較便宜了。如果沒有核磁共振設備，可以用電腦上的斷層攝影（computerized tomography, CT）取代，但在感應腦部異常上較不敏感。首次發作精神疾病的患者都應該做核磁共振造影。[7] 具有類似思覺失調症症狀，可以用核磁共振檢查出來的腦部疾病包括腦瘤、亨汀頓氏舞蹈症、威爾森氏症、異染性白質退化症（metachromatic leukodystrophy）、類肉瘤、硬腦膜下血腫（subdural

---

6 審閱者註：本書第三版於 1995 年出版，作者所指的醫學期刊文章是 'A Medical Algorithm for Detecting Physical Diseasein Psychiatric Patients', *Hosp Community Psychiatry*, Dec 1989;40:1270-1276.188

7 審閱者註：這是原作者的個人意見；目前並無任何臨床醫學研究或專家共識支持此一論點。

hematomas）、庫夫斯病（Kuf's disease）[8]、病毒性腦炎和大腦導水管阻塞。有多年思覺失調症症狀的人不用做核磁共振，因為如果是其他疾病，早就有其他症狀出現了。

腰椎穿刺（lumbar puncture）[9]：腰椎穿刺很簡單，和抽血差不多。醫生用一根針從後腰脊椎囊抽取腦脊髓液，因為囊和腦部液體相通，腦脊髓液的檢查可以看到腦部病變的線索（病毒抗體）。腦部疾病都會做腰椎穿刺，例如懷疑是多發性硬化症時，腰椎穿刺可以查出許多腦部疾病，尤其是病毒引起的中樞神經系統疾病，將來可能成為思覺失調症的診斷標準程序。首次罹患思覺失調症的患者應做腰椎穿刺的適應症如下：

一般人做腰椎穿刺後，有三分之一的人會頭痛，思覺失調症患者反而不會。德國130位首度因為思覺失調症症狀住院的患者，利用腰椎穿刺和腦部電腦斷層掃描發現十二位神經疾病患者，包括三位愛滋病引起的腦炎（encephalitis）、兩位因其他病毒引起的腦炎、兩位腦梅毒、一位萊姆病（Lyme disease）和一位多發性硬化症。可見腰椎穿刺和腦部電腦斷層掃描的重要。

---

8 審閱者註：Kuf's disease：一種罕見的隱性遺傳之神經元蠟樣脂褐質沉著疾病（Neuronal ceroid lipofuscinosis），臨床表現為癡呆、癲癇、平衡失調或行為改變；顯微結構改變有神經元變性及神經細胞內脂褐質沉積。

9 審閱者註：目前腰椎穿刺仍非思覺失調症之標準診斷程序；同時，下一段關於思覺失調症患者腰椎穿刺頭痛的比例，僅代表原作者的個人意見，並無實證醫學支持。

表 6.1　首次罹患思覺失調症的患者應做腰椎穿刺的適應症 156

1. 患者抱怨頭痛（20%）或脖子僵硬或發燒
2. 急性思覺失調症症狀
3. 患者方向感時好時壞（有時知道自己身在哪裡，有時候不知道）
4. 幻視、幻嗅
5. 可能是其他中樞神經系統疾病之神經症狀（例如眼睛快速左右震顫移動）
6. 同時或最近曾經感染感冒或發燒

腦電波圖（electroencephalogram, EEG）：腦電波圖和腰椎穿刺的作用相當，常常一起用來做為診斷工具。我個人認為二者都應該成為思覺失調症首次發病患者的標準診斷工具。[10] 如果患者得過腦膜炎（meningitis）或腦炎，出生時有併發症或曾嚴重頭部創傷的話，就一定要做腦電波圖。有間歇性急性精神疾病發作的患者，也應該做腦電波圖。腦電波圖也可以查出容易和思覺失調症搞混的顳葉癲癇。

為了達到最佳效果，腦電波圖應使用鼻咽電極檢查
（nasopharyngeal lead），將電極放在頭皮上和嘴裡，患 157
者必須整夜不睡，再做檢查，診斷效果更好。腦電波圖對人體完全無害，目前並未發現有任何副作用。

其他檢驗：醫生可能根據需要，同時採取其他診

10　審閱者註：這是原作者的個人意見；目前並無任何臨床醫學研究或專家共識支持此一論點。

斷方法。有許多新的腦電波圖測量方法，例如功能性核磁共振造影和正子斷層造影（PET scan），但多半是為了研究目的。曾經有人認為腎上腺皮質酮抑制檢驗（dexamethasone suppression test, DST）可以區分患者，但是結果證實不然。科技不斷進步，思覺失調症的診斷也會愈來愈複雜、精確。

發炎指標：思覺失調症診斷的完整檢查中，最新的項目就是發炎指標。第五章討論過，證據逐漸累積，許多思覺失調症和其他精神疾病患者血液和腦髓液中的發炎指標提高了。既然已經採集患者的血液做其他診斷測試，用血液做發炎的評估就很合理了。目前，最容易檢測的發炎指標是 C 反應蛋白質（C-reactive protein, CRP）。這也被醫生用來做心臟和其他的發炎評估。因此，大部分實驗室都能進行這項測試作為一般性發炎的指標測量。如果濃度升高，就可能需要服用消炎藥。請參考第七章。可能在很快的未來，發炎指標會成為首發精神疾病時的標準測試之一，包括特定的細胞因子（cytokines）。但是目前仍然沒有所謂最有效的指標。

158 住院：自願和強制

大部分急性發作的思覺失調症患者都需要住院。住院可以解決許多問題。最重要的是讓精神醫學專業人員在控制的環境中觀察患者。醫師可以做檢驗，排除其他疾病的可能，也可以做心理測驗，開始用藥，讓受過訓練的專業人員觀察副作用。患者住院也讓家屬有個喘息的機會。

住院可以保護患者。有些患者會自殘或傷害別人（幻聽給他下命令）。年輕的思覺失調症病患班・西爾考克（Ben Silcock）發病時跳進倫敦動物園的獅子欄裡，幾乎被咬死。他說：「待在醫院裡很好，經過那麼恐怖的事以後，我很需要保護。」因此，很多醫院需要將嚴重患者的病房上鎖。即使被鎖在房間裡，有些患者還是很危險，需要進一步的束縛，包括將手腕和腳踝綁住的皮帶，或是將手臂綁在身後的拘束衣，或是單獨拘禁的房間。使用束縛的時間不應超過數小時，患者便可以用藥物控制了。很多人認為上鎖和使用束縛很落伍、野蠻。但是，說這些話的人往往沒有照顧過急性思覺失調症患者。或許有一天，藥物可以立即見效，我們就不用再使用束縛[11]了。

思覺失調症患者住院還有其他好處。功能良好的精神病院通常有患者之間的支持小團體，讓患者看到自己並不
孤獨。另外，還有職能治療、娛樂設施以及其他團體互動 159
機會。急性患者剛剛經歷了各種困擾（如第一章所述），若知道別人也曾經體驗過類似經驗會非常有幫助。當然，除非患者得到合宜的藥物治療，急性症狀得到緩解，否則這些輔助活動對他不會有效。

有好幾種醫院可以治療思覺失調症。過去，州立精神病院使用率最高，現在則不然。第十四章將討論這個現

11　審閱者註：請見本書附錄之精神衛生法第二十九與三十七條，規範了約束之目的、方式、與定時評估。

象。最主要的原因就是美國聯邦政府的政策，使得各州大部分公立醫院病患不能得到聯邦政府的保險給付。因此，各州紛紛關閉州立精神病院，要求病患在一般醫院或其他機構就診，以便取得健康保險給付。這樣一來，醫藥負擔就可以從州政府轉嫁到聯邦政府身上了。

這種現象對病患不利，許多醫院沒有足夠醫護人員照料急性思覺失調症患者，因此造成不幸後果。私立醫院品質不一致，有的非常好，有的糟透了。許多商業醫院無視病患需要，只要還有保險給付，就一直把患者留在醫院裡，一旦保險用完了，就讓患者出院。2002 年一項精神病院調查顯示，非營利機構在各方面都比商業醫院優秀。

幫思覺失調症患者尋找醫院時必須很謹慎。最重要的考慮因素就是主治醫師的能力。不管是州立醫院、榮民醫院、一般醫院、大學附設醫院或私立醫院都有好有壞。思覺失調症不像其他疾病，花更多的錢不見得就會得到更好的照護。

160 美國醫療機構評鑑聯合會（Joint Commission on Accreditation of Healthcare Organizations, JCAHO）的評鑑制度曾被視為評估醫院品質的工具：醫院邀請美國醫療機構評鑑聯合會派員檢查，並提供建議和訓練。檢查內容包括病患照護與服務，以及治療環境、病患安全、醫療人員品質和醫院行政。美國醫療機構評鑑聯合會決定發給醫院三年的認證，或有條件的認證（可能需要後續檢查，看看是否達到條件），或不發給認證。美國醫療機構評鑑聯合會的認可代表醫院整體表現優良，但是醫院內的各單位仍可能未達標準。近年來，認證制度飽受批評。一項聯邦調查發現，醫院和美國醫療機構評鑑聯合會「關係良好」。醫院付了成千上萬的金額給美國醫療機構評鑑聯合會做調查，結果聯合會發給很多醫院認證，即使證據顯示病患照護得並不好。因此，聯合會的認證不再能夠提供參考。

近年來，住院天數改變很大。之前一住就是幾個星期或幾個月。在保險壓力下，住院天數急遽下降，變成以天數計算。1993 年，急性精神照顧的平均住院長度是十三天，但是到了 2009 年已經降到了九天。因為很多病患過早出院。對於患者和家屬而言，這都是個大問題。

理論上，患者生病時自己會知道，會自動尋求醫療。但不幸地正如第一章所言，事實並非如此。思覺失調症是腦部疾病，而腦部正是負責病識感的器官。這個矛盾非常不幸，患者往往需要被強制住院。本章將討論住院治療， 161
第十章將討論比較溫和的門診協助治療。

關於強制精神病患住院的法律都是各州法律，不是聯邦法。因此，各州的做法不同，尤其是關於長期住院的法律。1970 年和 1980 年之間，美國各州紛紛改變法律，讓人愈來愈難以強制精神病患住院。在很多州，除非患者本身有立即的生命危險，或可能造成他人立即的生命危險，否則幾乎無法強制精神病患住院。這些嚴苛法律造成許多問題，很多人現在傾向再度修法，強制患者住院。

強制精神病患住院的法律有兩個邏輯思考。第一個法律觀點視政府為人民家長，有責任保護身心障礙人士。如果一個人無法理解自己需要治療，或因病無法提供自己的基本需求，政府便應該代為做出決定。第二個法律觀點是政府有權利保護其他人民不受傷害，以免患者因疾病而造成他人危險。

住院也分為兩種：急性和長期。強制住院的目的是在適當時機將精神病患置入治療機構，讓患者得到醫療照顧，避免患者自殘或傷害他人。過程與手續如下：

1. 幫精神病患申請緊急強制住院。大多數的州可由幾種人代位申請，例如田納西州的法律允許「父母、法定監護人、法定保護人、監管人、配偶、或需要護理和治療之人的負責親人、有執照的醫生或心理諮商師或
162 社工、精神病院院長，以及執法人員」提出申請。許多州的法律允許任何人提出申請。
2. 申請人請一位醫師（不一定要是精神科醫師）檢查患者。有些州要求兩位醫師檢查，有些州允許心理諮商師檢查患者。如果醫師判斷患者罹患精神疾病，並且符合法律規定強制住院之條件，將報告附在申請表內提出申請。許多州允許用最近檢查過患者的醫師證明取代。
3. 檢查可以在門診、精神衛生機構或其他地點進行。
4. 如果患者拒絕檢查，許多州允許申請者提出切結書代替檢查。內華達州的申請者可以寫「此人有精神疾病，並因此可能傷害自己或他人，或是嚴重失能。」
5. 一旦提出申請，患者必須接受醫師檢查。如果患者拒絕，執法人員可以拘提患者到院檢查。

6. 此外，只要患者在公共場合舉止奇特，執法人員及相關危機處理團隊成員皆可將之拘提到院檢查，毋須申請。
7. 精神病院負責檢查的醫師根據檢查決定患者是否符合強制住院條件。如果符合，就立即緊急強制住院，患者留在醫院裡。否則立即釋放。
8. 在大部分的州，緊急強制住院有七十二小時的時效，不包括週末和假日。時效過後必須釋放患者，除非精神病院院長或家屬向法院提出申請，要求長期強制住院。如果提出長期強制住院的申請，患者就留在醫院裡直到舉行聽證會。 163
9. 長期強制住院的聽證會可以在精神病院或法庭中舉行。大部分州要求患者必須在場，除非醫師證明他的在場將危害到他的精神狀況。如有必要，患者可以有公設辯護律師在場。呈堂證據和法律過程如常進行，但是比一般法庭程序較不正式。負責檢查的醫師、家屬、患者本身都可以做證。
10. 聽證會由精神健康委員會、法官或類似的法律代表主持。許多州允許患者要求陪審團在場。

各州強制住院申請過程的差異在於強制住院的條件和證據。在條件嚴苛的州，危險的定義是患者必須對自己或他人構成生命威脅，通常很難得到強制住院的許可。有些州對危險的定義模糊（例如，在最近的修訂之前，德州法律規定只要「為了患者的利益和保護，或為了保護他人」

就可以強制患者住院），或是規定只要患者「嚴重失能」或「需要治療」就可以強制住院，如此比較容易取得許可。

對於「嚴重失能」的患者，美國所有的州都有強制住院的規定，除了阿拉巴馬、馬里蘭、紐約和華盛頓特區。以下的十七州也允許讓「需要治療者」強制住院：阿拉斯加、亞利桑納、阿肯色、科羅拉多、艾達荷、伊利諾、印第安納、密西根、密西西比、密蘇里、新罕布夏、北卡羅萊納、北達科塔、奧克拉荷馬、南卡羅萊納、華盛頓和威斯康辛。

是否能夠拿到強制住院許可的最大關鍵在於法官和社區標準。律師都知道，法律是死的，法官的解釋空間很
164 大。精神疾病強制住院的法律尤其如此。同樣的一個州，不同的法官對危險標準的判斷都不同。同樣地，一個法官認為足以證明的證據，對另一個法官而言，可能完全不夠。各個社區的標準也不同，有些社區傾向把「所有的瘋子」都關起來，有些社區則除非必要，不願意隨便把人關起來。當時的社會氛圍也很重要。如果最近的新聞報導某個精神病患犯了謀殺罪，就會比較傾向於強制患者住院。如果新聞報導精神病院的管理問題，就會比較傾向於除非必要，否則不強制任何人住院。

因為法律對「構成危險」的定義過於嚴謹而導致的精神病患個人的悲劇不勝枚舉，這些患者都被強制治療。1984年，我親自檢查了一位華府女遊民，她有明顯的幻覺，身上帶著一把斧頭。警察拒絕將她拘提到院接受檢

查，因為她尚未做出任何足以危害他人的行為。威斯康辛州，「一個男人把自己關在屋子裡，拿著長槍坐著，嘴裡一直說：『殺殺殺』。法官認為這個人的行為還不夠危險。」

威斯康辛州另一個聽證會上，一位思覺失調症患者已經失語、不吃東西、不洗澡、在居留室吃自己的大便。法官卻裁定他的行為不構成危險。當庭對話如下：

> 公設辯護人：「醫生，吃一次大便會造成人身嚴重危險嗎？」
>
> 醫生：「大便絕對不是食物……裡面有對人體有害的物質。」
>
> 公設辯護人：「但是，醫生，你不能說才吃 165
> 一次大便就會傷害身體吧？」
>
> 醫生：「吃一次當然還不至於。」
>
> 公設辯護人認為患者並未造成立即的生命危險，於是拒絕申請。結案。

這些案例如此荒唐、如此泯滅人性，因此激起一股風潮，督促政府放寬危險的定義。1979 年，華盛頓州率先修法，之後有許多州跟進。目前，大約一半的州將某種程度的需要治療或惡化的臨床症狀列為強制住院條件。

1983 年，美國精神醫學會建議，如果患者行為「明顯惡化」並需要治療，就可以強制治療。我贊成這個模式。如此一來，復發患者可以在做出危險行為**之前**就接受治療。如果一定要等到患者行為有危險之後才治療他們，就太晚了。法院也看到了這些條件的重要性和價值。1998 年，華盛頓最高法院指出，州政府有法律責任「保護社群不受到危險精神病患的威脅，必須對於無法保護自己的人提供照顧」。同樣地，2002 年威斯康辛堅持維護「第五標準」中需要治療的條件。

對家屬而言，這一切代表什麼呢？這表示家屬必須先熟悉強制住院的過程和條件。最快的方法就是詢問最
166 近的精神病院或法院文書。其他可能拿到資料的地方如下：治療倡導中心（Treatment Advocacy Center）、地方上或各州的 NAMI 組織、你家附近的精神科醫生、地方上或各州的精神衛生署（Department of Mental Health）、公設辯護律師或警方。在治療倡導中心的網站 www.treatmentadvocacycenter.org. 上，可以找到很好的強制住院與協助治療的各州標準。家屬也需要瞭解需要準備什麼證據。例如說：口頭威脅別人是否足夠構成威脅？還是需要真正傷害別人才算？答案要看你的州政府法律是什麼，以及如何應用。家屬通常可以在聽證會發言。家屬提出的證據往往決定了患者是否可以得到治療。即使在擁有最人道、最激進的治療法律的州裡，家屬還是需要頑強地提出要求，讓患病的家人可以得到州政府規定中的所有照顧。確實，許多思覺失調症患者的家庭成員最後成了業餘律師，才能存活下來！

長期強制住院的後果很難預料。有些人事後完全不肯和家屬有任何來往。有些人離家出走。一個自稱為「精神

疾病倖存者」（psychiatric survivors）的極端團體的主要成員，就是一批曾經被強制住院的患者，他們將怨恨化為事業。這些人已經認同自己的疾病了。

另一方面，許多患者非常感激強制住院讓他們得到治療。紐約的約翰·肯恩（John Kane）和同事訪談了三十五位剛剛住院和兩個月後即將出院的強制住院患者。他們發現大部分患者「明顯改變他們對強制住院必要性的認知」。我參加了一個強制住院聽證會，一位女性思覺失調症患者告訴做證的女兒說，她再也不會理她了。一年後， 167
這位持續服藥症狀已完全緩解進入復原期的患者跟女兒道謝，因為女兒是唯一勇於強制她接受治療的家屬。

住院之外的選擇

思覺失調症首次發作的患者需要住院，已經診斷確定的復發患者（往往是因為停藥）則可能不用住院。有幾個其他選擇。

一個方法就是在急診室或診所接受注射。有經驗的醫生可以在六到八小時內大幅降低一半思覺失調症患者的精神疾病症狀，讓他們回家。問題是家屬已經累壞了，需要休息，可能不願意立刻接患者回家。

另一個日漸流行的方法是讓治療團隊到患者家中，評估狀況與提供診療。這可以大幅降低住院的情況，問題是需要有經驗的團隊後續合作。

另一個新發展就是短期住院用的公立精神病房，第十四章稱之為「類醫院」（semihospital），比精神病院便宜。這些類醫院在各地有不同的名稱，例如精神疾病機構（Institutions for Mental Diseases, IMDs）或危機之家（crisis homes）。某些加州精神疾病機構有兩百多張病床，除了名稱不同之外，和公立精神病院沒有兩樣。

還有一個選擇是居家治療，由公立醫院的精神科護
168 士提供家訪服務。英國常用這種方式，效果非常好。1967
年肯塔基州的帕沙曼內基（Benjamin Pasamanick）與同事的一項研究顯示，「藥物治療結合公立醫院精神科護士家訪的服務，**有效地**預防住院治療。居家治療和住院治療一樣有效，還可能更好。」我曾經在鄉下採用這個方式治療患者，護士每天去給患者注射兩次，維持一週，效果良好。

部分住院是另一種選擇。日間照護（患者白天在醫院，晚上回家睡覺）以及夜間照護（患者白天外出工作或參與活動，晚上去醫院睡覺）可能適合某些患者。二者費用都比住院低，這些機構通常和精神病院密切合作。可惜因為缺乏保險給付的問題，這種機構並不多。

治療費用和健康保險

選擇合適的住院治療及後續的醫療照護之最大考量，可能還是高昂的費用。費用可能大得驚人，即使是最有錢的人在付精神科帳單時，也懂得先坐下來以免昏倒了。

很多思覺失調症患者沒有健康保險。1998 年一項調

查顯示，美國 525 位因為精神疾病首度住院的患者中，44% 沒有保險、39% 有私人保險、15% 有醫療補助計畫（Medicaid）或聯邦醫療保險（Medicare）、2% 有退伍軍人保險。有私人保險的患者，保險給付給精神疾病的住院日數和門診次數都比其他疾病少。自從 1990 年起，美國大部分州通過了平等給付的法律。 169

拒絕平等給付的主要動力，來自於保險業者。這是因為某些精神科醫師會不當利用保險系統和物價指數。1985 年美國一項研究報告顯示，因為詐欺和濫用而被醫療補助計畫和聯邦醫療保險吊銷資格的醫師中，「精神科醫師占了大多數」。1990 年代早期的私立精神病院保險詐欺案中，精神科醫師扮演了重要角色。（請參考喬·薩爾基〔Joe Sharkey〕寫的《瘋人院：瘋狂的精神健康系統中的貪婪、獲益和詐騙》（*Bedlam: Greed, Profiteering, and Fraud in a Mental Health System Gone Crazy*））。

抗拒平等給付的原因，部分來自美國精神醫學會對精神疾病診斷的模糊定義。幾乎任何人都可以被貼上某種精神疾病的標籤、申請心理治療或住院的保險理賠。1999 年十二月的《華爾街日報》（*Wall Street Journal*）主筆寫到：

> 「平等給付之不可能，乃因為除了明顯的疾病治療外，『精神疾病』是一個模糊不清的名詞。結果就是保險人和『醫療系統』濫用或詐騙精神疾病健康保險，讓保險公司為了不嚴重的問

> 題和有爭議的療效不斷付費，同時還不斷為定義更廣泛的精神疾病爭取福利。」

2008 年，經過代言者多年努力，美國國會終於通過了要求平價保險的立法。在法律之下，醫療保險和私人保單裡的精神疾病項目必須提供與一般醫療和手術相等的福利水準，包括自付扣除額和定額手續費。大部分思覺失調症患者沒有私人保險，平價保險的法律本身對這類患者其實並沒有什麼影響。

美國人花費在健康保險上面的費用比任何國家都多，
170 但是得到的成果卻不成比例。解決平等給付的問題顯然就是要將給付限於有明確證據顯示確實的疾病，包括思覺失調症。對於沒有私人保險的思覺失調症患者，最重要的就是申請醫療補助計畫。首先要申請補充安全保險（Supplemental Security Insurance, SSI），就可以自動取得醫療補助計畫的資格（請參考第八章）。

建議閱讀

Cadet, J. L., K. C. Rickler, and D. R. Weinberger. "The Clinical Neurologic Examination in Schizophrenia." In H. M. Nasrallah and D. R. Weinberger, eds. *The Neurology of Schizophrenia*. Amsterdam: Elsevier, 1986.

Garfield, R. L., S. H. Zuvekas, J. R. Lave, et al. "The Impact of National Health Care Reform on Adults with Severe Mental Disorders." *American Journal of Psychiatry* 168 (2011): 486-94.

Goldman, H. H. "Will Health Insurance Reform in the United States Help

People with Schizophrenia?" *Schizophrenia Bulletin* 36 (2010): 893-94.

Stevens, A., N. Doidge, D. Goldbloom, et al. "Pilot Study of Televideo Psychiatric Assessments in an Underserviced Community." *American Journal of Psychiatry* 156 (1999): 783-85.

Taylor, R. *Psychological Masquerade: Distinguishing Psychological from Organic Disorders*. New York: Springer Publishing, 2007

【第七章】 171

藥物與其他治療

瘋狂就像下雨，會落在好人和壞人頭上，誰都無法避免。雖然是永遠的不幸，但不比寒顫或發燒來得更罪惡丟臉。

——格拉斯哥皇家精神療養院病患，1860 年

思覺失調症最主要的治療途徑就是藥物。如同糖尿病的藥物效果一樣：藥物無法根治思覺失調症，但是可以控制思覺失調症的症狀。[1] 治療思覺失調症的藥物並不完美，但是如果處方開對了，患者也的確按時服藥的話，藥物對大部分患者有效。

抗精神病藥（antipsychotics）也稱為抗精神病劑（neuroleptics）或主要鎮定劑（major tranquilizers），但是，最佳名稱或許是抗精神病藥，因為描述了藥物的目的。第一種抗精神病藥物是 chlorpromazine（通用名，商標名是 Thorazine、Largactil 以及其他）。（從這裡開 172

1　審閱者註：思覺失調症乃是慢性疾病，無法根治（cure）但可以控制（control）的模式，跟高血壓、高血脂、糖尿病等慢性疾病類似。愈是規律治療（包括本書中提及之藥物與非藥物），預後愈佳。

始，所有的商標名都會用大寫字母開頭，並放在括號裡面。）Chlorpromazine 是在 1952 年在法國被偶然發現的。

這些藥有效嗎？

我們已知抗精神病藥確實有療效。它們對於所謂的思覺失調症正性症狀特別有效，但是對負性症狀以及認知症狀的效用很有限。平均來說，70% 的患者服藥後明顯改善，20% 稍有改善而有 10% 的患者沒有改善。我們必須記得，發現抗精神病藥物之前，許多思覺失調症病患一生都住在精神病院裡。如果定期服用抗精神病藥物，可以大幅減少復發與再度住院的機會。例如，早在 1975 年，約翰・戴維斯（John Davis）醫生重新審閱了二十四篇關於服用抗精神病藥物的患者的文獻，發現定期服藥的患者復發機率只有不定期服藥的患者的一半。2012 年，史蒂芬・陸赫特（Stefan Leucht）等人重新審閱了六十五篇研究文獻，發現一年之後，27% 服用抗精神病藥物的思覺失調症患者，以及 64% 沒有服藥的患者會復發。這表示服藥並不保證患者再也不會復發，不服藥也不一定就會復發，但是服藥確實大幅改善不再復發的機率。抗精神病藥物的療效比例和內科大部分藥物的療效比例近似。也有一些證據顯示，抗精神病藥物可以改善疾病帶來的神經症狀。請參考第五章。

當然，抗精神病藥物只對肯服藥的思覺失調症患者有效。美國的研究顯示，「大約 40% 的思覺失調症回應者表示，過去六到十二個月並未接受任何精神健康治療。」歐洲最近的兩個大型研究發現，不服用抗精神病藥物的思覺失調症患者，比服藥的患者早死。因此，我們未能好好治療思覺失調症患者的事實，可能解釋了為什麼思覺失調 173
症患者早死的機率較高。請參考第四章。

雖然我們知道抗精神病藥物的確有效，我們並不知道藥物真正的作用機制。我們知道抗精神病藥物主要針對腦部神經傳導物質的受體，特別是多巴胺。後來發現抗精神病藥導向其他受體，例如血清素、麩胺酸、GABA、正腎上腺素和組織胺。但是，我們不知道這些神經傳導物質和思覺失調症之間確實的關係。當我們知道某種特定藥物以哪個受體為目標，可以因此知道會有什麼副作用，但不會知道藥物的效用。現在我們知道，有些抗精神病藥物也可以有效防禦傳染原，並對免疫系統有影響，所以這可能就是它們的作用方式。總之，我們並不真正知道藥物如何發揮作用，就像我們到現在也一直不知道阿斯匹靈如何發揮作用。

你能夠信任誰提供的資訊

抗精神病藥物商機龐大。olanzapine 成為學名藥之前，其前身是商標藥 Zyprexa，是禮來（Eli Lilly）藥廠賣得最好的藥物，一年幾乎可以賣到三十億美元。2010 年，所有抗精神病藥物總共賣了 160 億美元。2014 年，

aripiprazole（Abilify）是美國所有藥物中，獲利最大的藥物。治療思覺失調症是筆大生意，主要的藥廠都給了許多思覺失調症研究者資金，試圖影響他們，以支持藥廠出的藥。研究者會撰寫文章或針對臨床醫生演講，介紹使用該藥物。因此，你無法完全信任精神醫學專家撰寫、關於這些藥物的文章。還有，絕大部分的藥物研究經費都來自藥廠。過去，他們只發表正面的研究成果，最近，某些公司會發表負面結果了。政府應該規定所有研究結果都要公開發表。

我個人從來沒有從任何藥廠拿過任何錢，我在本章
174 中的意見都來自我知道和藥廠沒有關係的同事研究，尤其是約翰·戴維斯和他的研究團隊。我也參考了《最糟藥物，最佳藥聞》（*Worst Pills, Best Pills News*）、《醫學通信》（*The Medical Letter*），以及思覺失調症患者預後研究團隊（Schizophrenia Patients Outcome Research Team, PORT）2009 年的推薦。後者是美國國家心理衛生研究院資助的團體，而非由藥廠資助。我相信，這些是最可靠的資訊來源。當然還有其他的治療指引，例如德州藥物計算計畫（Texas Medication Algorithm Project, TMAP），由於大部分經費來自藥廠，充滿了偏見。

你應該使用哪種抗精神病藥呢？

目前美國有二十種抗精神病藥物的口服錠，以及六種長效型注射針劑（表 7.1 和表 7.2）。當然也有美國沒

上市，其他國家才上市的抗精神病藥物，但這當中只有 amisulpride 值得信賴。很不幸的，製造 amisulpride 的法國賽諾菲（Sanofi）公司從未尋求美國食品藥物管理局的上市許可。另外一種抗精神病藥物 molindone（Moban）以前在美國買得到，但是不幸的在 2010 年退出市場，這是不會引起體重增加的藥物之一。

市面上找得到的抗精神病藥物有這麼多，令人很難決定使用哪一種。以下的一般原則可能有幫助：

1. Clozapine 是最有效的抗精神病藥物，比其他藥物好很多。這是唯一一種對暴力和自殺行為有效的藥物。Clozapine 也有副作用和其他問題（請參考以下的介紹），但沒有試過 clozapine 的思覺失調症患者不能宣稱是難治型思覺失調症患者。
2. 除了 clozapine 之外，整體來說，第一代抗精神病藥物（1990 年之前問市的藥物）和第二代抗精神病藥物（1990 年之後問世的藥物）同樣有效。二者的副作用
不同，但是整體藥效相同（雖然個別藥物的藥效有一 175
點點差別）。美國和歐洲的大型研究證實兩組藥物的藥效相同。
3. 最大的研究比較了抗精神病藥物的藥效，在 212 個試驗中評估了十五種藥物，其中十二種藥物在美國可以
買得到。根據比安慰劑有效的程度，每種藥物會獲 176
得一個評分（請參考表 7.3）。不意外地，clozapine 比其他抗精神病藥物得分都高很多，排在其後的有

表 7.1　美國市面上的抗精神病藥物（錠型）

第一代

抗精神病藥物	商標名	日劑量（毫克）	是否已經有學名藥？
chlorpromazine	Thorazine	400-600	是
fluphenazine	Prolixin	5-15	是
haloperidol	Haldol	5-15	是
loxapine	Loxitane	60-100	是
perphenazine	Trilafon	12-24	是
thioridazine	Mellaril	400-500	是
thiothixene	Navane	15-30	是
trifluoperazine	Stelazine	10-20	是

第二代

抗精神病藥物	商標名	日劑量（毫克）	是否已經有學名藥？
aripiprazole	Abilify	10-30	是
asenapine	Saphris	5-15	否
brexpiprazole	Rexulti	2-4	否
cariprazine	Vraylar	1.5-6	否
clozapine	Clozaril	400-800	是
Iloperidone	Fanapt	12-24	是
lurasidone	Latuda	40-80	否
olanzapine	Zyprexa	15-20	是
paliperiodone	Invega	6-12	是
quetiapine	Seroquel	400-800	是
risperidone	Risperdal	4-6	是
ziprasidone	Geodon	120-200	是

表 7.2　美國市面上的抗精神病藥物（長效針劑）

抗精神病藥物	商標名	日劑量（毫克）	是否已經有學名藥？
fluphenazine decanoate	Prolixin	每兩到三星期肌肉注射 12.5-25 mg	有
haloperidol decanoate	Haldol	每月肌肉注射，劑量約為每日口服毫克數的 10-15 倍	有
aripiprazole	Abilify Maintena	每月肌肉注射 400 mg	有
aripiprazole lauroxil	Aristada	每六星期肌肉注射 882 mg	有
olanzapine pamoate	Zyprexa Relprevv	每月肌肉注射 300-405 mg	無
risperidone	Risperdol Consta	每兩星期肌肉注射 25-50 mg	即將上市
paliperidone palmitate	Invega Sustenna	每月肌肉注射 117-234 mg	無
	Invega Trinza	每三個月肌肉注射 410-819 mg	無

olanzapine、risperidone 和 paliperidone。後二者的化學結構很類似。

4. 選擇抗精神病藥物時，可以放心地忽視四種最新藥 177
物：lurasidone（Latuda）、asenapine（Saphris）、brexpiprazole（Rexulti）和 cariprazine（Vraylar）。這些藥物都還受到商標保護，因此非常昂貴。目前的研究顯示，這四種藥物都很普通，沒有什麼特別值得推

表 7.3　12 種抗精神病藥物的藥效比較[2]

抗精神病藥物	藥效評分
clozapine	88
olanzapine	59
risperidone	56
paliperidone	50
haloperidol	45
quetiapine	44
aripiprazole	43
ziprasidone	39
chlorpromazine	38
asenapine	38
lurasidone	33
iloperidone	33

薦之處。Brexpiprazole 和 aripiprazole 只是在化學結構上稍有一點不同。我們要知道在美國，要讓新的抗精神病藥物獲准上市，美國食品與藥物管理局只要求藥效比安慰劑好就可以了，並不需要和現有的藥物一樣或更好。所以，許多新藥並沒有舊的藥物好。

5. 現在廣為接受的觀念就是，選擇抗精神病藥物時，主要考量的應該是副作用。體重增加往往伴隨著血糖和血脂增加，是重大副作用，有心臟病和中風的

2　審閱者註：本表代表一個研究的結果，由於國際間一直有新的藥物研究發表，加上藥物療效亦有人種差異，因此本表僅供參考。

危機。在以前毫無血糖問題的人身上，也可能血糖升
高，而且可能快速發生。如果患者沒有增加很多體
重，就不常看到血糖增加。如果血糖太高了，發生糖
尿病酮酸中毒，就可能致命。這個問題顯然和遺傳性
體質有關，在美國黑人中比較常見。服用第二代抗精
神病藥物的人身上，比較常發生這兩個副作用，尤其
是 clozapine（Clozaril） 和 olanzapine（Zyprexa）。
Chlorpromazine（Thorazine）、thioridazine
（Mellaril）、quetiapine（Seroquel）、risperidone
（Risperdal） 和 paliperidone（Invega） 也 可 能 引
起 體 重 增 加。Haloperidol（Haldol）、fluphenazine
（Prolixin）、loxapine（Loxitane）、perphenazine
（Trilafon）、thiothixene（Navane）、trifluoperazine
（Stelazine）、ziprasidone（Geodon） 和 aripiprazole
（Abilify）最不會引起這些問題。但是任何抗精神病
藥物，無論是第一代或第二代，都可能有這些副作
用。因此，負責治療的精神科醫師最好在患者開始服
用抗精神病藥物之前，先測量患者的基礎體重。對於
服用 clozapine 和 olanzapine 的患者，還要測量基礎血
糖和糖化血紅素。服用這些藥物的第一年，都要定期
測量體重和血糖。服用 clozapine 的人要用同一管血
液測量血糖和白血球數量（請看關於 clozapine 的介
紹）。服藥後體重增加的患者也應該去看營養專家， 178
協助制定飲食計畫，還要大量增加運動量，協助管理
體重。在服藥的頭幾個月體重增加最快，這個時期的

飲食和運動最為重要。

6. 需要注意的其他副作用，還包括各種動作異常，通常稱為錐體外症候群（extrapyramidal symptoms, EPS），包括肢體僵硬、顫動、動作緩慢、脖子或眼睛肌肉急性僵直（稱為急性肌張力不全）、靜坐不能，使得患者一直來回踱步。這些是常見的、很不愉快的抗精神病藥物的副作用。雖然錐體外症候群不會引起任何永久損害，但會讓患者特別害怕，其實可以用抗膽鹼劑，例如可捷錠（benztropine, Cogentin），在幾分鐘內解除。因此，許多精神科醫師會為服用可能引起錐體外症候群的抗精神病藥物的患者開預防性的抗膽鹼劑處方。這些可能引起錐體外症候群的藥物包括 haloperidol、fluphenazine、thiothixene，以及程度較小的 risperidone 和 paliperidone。所有其他抗精神病藥物也可能有此副作用，但是以上所列出的藥物最有可能。clozapine、quetiapine、olanzapine 和 thioridazine 最不可能引起錐體外症候群的現象。事實上，思覺失調症本身可能也會造成神經症狀引起的僵硬和顫動，即使是從未服用過抗精神病藥物的患者也有此現象。錐體外症候群可以使用抗膽鹼劑治療。貝它受體阻斷劑（Beta blockers）和苯二氮平類（benzodiazepines）也經常用來治療，但是效果比較不好，而且本身也有副作用。

抗精神病藥最主要的副作用就是遲發性不自主運動（tardive dyskinesia）。通常要等到用藥幾個月或幾年以後才會出現。遲發性不自主運動包括舌頭和嘴唇的不自主動作，例如咀嚼、吸食、用舌頭頂臉頰、噘唇。有時候手臂和雙腿會不自主地無意識抖動，甚至整個身體抖動。通常是患者服藥期間出現這些副作用，少數是停藥以後才出現。而有些患者的副作用持續一生，目前沒有解藥。

遲發性不自主運動可能是疾病症狀，不一定是藥物 179
副作用。早在抗精神病藥尚未開始使用的 1845 年到 1890 年，英國一家精神病院 600 多位病患的病歷顯示，「非常多異常動作和姿勢……三分之一思覺失調症患者動作異常，出現類似遲發性不自主運動的現象」。最近一項研究發現，從未服藥的思覺失調症患者中，12% 三十歲以下的患者和 25% 三十到五十歲之間的患者有不自主運動症狀。大部分關於遲發性不自主運動發生率的研究，是假設所有現象都源自於藥物副作用；事實上，有很多個案並不是。考特（Khot）和懷特（Wyatt）的結論是，「這些動作並非都是遲發性不自主運動所導致」，他們認為只有 20% 才是真正的遲發性不自主運動。這個數字和美國精神醫學會 1980 年的估計（10% 至 20%）相仿。

第一代抗精神病藥物似乎比第二代抗精神病藥物更會引起不自主運動，雖然二者中的任何一種藥物都有可能引起不自主運動。女性似乎比男性更容易產生不自主運動。患者、家人、治療患者的精神健康專業人士應該注意不自主運動的早期症狀，尤其是舌頭壓迫臉頰的動作。如果開始有症狀，應該換成第二代抗精神病藥物，或是嘗試各種對這類個案有效的治療：ondansetron、valbenzine、tetrabenazine 或電痙攣療法（ECT）。不過，如果沒有額外治療，不自主運動也不見得會變得更糟糕。一項研究追蹤四十四位有遲發性不自主運動的患者十年，發現有 30% 的患者惡化、50% 的患者維持同樣程度、20% 的患者確實有所緩解。

7. 有些抗精神病藥物還可能使得泌乳素增加，並引起性功能的副作用。泌乳素也可能因為思覺失調症而增加。泌乳素增加可能引起胸部分泌（稱為乳溢症 galactorrhoea）、男性胸部變大（稱為男性女乳症
180 gynecomastia）、月經不規則，以及性功能障礙。也有人認為泌乳素如果長期升高，可能造成骨質疏鬆。最可能引起泌乳素增加的抗精神病藥物是 risperidone 和 paliperidone。稍微有影響的是 ziprasidone 和所有的第一代抗精神病藥物。最不可能提高泌乳素的是 aripiprazole、quetiapine、olanzapine 和 clozapine。

   請注意，泌乳素提升是一把雙刃劍。它引發不良副作用的同時，也因為干擾月經而明顯降低女性懷孕的可能。在 1990 年代，許多患了思覺失調症的女性都從會提升泌乳素的第一代抗精神病藥物換成不會增加泌乳素的 olanzapine 或 clozapine，結果產生許多不受歡迎的意外懷孕。

8. 鎮定作用可能會是個麻煩的副作用，尤其是對於有

工作的思覺失調症患者。在一開始服用抗精神病藥物時，鎮定作用最為嚴重，然後會逐漸減輕。在抗精神病藥物中，clozapine 造成的鎮定作用最強。其他也會有鎮定作用的藥物包括：quetiapine、ziprasidone、 chlorpromazine 和 thioridazine。 最不會引起鎮定作用的是 aripiprazole、iloperidone（Fanapt）或 paliperidone。其他抗精神病藥物的鎮定作用似乎介於中間。可以選擇在睡前服用抗精神病藥物，以減緩鎮定作用。有鎮定作用的抗精神病藥物也可以協助患者睡得更好。

9. 如果患者有心臟的傳導問題，例如某種心律異常，可能無法使用某些抗精神病藥物，尤其是 thioridazine 和 ziprasidone，但是也包含 asenapine、chlorpromazine 和 iloperidone。此時如果用 aripiprazole、paliperidone 或任何第一代抗精神病藥物，則相對比較安全。
10. 唯一已知可以當作毒品被濫用的抗精神病藥物是 quetiapine。可以壓碎吸食或加水注射，也可以在街頭轉賣。
11. 抗精神病藥物的價格差異很大，請參考以下關於價格的部分。如果患者或家人需要付擔藥費，可能希望使用最經濟的藥物。根據《醫學通信》（2016.12.19.）olanzapine 和 risperidone 是最不昂貴的口服抗精神病藥物，三十天藥物的批發價可以低於美金二十元，但是零售價可能各地不同。Haloperidol、loxapine、quetiapine、thioridazine 和 ziprasidone 也相對不那麼貴。藥物費用可能也是監獄的重大考量，因為監獄需要提供藥物給許多有嚴重精神疾病的囚犯，但是經費有限。

12. 選擇抗精神病藥物時，遺傳測試的角色是什麼？遺傳學家廣為宣稱遺傳藥理學可以形成「個人化的藥物」。對於一些稀少的遺傳疾病，以及某些癌症，這確實是很棒的承諾，但是對思覺失調症則並非如此。在未來，遺傳測試有可能在協助預測抗精神病藥物的副作用上，扮演相當的角色，但是目前為止，思覺失調症的遺傳測試還只是炒作而已。
13. 女性思覺失調症患者懷孕會有特別的問題。一般而言，抗精神病藥物對胎兒發育算是相當安全，並不會導致胎兒異常，不像鋰鹽和 valproate。研究顯示 olanzapine 和 haloperidol 比其他抗精神病藥物更容易透過胎盤，但是後果未知。最近一篇文章重新審閱了所有已經發表的相關文獻，發現使用第二代抗精神病藥物（和代謝異常有關）可能導致嬰兒出生時較重，所以使用第一代抗精神病藥物可能較佳。請參考本書第十章。

首次發病精神疾病之治療計畫

有了以上的原則，要如何實際執行治療呢？對於首次發作精神疾病的患者，要如何選擇藥物？**只要有可能，應**

該讓患者、患者家人和精神科醫師進行醫病共享決策。[3]
一起做決定不但顯得尊重患者與家人，同時也會讓患者更
規律參與治療、願意服藥。有一篇文章寫到，醫病共享決
策也「提供機會，（讓患者和家人）評估治療的優點和缺 182
點，在確診重大精神疾病之後，重新建立生活。」我治療過某些患者，他們很能覺察到自己的疾病，能夠在一個範圍內，根據自己的狀況，獨立自主地增加或減少服用的抗精神病藥物劑量。很不幸地，只有一半的思覺失調症患者能夠進行醫病共享決策。另外一半的患者有不同程度的病覺缺失症，否認自己有病。這些患者往往需要強制治療。請參考第十章。

針對首發精神疾病的患者可能的治療：首要的考量應該是患者是否有暴力傾向或自殺傾向。對於這種患者，clozapine 是首選，但是往往無法立即直接使用，必須從低劑量開始，慢慢增加。所以需要用另一種藥物先穩定患者狀況，幾週後才完全轉用 clozapine。同時，在開始做治療計畫時，要盡早提及藥物費用。如果患者或家人負擔藥物費用的話，就先從比較不昂貴的藥物開始治療。2016 年，olanzapine 和 risperidone 的學名藥（非商標藥）最不昂貴，不過，和其他抗精神病藥物相較，haloperidol、

3 審閱者註：醫病共享決策（Share decision making）是患者和醫師就治療決策達成一致意見的過程。醫療保健提供者會向患者解釋治療方法和替代方法，患者與家屬思考後，選擇最符合其治療需求的治療方案。

loxapine、quetiapine、thioridazine 和 ziprasidone 的價錢也比較低一些。如果一開始的處方就太貴，患者無法負擔的話，治療注定會失敗。如果思覺失調症患者可能不會自動服藥的話，一開始就使用長效針劑的抗精神病藥物會比較好。

接著，治療計畫要考慮體重增加的問題，以及伴隨的血糖或血脂增加。這是抗精神病藥物最麻煩的副作用了。如果患者已經過重，或已經有高血糖的現象，或是患者認為體重增加會是重大災難的話，一開始就要使用最不會引起體重增加的抗精神病藥物。

對於其他患者，一開始可以使用 olanzapine 或 risperidone，因為除了先前提過的 clozapine 之外，這些抗
183 精神病藥物的藥效最好。在一開始的嘗試治療過程中，如
果出現鎮定作用、性功能的副作用或動作異常，可以嘗試
使用其他抗精神病藥物。如果患者未對劑量充分的某種標
準抗精神病藥物產生反應，就嘗試第二種，或是開始使用
clozapine。不過，歐洲最近的一項研究顯示，如果患者對
第一種標準的抗精神病藥物沒有反應，對於第二種標準抗
184 精神病藥物也不會有反應。因此，這時候應該換成最有
效的抗精神病藥物 clozapine，才能盡快改善精神疾病症
狀。這個計畫認為，在嘗試 clozapine 之前，患者無需先
嘗試兩線標準抗精神病藥物。

劑量與持續時間

抗精神病藥物的最佳劑量各人不同，要看遺傳因素、腸道吸收藥物的效能、 藥物透過血液和腦部之間的隔閡到達腦部的能力，以及其他未知因素而定。表 7.1 列出了通常的每日平均劑量。有些人需要更少，有些人需要更多。一項研究呈現了抗精神病藥物劑量的個人差異。研究中，所有患者都服用 20 毫克的 fluphenazine，然後測量血液中的藥物濃度。患者血液中藥物濃度最低和最高之間相差了四十倍之多。因此，抗精神病藥物的劑量沒有一定，開立處方必須有彈性。有些患者可能適合小劑量，有些會需要很大的劑量才能獲得同樣的效果。

還有兩個因素會影響劑量：性別和種族。一般而言，
女性比男性需要較少的劑量。有些種族的患者需要比其他
種族患者更高的劑量才能獲得同樣的效果，因為不同種族
之間，負責代謝抗精神病藥物的酵素分布不同。研究顯示
在美國，白人和黑人需要大約一樣的劑量，西班牙裔則需
要較低的劑量，亞裔需要的劑量最低。當然，這些都是統
計結果，無法預測任何個體的需要，因為同一個種族，每
個人的酵素濃度也不一樣。一般而言，最好一開始使用低
劑量，然後慢慢增加劑量。但是如果患者有暴力或自殺傾
向，就需要用高劑量藥物開始治療。同樣地，停用抗精神 185
病藥物時也要逐步降低劑量。

倘若是首發思覺失調症接受治療的話，要嘗試一種抗精神病藥物多久，才能宣告此藥無效呢？不同的病人服用

同一種藥物同樣劑量之後，血中的藥物濃度非常不同，所以對藥物的反應也極為不同。有些急性思覺失調症的患者可能在三天內就有反應，有些患者則需要三週，甚至三個月。一般的原則是如果兩週後症狀還沒有改善，就應該嘗試另一種藥物了。如果有改善，就要持續使用同樣的藥物至少八週，因為改善的程度可能會持續十六週或更久。一項研究的結論說：「許多首發病患會在同樣藥物治療八週和十六週之後有所反應。」

在精神疾病首發之後，要服用多久的藥物呢？這是個有爭議性的問題。應該由患者、家人和醫生一起決定。一方面，我們知道，四分之一的精神疾病患者不會復發，但是我們無法看出來誰不會復發。另一方面，最近的研究顯示，無論短期或長期（十年）而言，持續服用抗精神病藥物比較久的患者表現比較好。做決定時，要嚴謹考慮預後預期因子（請參考第四章）。如果預期因子還算好，患者對藥物反應也很好的話，我會建議慢慢地減少抗精神病藥物的劑量，幾個月後完全停藥。如果有任何復發跡象，應該立即重新開使服用抗精神病藥物。

思覺失調症復發時，復發的速度不同。有的人在停藥的幾天之內，症狀明顯增加，有的人可以維持幾個月都沒有症狀。症狀重新出現的速度可能很突然，也可能很慢。

一旦患者有兩次或更多次的發作，就需要持續服藥好幾年。我會鼓勵他們把自己當作糖尿病人，需要服用藥物維持健康。有時他們會需要比較高的劑量，有時則需要較低劑量。要努力維持劑量愈低愈好，同時還要能夠預防症狀重新出現。這個理想劑量每個人都不同。過去，有人研究過斷續式的用藥，患者有症狀時服藥，沒有症狀時停藥。這些研究發現，斷續式用藥對部分患者無效。當思覺失調症患者年紀漸大，往往需要比較低的抗精神病藥物劑量，有些老人則可以完全停藥。

因為患者對於抗精神病藥物的反應不同，思覺失調症患者和家屬有責任紀錄治療，包括藥物種類、劑量、反應、副作用和用藥時間。這種做法極有幫助，可以預防重複已經無效的處方，在未來的治療過程中節省數週的嘗試錯誤時間。患者對相同治療可能有不同反應，所以臨床上建議應維持同一個治療團隊持續評估療效（請參考第九章）。由同一位精神科醫師和治療團隊長期照顧思覺失調症患者，更可能造成好的預後。

Clozapine：最有效的抗精神病藥物

在思覺失調症治療上，clozapine 是黃金標準。許多研究顯示，clozapine 比其他抗精神病藥物更有效。1993 年，clozapine 甚至上了《時代雜誌》的封面。這是唯一可以減少暴力行為和自殺想法的抗精神病藥物，也通過了美國食品與藥物管理局的審查。研究顯示，clozapine 也可以降低思覺失調症患者被逮捕和進急診室的機率，最重要的是可以降低早死的機率。clozapine 也可以為患者省錢，因為住院機率降低了。2016 年的研究顯示，如果好好運用 clozapine，退伍軍人健康署每年可以節省八千萬美元。

雖然 clozapine 的紀錄輝煌，美國卻不常用。目前，美國只有 4% 思覺失調症患者服用 clozapine，德國 20%、澳洲 35%、中國大陸各地 25～60%。為什麼美國不廣泛使用 clozapine 呢？最重要的原因就是 clozapine 會引起白血球降低──藥物引起的無顆粒白血球症（agranulocytosis）。下面會描述這個現象。另一個原因，clozapine 是學名藥（通用藥），沒有藥廠會推廣 clozapine。公司寧可花上百萬美元的錢說服精神健康專業人士開最新的、藥效更差、更昂貴的抗精神病藥物。

不常使用 clozapine 的另一個原因是明顯的副作用。鎮定是一個大問題，但是可以在睡前服用 clozapine，以減緩鎮定作用。體重增加也是重大的副作用，就像 olanzapine 一樣。服用 clozapine 的患者也會抱怨過度飢餓、便祕以及偶爾的尿失禁。更嚴重的副作用是一千位服用 clozapine 的患者之中，會有八位白血球數量降低，稱為藥物引起的無顆粒白血球症。如果持續可能致命。因此，開始服用 clozapine 之後的頭六個月，每週都要抽血檢驗。接下來六個月則是每兩週抽血檢驗，之後是每個月。血液檢驗會顯示白血球數量是否低於 3,500/mm，或是絕對嗜中性白血球數量是否低於 2,000/mm。只要按時抽血檢驗，clozapine 可以很安全。如果不做抽血檢驗，白血球數量不斷降低，最終會致命。現在法律規定，服用 clozapine 一定要做血檢，所以 clozapine 其實和其他抗精神病藥物一樣安全。2007 年市場上出現了一種遺傳測驗，協助預測哪些患者更可能發展出藥物引起的無顆粒白血球症。但是這個測驗無法提供絕對的答案，只是將患者分為低危險群和高危險群兩組，用處極有限。

因為 clozapine 可能引起無顆粒白血球症，通常並非用藥首選。但是，除非已經嘗試過了 clozapine，任何思覺失調症患者都不可以被視為難治型患者。對於有暴力傾向、自殺念頭或是有遲發性運動障礙（tardive dyskinesia, TD）的思覺失調症患者，clozapine 都是最佳藥物。 188
clozapine 的標準用法是十二週，每天劑量 500 至 800 毫克，雖然有些患者對較低劑量會有反應。許多臨床醫師會用血液檢體估計血液中的 clozapine 濃度。為了確定數量足夠發揮治療效果，建議血中濃度至少是 350 ng/ml。有證據顯示，clozapine 在血液中濃度高比濃度低更為有效，但是每一位患者需要的劑量都不同，因為每個人的代謝速率不同。2017 年，已故路易斯・歐普洛（Lewis Opler）和同事一起出版了一本關於 clozapine 很有用的書（請參考建議書單）。一位覺得 clozapine 對他有幫助的患者成立了 CURESZ 基金會（www.curesz.org），提倡使用 clozapine。

監督：患者有在服藥嗎？

思覺失調症患者不服從醫囑乖乖服藥，是復發和重新住院的最大原因，請參考第十章。患者不好好服藥的原因很多，最常見的原因是他們不覺得自己生病了。他們有病覺缺失症。請參考第一章。

為了確定思覺失調症患者真的有服用抗精神病藥物，我們有幾個選擇。對於把藥片藏在臉頰中或舌頭下，之後再吐出來的患者，有些抗精神病藥物有快速溶解的形式，放在嘴裡就會被吸收了。有快速溶解形式的藥物包括：risperidone（Risperdal M-Tab）、aripiprazole（Abilify Discmelt）、olanzapine（Zyprexa Zydis）和 clozapine（Clozaril FazaClo）。

許多抗精神病藥物也有口服的液型。對於吞嚥藥物有困難的患者，以及把藥藏在嘴裡的患者都很有用。用液態抗精神病藥物的缺點，是比較容易量錯劑量，同時價錢也貴多了。液態抗精神病藥物通常是加在果汁（不可以用葡萄柚汁）裡，大部分不會和咖啡、茶、可樂一起喝，
189 因為咖啡因會增加藥物的吸收速率，快速提升血液中藥物濃度。液態藥物包括：chlorpromazine、fluphenazine、haloperidol、loxapine、thioridazine、trifluoperazine、aripiprazole 和 risperidone。

確定患者好好服用抗精神病藥物的另一個選擇，是抽血檢查。服用 clozapine 的患者本來就會定期抽血檢查，服用其他抗精神病藥物的患者也可以定期抽血檢查，不過可能需要更特別的實驗室才有足夠的檢查設備。檢查血液中的藥物濃度，對於患者是否需要更高劑量的抗精神病藥物上，會很有幫助。例如，有些人的腸道對抗精神病藥物吸收不良，或是代謝太快而需要更高的劑量，才能獲得足以發揮治療的血液藥物濃度。

2017年又出現一個方法，可以確定患者好好服用抗精神病藥物。美國食品與藥物管理局通過了有內建發射器的藥片。當藥片到了患者胃部，解離之後，發射器會將訊號送到患者身上戴的一個類似OK繃的接收器。接收器可以事先設定，自動將訊號傳遞給任何遠端的電腦或手機，讓人知道患者已經服用了藥物。會忘記服藥的患者或是必須服藥的患者都可以使用這種藥片。這種新型藥片已經在肺結核患者身上使用了，確實可以改善不好好服藥的現象。對於思覺失調症，這種藥片只有aripiprazole於2017年獲准上市，稱為Abilify MyCite。2018年，Abilify MyCite一個月的藥費是1,650美元。

長效型抗精神病藥物針劑

在確定患者會好好服用抗精神病藥物的各種可能中，最有把握的方法就是施打長效型針劑。表7.2列出了所有針劑，包括兩種第一代抗精神病藥物（fluphenazine和haloperidol）以及四種第二代抗精神病藥物（aripiprazole、olanzapine、risperidone和paliperidone）。
大部分是二到四週注射一次，aripiprazole則可以每六週注 190
射一次，paliperidone則是每三個月注射一次。注射在上臂或臀部，同樣有效。要注意一點，必須要先讓患者服用口服藥片，評估副作用，然後才施打長效型注射針劑。

長效型抗精神病藥物已經證實有效。幾個研究顯示，長效型注射比口服藥的復發率少了30%。在一項研究中，長效型注射也明顯降低了思覺失調症患者的暴力事件。很有意思的是 2017 年瑞典的研究顯示，「思覺失調症患者中，使用長效型注射的患者比使用口服藥物的患者死亡率低了 30%」。雖然有這些良好紀錄，美國思覺失調症患者使用長效型注射的比例只有歐洲的一半。

一切都失敗後，可以嘗試的藥物

許多思覺失調症患者只會對已有的抗精神病藥物產生部分反應，包括藥效最好的 clozapine 在內。對這些人，還有什麼治療選擇呢？我們可以結合兩種或更多種的抗精神病藥物一起使用，或是在抗精神病藥物之外，再加上一種輔助藥物（adjunct medication），稱為多元用藥（polypharmacy）。治療其他疾病時，經常使用多元用藥，例如高血壓、糖尿病和癲癇。在治療思覺失調症上，還是相當新的做法。

多元用藥對部分患者而言可能值得一試，但是費用增加之外，也可能有藥物相互作用的危機。抗精神病藥物和另一種藥物之間的相互作用可能影響抗精神藥物本身的療效，因為血中濃度可能降低（比較無效），或是提高（副作用更可能發生）。其他藥物對抗精神病藥物可能沒有相互作用，或是作用很小，但會引起一般性的效果（例如，抗精神病藥物和巴比妥酸鹽在一起會引起重度的鎮定作
191 用）。也有一些藥物的相互作用不會影響抗精神病藥效，但是會改變另一種藥物的作用，例如，有些抗精神病藥物

和抗凝血劑 Coumadin 在一起，會造成血液凝固的時間更長。思覺失調症患者和家屬應該問醫生關於藥物相互作用的疑慮。大部分藥劑師也可以在電腦資料庫中尋找這方面的資訊。

結合不同的抗精神病藥物是很常見的做法。研究顯示美國「33% 患者服用兩種抗精神病藥物，幾乎有 10% 服用三種抗精神病藥物。」雖然抗精神藥物的混合使用很廣泛，但是目前尚無研究顯示結合用藥會比單一用藥更為有效。結合用藥往往包含一種第一代和一種第二代抗精神病藥物，或是兩種第二代抗精神病藥物。重點是醫生要對藥物有足夠的了解，才可以有智慧地選擇結合哪些藥物。如果結合兩種類似的抗精神病藥物就沒有道理了。例如，risperidone 和 paliperidone 幾乎一模一樣。fluphenazine、perphenazine 和 trifluoperazine 都是哌嗪類酚噻嗪（piperazine phenothiazines），所以，結合這些藥物毫無益處。

醫學界嘗試過將許多藥物當作已有的抗精神病藥物的輔助藥物。最常見的是治療癲癇的藥物（抗癲癇藥），因為其中有些藥物對治療躁鬱症也有效。這些藥物包括丙戊酸（valproic acid, Depakene）、valproate（Depakote）、carbamazepine（Tegretol）、lamotrigine（Lamictal）和 topirimate（Topamax）。Carbamazepine 絕對不可以和 clozapine 混合使用，因為 carbamazepine 也會降低白血球數量。雖然有許多研究，但尚無證據顯示這些藥物對於思覺失調症有效，只可能對於某些情感思覺失調症

（schizoaffective disorders）有效。鋰鹽也是一樣。鋰鹽是治療躁鬱症的標準藥物，對思覺失調症卻沒有什麼幫助，除了極少數例外。

苯二氮平類藥物，例如 diazepam（Valium）、lorazepam（Ativan）和 clonazepam（Klonopin）有時也被當作輔助藥物，以減少思覺失調症患者的焦慮與不安，讓患者睡得更好。證據顯示，它們的藥效普通。除非有嚴格
192 的監督，苯二氮平類藥物不可以和 clozapine 同時服用，因為可能有嚴重（甚至致命）的藥物相互作用。如果服用苯二氮平類藥物幾個月，也有可能上癮，突然停藥的話，會引起戒癮症狀，例如癲癇發作。

抗憂鬱藥可用來治療思覺失調症患者的憂鬱症，也可以用來結合治療思覺失調症本身的症狀。最常用的是選擇性血清素再吸收抑制劑（SSRIs），例如 fluoxetine（Prozac）、sertraline（Zoloft）、paroxetine（Paxil）、fluvoxamine（Luvox）和 citalopram（Celexa）。有些臨床醫生宣稱這些藥物可以改善憂鬱症之外的其他負性症狀，但是觀察結果仍不一致。SSRIs 提升許多抗精神病藥的血液濃度，可能是有效的原因。其他抗憂鬱劑，例如 trazadone（Desyrel）和 mirtazapine（Remeron）有時可以用來協助失眠的患者。

一起服用抗精神病藥物和輔助藥物時，一定要十分小心，不要使用和抗精神病藥物有同樣副作用的輔助藥物。最重要的考量是可能增加體重或其他代謝副作用的輔助藥物，加上有同樣副作用的第二代抗精神病藥物，例如丙戊

酸、valproate 和 mirtazapine。並不是不可以這麼做——醫生經常這麼做，而是需要非常注意加總起來的副作用。

最近這些年，愈來愈多有效治療其他疾病的藥物被用來作為思覺失調症的輔助藥物。有些很有希望，雖然需要進一步研究以確定藥效。特別有意思的是消炎藥，我們已知思覺失調症的病程包括發炎（請參考第五章）。阿斯匹靈、celecoxib 和 minocycline（也稱為美諾四環素、四環素）也有研究肯定。思覺失調症的女性患者也可以使用雌激素和 raloxifene 當作輔助藥物。在思覺失調症早期階段，也有人使用奧美加 -3 脂肪（魚油）。葉酸是自然產生的維他命 B，也可以用來治療葉酸濃度低的思覺失
調症患者。本章後面的建議閱讀上，2012 年出版的〈思 193
覺失調症與躁鬱症的輔助藥物：沒主意時，還可以嘗試什麼〉（Adjunct Treatments for Schizophrenia and Bipolar Disorder: What to Try When You Are Out of Ideas）文中有列出這些具潛力的輔助藥物。

藥物價格和學名藥[4]的使用

醫藥的昂貴價格是美國精神醫學的醜聞。例如，olanzapine 成為學名藥（generics，亦稱通用藥）之前，在

4　審閱者註：國情不同，在健保制度下台灣民眾並不需要負擔高額藥費。而且如確定為思覺失調症患者，醫師開立重大傷病卡後，費用負擔更低。

西班牙的價格是美國價格的四分之一，芬蘭和加拿大則是美國的一半價格。原因很簡單：別的國家或是設定藥商獲利上限（英國規定藥廠獲利上限是 20%），或由國家健康機構大量採購以壓低價錢。美國沒有藥廠獲利上限的規定。1999 年，《財富雜誌》（*Fortune*）以股利、銷售和資產評估，藥廠是所有企業中最賺錢的。美國藥廠宣稱需要用獲利研發新藥；事實上，很多抗精神病藥物主要都是在歐洲研發。美國藥廠開銷中很一大部分都在做廣告，而不是研發新藥。

控制抗精神病藥物費用最有用的方法就是使用學名藥。幸好，大部分的抗精神藥物的常用藥都有學名藥（表 7.1），所以費用可以低很多。學名藥也受到美國食品與藥物管理局的管理。根據法律規定，學名藥的療效可以和專利藥物有 20% 的差距，但是實際上大部分只有 2% 至 3% 的差距。專利藥廠會希望患者和家屬認為換成學名藥很危險，他們基於收益考量不斷宣傳這個迷思。思覺失調症藥物中，換成學名藥時，曾經出現藥效問題的只有 carbamazepine。但是 carbamazepine 的專利版藥物 Tegretol，本身也有相似的藥效問題。

194 換成學名藥的最大問題是患者的困惑。如果患者習慣服用某種顏色和形狀的藥片，可能需要跟患者解釋為什麼現在改成不同的顏色和形狀。

也可以在別的國家以較低的價格買到抗精神病藥物。愈來愈多的美國人會在網路上的加拿大藥局買藥省錢。你會需要醫師處方，將處方寄到或傳真到加拿大的藥局，他們就會寄藥物給你。在網路上的外國藥局買藥有其風險，曾經有過假藥或受到污染的藥。在網路上搜尋你的居住區域哪裡有比較便宜的藥，也是一個可行的省錢方法。有時候價錢差異很大。

另一個節省藥費的方式是購買高劑量的藥片，切著吃。許多藥物，一碇五毫克的費用和一碇十毫克的差不多。每天需要攝取五毫克的患者，一天購買十毫克的錠劑分切來服用就可以大量降低醫藥費用。許多藥店售有專門的切藥盒，但一把鋒利的刀也夠用了。若藥片中間有一道凹槽，非常容易切割。如果切下來的兩半大小不太一樣也沒關係，只要患者持續按時服藥，大部分抗精神病藥的血液濃度在二天內可以保持穩定。

對於抗精神病藥物的批評

抗精神病藥物當然不完美，有副作用，又對諸多思覺失調症症狀缺乏藥效。但這是我們目前有的最佳藥物了，它們的副作用和藥效，與例如心臟病或類風濕性關節炎的藥物也差不多。

抗精神病藥物從一問世就受到批評，一開始是受到精神分析師的批評，他們認為思覺失調症是由不適任的父母關係引起。到了 1980 年代，對於抗精神病藥物的主要
批評來自山達基教派。他們全面瘋狂反對精神醫學，認 195
為精神醫學是他們自己的療癒方法的競爭者。多年來，山達基教友的聲音中又加入了一些同夥，例如彼得・布

雷金（Peter Breggin），寫了一本書叫做《有毒的精神醫學和精神藥物：對腦子有害》（*Toxic Psychiatry and Psychiatric Drugs: Hazards to the Brain*）。

這些批評一直受到忽視，直到最近。羅伯特·惠特克（Robert Whitaker），一位受尊敬的科學作家，在《流行病的剖析：魔術子彈、精神藥物和美國精神疾病的驚人上升》（*Anatomy of an Epidemic: Magic Bullets, Psychiatric Drugs, and the Astonishing Rise of Mental Illness in America*）中大肆宣揚過去的這些批評。他正確地攻擊了藥廠企業的貪婪，以及美國精神科醫師坐任自己被藥廠代表遊說。但是，關於思覺失調症，惠特克認為抗精神病藥物會引起精神疾病症狀，患者只接受短期治療或是完全不接受治療，預後還比較好。

這是很誇張的講法，任何人只要花些時間待在照顧未接受治療的思覺失調症患者的機構中，就不會說出這種話了。從 1800 年代早期到 1950 年代，抗精神病藥物尚未出現，我們有機會觀察沒有接受治療的思覺失調症患者有何種預後。結果非常難看。那幾年裡，思覺失調症患者人數劇增（請考第十四章），大半輩子待在公立精神病院的人數隨著總人口數增加而一直上升。惠特克認為，患者人數增加是源自近代的治療。他引述了某些預後研究，有些思覺失調症患者確實沒有用抗精神病藥物也表現良好。第四章有詳細討論，我們都知道，一開始被診斷為類似思覺失調症的精神疾病患者，有四分之一會自動復原，不需要藥物。最後，惠特克大量倚賴「第三世界國家的思覺失調症患者，尤其是沒有接受治療的患者，比第一世界國家的患者預後較佳」的講法。世界衛生組織一開始宣揚這個講法，但已經在三十年前就被批評為不正確了。最近有幾個研究也支持這個講法是錯誤的（請參考第四章討論開發中國家的部分）。

惠特克說，需要對於抗精神藥物做更多研究，以便
了解藥物如何作用，以及長期後果。這一點是對的。國 196
家心理衛生研究院應該支持這類研究，因為藥廠不會願意支持。惠特克提出了超敏性精神病（supersensitivity psychosis）的議題，認為抗精神病藥物會讓腦部神經傳導物質的受體變得敏感，一旦停藥，尤其是忽然停藥，精神病症狀會變得更糟。這種現象在老鼠身上已經證實了，但是沒有證據顯示人類也會這樣。

最後，有些人批評抗精神病藥物的使用，認為會引起腦部改變。藥物當然會引起腦部改變——所以才有藥效。治療癲癇和巴金森氏病的藥物也會改變腦部。抗精神病藥物會提高額葉膠質細胞的密度，也提高神經元之間的連結（突觸）。在猴子身上，抗精神病藥物也會降低灰質體積。我們需要更多研究，以理解藥物和這些腦部改變的關係。

電痙攣治療與重複經顱磁刺激

雖然大家對電痙攣治療（electroconvulsive therapy, ECT）的印象並不好，但是電痙攣治療在治療思覺失調症

上確實扮演了某種角色。山達基教派和反對精神醫學的人最愛拿電痙攣治療做文章。1982 年，加州柏克來甚至通過立法禁止電痙攣治療。歐洲國家比美國更常使用電痙攣治療。

目前治療思覺失調症很少使用電痙攣治療。《新英格蘭醫學雜誌》的一篇論文寫到：「急性發病時，如果患者顯得困惑、情緒波動、任何原因都讓他感到緊張的話，就應該進行電痙攣治療。」有些患者對藥物沒有反應，就可以在服藥的同時也使用電痙攣治療。一半的個案會產生臨
197 床上的改善。現代的電痙攣治療在非優勢的腦半球使用單側電極[5]，以盡量減少記憶喪失，但還是難免會失去一些記憶，這是電痙攣治療最大的副作用。電痙攣治療並不會像山達基教徒所言造成腦部創傷。有些患者只需要十二次電擊就有反應了，其他患者可能需要二十次以上。對電痙攣治療有反應但是很快復發的患者，可以每個月接受一次電痙攣治療，這種做法在歐洲很普遍。

1990 年代早期開始使用經顱磁刺激（transcranial magnetic stimulation, TMS）這個技術治療憂鬱症。經顱磁刺激是將電磁線貼在腦殼上，是完全不痛的非侵入式治療。效果視磁能放在哪個部位（額葉還是顳葉、右邊還是左邊）、使用頻率、電磁強度而定。如果電磁波強度多於每秒一次，就叫做重複性經顱磁刺激（rTMS）。

經顱磁刺激用來治療憂鬱症、躁鬱症、強迫症、焦

5　審閱者註：目前台灣並無單側電極施行之電痙攣治療。

慮症、創傷後症候群以及思覺失調症。就像電痙攣治療一樣，我們並不瞭解經顱磁刺激的作用機制。初步研究顯示某些患者可以暫時稍稍減少幻聽，目前改善可長達十二週。有幻聽且幻聽現象對藥物治療沒有反應的患者，或許可以嘗試 rTMS。有報告顯示，rTMS 可能消除某些思覺失調症的負性症狀，雖然目前的研究顯示效果普通。

草藥治療

近年來，草藥治療在美國愈來愈受歡迎。網路資訊流通扮演了重要角色，大家對醫療系統的不滿也加速了草藥治療的流行。很多人認為草藥是自然藥物，因此趨之若鶩。提倡草藥的人會說，四分之一的現代藥物也是從植物
裡提煉出來的，包括毛地黃（digitalis）和嗎啡。網路上 198
和健康養生食品店裡都有很多草藥。只要製造商沒有宣稱這些草藥可以治療某種疾病，就毋須經過實驗和檢查。很多顧客不明白這一點。我們很難確定草藥裡含有什麼成分，因此假貨充斥。

目前完全沒有思覺失調症患者使用草藥的研究。一項調查顯示 22% 的躁症或精神病患者在過去一年內曾經使用過某種另類治療，包括草藥。思覺失調症患者最常服用的草藥就是月見草油（evening primrose oil），內含 omega-6 脂肪酸。有些婦女也常服用月見草油改善經前症候群。其療效尚未經科學研究證明，而且若和抗精神病藥物 phenothiazine 同時服用時可能產生反效果，有時甚至

使躁症惡化。銀杏（Ginkgo biloba）是一種草藥，用來治療阿茲海默症，也用來治療思覺失調症的認知症狀。

許多草藥治療有嚴重副作用。很多人用來治療焦慮的卡法椒（Kava）曾引起致命的肝臟衰竭，加拿大和某些歐洲國家已經禁止販賣使用了。有些草藥會讓精神疾病症狀惡化，或是引發正常人的精神疾病症狀，例如育亨賓（yohimbine）、麻黃（ephedra）和和含有麻黃的瘦身錠Metabolife。其他草藥也可能干擾抗精神病藥的療效，例如，同時使用鋰鹽和會造成體液滯留的草藥，將引起嚴重的鋰鹽中毒（4.5mml／公升）。因此，思覺失調症患者應小心使用草藥治療，而且一定要跟醫生說自己在服用什麼草藥。

心理治療與認知行為治療

如果有服用抗精神病藥物，支持性心理治療（supportive psychotherapy）對思覺失調症患者十分有
199 用，就如同對任何有慢性疾病的人有幫助般。提供患者友情、鼓勵、實際的建議（如何運用社區資源、如何發展更活躍的社交生活）、職業建議、如何減少家庭衝突，更重要的是提供患者希望，相信生活會愈來愈好。討論將專注在此時此刻患者的生活需要，而不是過去。患者有腦部疾病，使他失能，他試著面對疾病帶來的緊急情況，解決遇到的生活困難。我對我的個案一開始就會說：「很遺憾你得了這個難纏的腦部疾病，這不是你的錯，我們來看看能

夠怎樣讓你生活得更舒服一些。」這個做法和面對得了多發性硬化症、小兒痲痺症、慢性腎病、嚴重的糖尿病或其他任何長期疾病的患者是一樣的。提供諮商或支持性心理治療的人，可以是負責開處方的醫師或任何其他精神疾病專業人員，或是治療團隊上的任何一位半專業人員。

如果同時接受藥物治療的話，科學證據顯示支持性的關係可以有效降低思覺失調症患者再度住院的機率。一項研究中對思覺失調症患者只提供支持性心理治療，或只提供抗精神病藥物，或提供二者。一年後重新住院的機率依序是 63%、33% 和 26%。研究中的支持性心理治療包括社工服務和職業輔導。

相對於支持性心理治療，精神分析（psychoanalysis）和洞見取向心理治療（insight-oriented psychotherapy）並不適合治療思覺失調症。1960 和 1970 年代的時候，精神分析在美國仍然盛行，那時候的研究發現即使和有技巧的治療師進行了兩年的精神分析，思覺失調症的症狀都沒有改善。更糟糕的是，許多個案經過精神分析之後，疾病症狀更為嚴重了。

以我們現在對思覺失調症患者腦部的瞭解，當然不會意外洞見取向心理治療會讓患者病況加重。患者已經接收過多的外來刺激和內在刺激，試著在一片混亂中尋找秩
序，洞見取向心理治療師還要他們探索自己的無意識動機 200
（即使健康的人也會覺得很困難，何況是患者），結果就是讓狀況更糟，釋放出一堆壓抑下來的思緒和念頭，加入已經夠混亂的腦海。在思覺失調症患者身上做洞見取向心

理治療就像是雪上加霜。

2007 年，艾琳·薩克斯（Elyn Saks）出版了暢銷書《我穿越瘋狂的旅程：一個精神分裂症患者的故事》（*The Center Cannot Hold: My Journey through Madness*），又重新引起了一些人對於治療思覺失調症患者運用精神分析的作法感到興趣。雖然薩克斯有情感思覺失調症，但是在法律和學術界都非常成功。她認為自己的成功要歸功於精神分析。但是如果仔細閱讀她的書，就會發現，每次薩克斯不服用抗精神病藥物時，即使有精神分析，她還是會復發。事實上，最驚人的是，顯然非常聰明的薩克斯花了多麼長的時間才明白，抗精神病藥物是保持良好狀態與維持高度理性的關鍵。

認知行為治療（cognitive behavioral therapy, CBT）是一種特別的心理治療，最近大受關注。一開始，認知行為治療是用來治療憂鬱症和焦慮症的，但是現在也用來治療正性的思覺失調症症狀（妄想和幻覺），治療師會協助患者發展對特定症狀的適應技巧。治療師可能讓患者探索妄想信念背後的道理，或討論幻聽的可能來源。有許多認知行為治療的嘗試，顯示協助患者面對妄想和幻覺的效果普通。認知行為治療對於抗精神病藥物反應不佳、有長期症狀、對症狀感到苦惱的患者最有幫助。當然，患者必須有病識感，願意參加治療幾個月才行。沒有證據顯示認知行為治療比支持性心理治療更有效。正如各種心理治療一般，治療有效的最重要決定因素，就是治療師和患者之間
201 的治療聯盟關係，這一大部分是由治療師的人格特質，例

如真誠、同理心和溫暖來維繫著。

家庭治療也是治療思覺失調症的重要元素。若要患者成功復健和持續的發揮功能，支持患者的家庭就非常重要。家人都需要了解疾病症狀，尤其是大家眼中的「懶惰」其實是疾病的負性症狀之一。家人可以幫忙確定患者有乖乖服藥。要鼓勵患者看出自己需要家人的支持。

RAISE 和思覺失調症的早期治療

近年來，思覺失調症的治療最驚人的改變是大家愈來愈願意及早治療患者。這個現象始於 1990 年代。當時發表了許多研究報告，指出愈晚開始治療，疾病會愈嚴重，長期預後會更不好。最近的大部分研究，但不是全部研究，都支持這個說法。例如一項愛爾蘭研究發現「沒有治療的精神疾病拖得愈久，四年後就會有愈糟糕的功能和預後。」挪威研究也指出「縮短精神疾病未加以治療的時間，將對症狀和功能產生影響，包括負性症狀。」一般常識也建議早期治療較佳，但還不清楚早期治療有多麼重要。

從這些研究，愈來愈多人願意讓患者在發病之後及早治療。美國國家心理衛生研究院發放經費，讓三十四個精神健康中心嘗試並測量早期治療的效果。這項研究稱為「首發思覺失調症的復原」（Recovery After an Initial Schizophrenia Episode, RAISE）計畫。計畫提供某些患者思覺失調症藥物管理、心理治療、家庭教育、個案管理和

職業支持。然後將這些患者和接受一般治療的對照組相比
202 較。一點也不意外，RAISE 患者短期表現較佳，計畫也較具成本效益。RAISE 計畫是否會有長期影響則尚待評估。

思覺失調症早期治療的下一步就是更往前推，在患者一開始發展出最早的症狀時，就試圖介入治療。過去的研究試圖預測哪些個案後來會發展出思覺失調症，但是結果並不理想。一項用問卷調查試圖找出有思覺失調症危險因子的大學生的研究顯示，結果完全無效；另一項回溯研究，高中教師預測哪一個學生以後可能罹患思覺失調症的結果顯示「不比隨機猜測更準確」。蘇格蘭一項最新研究，根據青少年退縮、社交焦慮和奇怪的想法來預測思覺失調症較為準確。但是，所有養育過青春期孩子的人都知道，他們有時候非常奇怪。如果沒有生物指標，想要在臨床上區分青少年奇怪的地方和早期思覺失調症的症狀，是非常艱鉅的任務。

最近，緬因州的威廉．麥克法蘭（William McFarlane）領導的波特蘭辨認和早期轉介（Portland Identification and Early Referral, PIER）計畫試圖指認誰有早期思覺失調症症狀並加以治療性介入。這個計畫找出可能發展思覺失調症的高危險群，並武斷地提供他們社區治療、家庭教育、支持性的教育或工作，以及低劑量藥物。在六個研究地點，計畫花了兩年時間，比較了這群人和低危險群的人。不意外地，接受 PIER 計畫的人症狀較少，學校和工作的表現較好。長期下來，這個計畫是否會在臨床上有所差

別，是否符合成本效益，都還是未知數。

思覺失調症是否可以預防呢？澳洲有一個團體專注於可能會發病的高危險群，用魚油（omega-3）治療他們三個月；而對照組同樣是高危險群，但是沒有服用魚油。一年後，初步研究發現：魚油似乎可以預防某些思覺失調症發作。不幸的是，後續兩個複製研究，都無法複製他們的正面結果。

因此，目前沒有證據顯示：可以早期預防任何思覺失 203
調症發病。這仍是很吸引人的目標，我們應該努力達成，但是可能要對病因有更好的理解，才可能真正地預防發作。

建議閱讀

Buchanan, R. W., J. Kreyenbuhl, D. L. Kelly, et al. “The 2009 Schizophrenia PORT Psychopharmacological Treatment Recommendations and Sum-mary Statements.” *Schizophrenia Bulletin* 36 (2010): 71-93.

Cohen, C. I., and S. I. Cohen. “Potential Cost Savings from Pill Splitting of Newer Psychotropic Medications.” *Psychiatric Services* 51 (2000): 527-29.

Deegan, P. E., and R. E. Drake. “Shared Decision Making and Medication Management in the Recovery Process.” *Psychiatric Services* 57 (2006): 1636-39.

Dickerson, F. B., and A. F. Lehman. “Evidence-Based Psychotherapy for Schizophrenia.” *Journal of Nervous and Mental Disease* 194 (2006): 3-9.

Dixon, L. B., F. Dickerson, A. S. Bellack, et al. “The 2009 Schizophrenia PORT Psychosocial Treatment Recommendations and Summary State-ments.” *Schizophrenia Bulletin* 36 (2010): 48-70.

Fenton, W. S. “Prevalence of Spontaneous Dyskinesia in Schizophrenia.”

Journal of Clinical Psychiatry 61 (Suppl. 4) (2000): 10-14.

Francell, E. G., Jr. “Medication: The Foundation of Recovery.” *Innovations and Research* 3 (1994): 31-40.

Goren J. L., A. J. Rose, E. G. Smith, et al. “The Business Case for Expanded Clozapine Utilization.” *Psychiatric Services* 67 (2016): 1197-1205.

Kelly, D. L., J. Kreyenbuhl, R. W. Buchanan, et al. “Why Not Clozapine?” *Clinical Schizophrenia & Related Psychoses* 1 (2007): 92-95.

Leucht, S., K. Komossa, C. Rummel-Kluge, et al. “A Meta-Analysis of Head-to-Head Comparisons of Second-Generation Antipsychotics in the Treat-ment of Schizophrenia.” *American Journal of Psychiatry* 166 (2009): 152-63.

Leucht, S., M. Tardy, K. Korhossa, et al. “Antipsychotic Drugs Versus Placebo for Relapse Prevention in Schizophrenia: A Systematic Review and Meta-Analysis.” *Lancet* 379 (2012): 2067-71.

Opler, L. A., R. S. Laitman, A. M. Laitman, et al. Clozapine: Meaningful Re-covery From Schizophrenia, order from website of teamdanielrunningfor receovery.org.

The Medical Letter on Drugs and Therapeutics (The Medical Letter, Inc.), http:// secure.medicalletter.org/medicalletter.

Tandon, R., and M. D. Jibson, “Efficacy of Newer Generation Antipsychotics
204 in the Treatment of Schizophrenia,” *Psychoneuroendocrinology* 28 (2003):9-26.

Torrey, E. F., M. Knable, C. Quanbeck and J. Davis. Clozapine for Treating Schizophrenia: A Comparison of the States. Treatment Advocacy Center (Arlington, VA) 2015. http://www.treatmentadvocacycenter.org/storage/documents/clozapine-for-treating-schizophrenia.pdf

Torrey, E. F., and John Davis. “Adjunct Treatments for Schizophrenia and Bi-polar Disorder: What to Try When You Are Out of Ideas.” *Clinical Schizo-phrenia & Related Psychoses* 5 (2012): 208-16.

Worst Pills, Best Pills (Public Citizen’s Health Research Group), http://worst pills.org/.

【第八章】 205

思覺失調症患者的復健之路

期望長期生病的患者自行運用目前的精神健康系統，正如要癱瘓的人走樓梯一樣的不可能。

——哈彭等人〈去機構化的問題〉，1978

近年來，思覺失調症的「復原模型」（recovery model）在美國很受歡迎。雖然這個模型錯誤地認為大部分思覺失調症患者可以復原，但是有一點倒是說對了：復健機會愈好，思覺失調症患者的預後狀況愈好。

維諾．孟德爾（Werner M. Mendel）從事思覺失調症治療超過四十年，他在《治療思覺失調症》（*Treating*
Schizophrenia）書中清楚描述了思覺失調症患者復健的基 206
本概念。孟德爾將思覺失調症患者比喻成生理障礙者：

> 如果某人右手臂癱瘓，無法復原，我們會提供支架協助她。我們可以改良她的車子，讓她可以用一隻手臂駕駛。我們可以訓練她使用左手，取代右手功能。我們也可以提供心理輔導，讓她學習接受自己的缺陷，專注於她做得到的事情，而不是專注於她做不到的事情。

光用藥物治療思覺失調症患者是不夠的。完整的治療計畫也包括復健。患者病情輕重不同，需要的復健也不同，但是都需要面對相同的幾個基本問題：金錢、食物、住所、工作、友誼和醫療。

首先，我們需要瞭解復健的基本要件：希望。如果患者懷抱希望，復健就可能成功。如果患者不懷抱希望，復健就可能失敗。瑞士一項最新調查顯示四十六位復健預後情形不佳的思覺失調症患者，曾經「不抱期待、悲觀、適應策略令人沮喪」。簡言之，「要看患者是否已經放棄」。治療與復健必須包括希望才能成功。

金錢與食物

以前，大部分思覺失調症患者都被關在公立精神病院裡，一關就是很多年。患者如果出院，都是跟家人住在一起。直到抗精神病藥上市和去機構化（deinstitutionalization）政策開始之後，金錢、食物和住所才成為成千上萬出院患者的重要問題。

207 有些思覺失調症患者可以從事兼職或全職工作，養活自己。大部分患者必須仰賴家人或政府福利，美國政府提供兩種福利計畫：社會安全補助金（Supplemental Security Income, SSI）和社會安全殘障保險金（Social Security Disability Insurance, SSDI）以支付食物和住所。

社會安全補助金由社會安全局（Social Security

Administration）撥款，補助所有需要補助的人[1]，包括老人、盲人、殘障者。社會安全局對障礙的定義是：「身心因為任何醫學因素無法從事足夠的經濟活動……長達（或未來將長達）十二個月以上」。社會安全殘障保險金也很類似，除了一點：當事人在身心殘障之前曾經工作，並已經累積足夠的社會安全年資。這兩個福利政策的款項不盡相同。保險金根據個案患病前工作了多久而定，補助金則視美國各州政府在聯邦政府的補助款之外的額外加給有多少而定。有一半的州政府提供某些補助。補助金和保險金是美國思覺失調症患者的最重要收入。

患者首先要到地方上的社會保險局申請補助金和保險金立案。計算福利時，患者的財產和收入都會列入考量。如果患者擁有兩千美元以上的存款，可能就無法請領補助。社會安全局會派人檢查障礙資格。他們可能要求進一步的醫學資訊或健檢。審查資格時，他們會特別留意日常生活功能有限、個人習慣崩頹、人際關係有嚴重障礙、無法專注、無法執行職場必要勤務的證據。因此，提出申

1　審閱者註：我國有「身心障礙年金」（被保險人在國民年金納保後，才變成重度以上身心障礙，且經評估無工作能力者，得請領障礙年金）以及「身心障礙者基本保證年金」，（被保險人於參加本保險前即已經符合重度以上且經評估無法工作的身心障礙，領有身心障礙手冊或證明，且符合國民年金法第三十五條規定者。）此外，若是身心障礙者安置於社會福利機構、精神復健機構或護理之家、行政院國軍退除役官兵輔導委員會榮譽國民之家者，還有「身心障礙者生活托育養護費用補助」。

請時需要提供這方面的醫學評估報告。審核過程確實很主
208 觀，有研究顯示，有一半的機率審核者意見分歧。審核結
果通常要三到六個月才出來，幾乎有一半的申請無法通過
審核。

如果審核不通過，個案可以在收到通知的六十天內，提供更多證據，提出上訴。上訴個案的二度審核由地方官員執行，大約有 15% 會通過。如果還是沒有通過，個案可以再度上訴。這次，聽證會由美國健康與人民服務局（U.S. Department of Health and Human Services）轄下的聽證會與上訴部門（Bureau of Hearings and Appeals）的行政法官執行。在這個階段，較多個案會得到許可。個案可以繼續到上訴審查委員會（Appeals Council Review Board）上訴，最後到法院上訴。如果是正當申請，只要堅持下去，最終大概都會拿到補助。

通過社會安全福利審查以後，補助款會追溯到個案提出申請的日期。因為申請過程可能經年累月，第一張福利支票很可能高達數千美元。對於無法管理金錢的患者，尤其是酗酒嗑藥的患者，社會安全局通常會指定收款代表。這位代表可能是家屬、個案管理護理師或其他人（請參考第十章）。

思覺失調症患者申請社會安全福利或上訴時，往往需要別人協助。經常處理送件的社工人員會很有幫助，尤其可以協助患者確定所附醫療紀錄無誤，足以證明患者的障礙程度。首度申請精神疾病障礙的患者最好是請經驗豐富的社工協助申請。即使是健康的人都會覺得申請表格和上

訴程序令人困惑，思覺失調症患者更是無法理解了。

如果患者和家人同住，補助金會比較少，保險金則不受影響。理論上是考慮到患者的食宿比較不花錢，事實上等於是不鼓勵思覺失調症患者住在家裡。許多家屬非常 209
生氣，認為他們為了患者也有多出來的支出。患者住院超過九十天時，補助金會停止。部分的補助金是讓患者買衣服、交通、洗衣服和娛樂用的零用金。每一州零用金的金額不同。

思覺失調症患者最好盡快申請社會安全局的福利。即使患者有其他收入，使得補助金和保險金的金額非常小，還是值得，因為領取社會安全補助金和保險金的人，同時可以申請其他更優厚的福利，例如醫療補助、醫療保險、職業復健計畫、食物配給、都市發展局（Department of Housing and Urban Development）的住宿和租屋補助。在某些州，一旦領取社會安全局福利，就自動得到其他的州政府福利。其他州則需要另外提出申請。

2018 年一月，聯邦政府社會安全補助金增加到每個人每月 750 美元，或每對配偶每月 1,125 美元。半數的州政府會提供額外的補助金。領取補助金的人每個月可以賺 65 美元的薪水而不會失去補助資格。每個月賺錢超過 65 美元的人每賺兩美元，就失去一美元的補助金。2000 年初，國會通過法案，讓恢復工作的補助金和保險金得主可以保住醫療補助和醫療保險。之前，只要恢復上班，就會自動失去醫療補助和醫療保險，使得患者不願意上班。

經濟上沒有仰賴家人支持，也未領取社會安全福利的思覺失調症患者必須仰賴其他收入。其中許多人，尤其是住在流浪之家的人，需仰賴公共福利或救濟金過活。罹病時正在服役的人往往可以從退伍軍人局（Veterans Administration）領取障礙補助。這些補助很慷慨，加起來可能每月超過兩千美金。

210 食物配給（food stamps）是另一個收入來源，很多人不知道有效運用。個案必須是低收入。思覺失調症患者通常都是低收入者。每州發放的食物配給金額不同，視個案收入而定，也視食物價格而定。物價上升的時候，食物配給金額也會提高。患者可以經由地方福利機構申請食物配給。

住居

思覺失調症患者的居住選擇包括各種不同程度的督導機構、自行居住和在家住。

專業督導：中途之家有受過訓練的專業人員提供二十四小時或幾近二十四小時的督導服務。麥可・威納利普（Michael Winerip）在他 1994 年的《高地路九號》（*9 Highland Road*）書中描述了中途之家的樣貌。

非專業督導：這些機構有部分時間或全部時間有督導值班，但是督導並未接受專業訓練。例如寄養家庭、住宿家庭、宿舍、團體之家、聯合家庭，以及其他的類似機構。

間歇性督導：這些地方包括公寓和團體之家，讓思覺失調症患者獨立生活。通常會有一位個案管理護理師或其他精神醫學工作人員定期訪視（例如每週一次），確定沒有大問題。

督導機構的品質不一。有些小型寄養家庭裡，每個人都有自己的臥室，食物充足，寄養爸媽像是對待自己孩子般地關心寄養的患者。有些是改裝過的旅館，經理雇用工作人員舉辦社交活動，確定患者按時服藥，提醒患者去看 211
牙醫，協助患者填寫食物配給申請表格。

但是另一方面，也有寄養家庭不夠暖和、沒有足夠的毯子和食物、偷竊患者收入、把患者當做廉價勞工，甚至性侵害患者或逼迫賣淫。比寄養家庭規模更大的是一些老舊旅館，提供破舊房間，進行類似的剝削。

許多機構的督導只是紙上作業。巴爾的摩一所團體之家拿到「漸進式獨立生活計畫」的執照，宣稱有二十四小時督導，一位患有糖尿病的思覺失調症患者卻在房間裡死了三天才被發現。紐約市「警察發現一位患者腐爛的屍體躺在六人的團體之家裡，無人聞問」。2002 年，《紐約時報》系列報導了紐約市許多團體之家裡，思覺失調症患者極端惡劣的居住環境，包括骯髒、混亂、剝削病患以及非必要的手術。

因為許多居住機構非常糟糕，負責讓患者辦理出院的醫療人員往往陷入天人交戰。患者住在社區裡真的會比住在醫院裡好嗎？患者的生活品質真的會改善嗎？會不會更容易受傷害？我遇過許多思覺失調症患者說，他們對居住環境很滿意，但是我明明知道他們的居住環境很糟糕。

洛杉磯一項調查發現，住在社區宿舍的思覺失調症患者有40% 表示滿意。我猜，這是和住院、住流浪之家或流落街頭比較之下，相對的滿意。

好的居住環境有些什麼共同特質呢？首先，患者會受到尊重、被溫暖對待，而不僅僅是拿他們當做生財工具。第二，好的居住環境有人數上限，十五到二十人最為理
212 想。而宿舍往往有五十個、一百個或甚至更多的出院患者一起住，和精神病院沒有兩樣。

第三，應該有漸進式的不同居住安排，讓患者隨時依照需要調整督導的程度。因為思覺失調症是會復原和復發的疾病，患者不可能一直待在同一個機構。

最後，思覺失調症患者的社區居住環境最好能融入患者的其他活動。好天氣旅社（Fairweather Lodges）是最好的例子。居民住在一起，並一起接工作案子。這種安排非常成功。約翰．崔普（John Trepp）在他的《旅社奇蹟》（*Lodge Magic*）書中有詳細描述。

也有學者研究能夠獨立生活的患者特質。最重要特質就是：患者常常和家庭聯絡（家屬會協助患者維持住居環境）、有良好衛生習慣、負性症狀少、能夠參與社交活動。

優良的思覺失調症及其他嚴重精神疾病患者居住機構包括紐約的泉屋（Fountain House）和芝加哥的門檻（Thresholds）。門檻有足以容納一千位患者的居住單位，擁有不同程度的督導，患者可以根據臨床表現，在不同單位之間搬動。如果家庭幸運地有足夠的錢，有

一些很好的地方可以收留思覺失調症患者，包括麻薩諸塞州蒙特里（Monterey）的古德農場（Gould Farm）、佛蒙特州葛汀威爾（Cuttingsville）的泉湖牧場（Spring Lake Ranch）、馬里蘭州佛德里克（Frederick）的清觀社區（Clearview Communities）、北卡羅來納州米爾泉（Mill Spring）的古伯李斯（CooperRiis）、亞特蘭大的空土步道（Skyland Trail）、俄亥俄州米索波它米亞（Mesopotamia）的希望之泉（Hopewell）、密西根州荷利（Holly）的玫瑰山丘（Rose Hill）、加州拉梅沙（La Mesa）的聖地牙哥漢伯西亞（Hanbleceya San Diego）和明尼蘇達州羅徹斯特（Rochester）的約翰·赫曼之家（John Herman House）。這些地方很昂貴，有的一年要 213
十萬美元或更多。但是對於某些家庭而言，這可能正是他們所需要的。另外，我還想內舉不避親地建議賓州黑佛福特（Haverford）的托利屋（Torrey House）和奧克拉荷馬州巴托村（Bartlesville）半獨立生活的托利寓所（Torrey Place）。

社區居住最常遇到的實際問題就是建築法規和社區抵制。大家都贊成讓精神病患住在社區裡，只要不是自己住的社區就好。有些城鎮為此產生的爭執極為激烈。目前有四十項關於精神疾病患者的社區團體居住對社區影響的研究，發現「所有的社區團體之家都並未讓房地產減值，未提高房屋轉賣率或社區犯罪率，也未改變社區特質」。思覺失調症患者可以是好鄰居，只要有負責的專業人員督導他們按時服藥。

獨立生活：愈來愈多思覺失調症患者選擇獨立生活，或是自己住，或是和其他人同住。近年稱為支持居住（supported housing），意指精神醫學專業人員會支持患者的選擇。獨立生活的品質不一，從破舊的旅館房間到漂亮的居家公寓都有。思覺失調症患者獨立生活的最大困難就是人際孤立。一項最新研究顯示 59% 的患者和 71% 的家屬指出人際孤立是個大問題。病識感不佳的患者，比較無法獨立生活。

住在家裡：很多思覺失調症患者住在家裡或和親戚一起住。有些患者和家屬很喜歡這樣的安排，沒有什麼問
214 題。但是也有很多患者不喜歡住在家裡，尤其是男性患者。這並不意外，因為大部分成年人即使沒有思覺失調症，住在家裡也會遇到問題。第十一章將討論住在家裡這個情境的策略。

工作

思覺失調症患者就和一般人一樣，有各種工作模式。有些人熱愛工作，即使沒有薪水也要繼續工作；另一方面，有些人則盡量避免工作。思覺失調症患者和一般人不同的地方在於無法和別人一起密切合作，因此工作更困難。1990 年通過的美國身心障礙法（Americans with Disability Act）[2] 試圖保護精神疾病患者不受歧視，應該提升了患者的就業機會。

大部分思覺失調症患者都有某些障礙，例如思考異

常或幻聽，使他們無法保持全職工作。但是許多人可以做兼職工作。根據我的經驗，能夠保持全職工作的患者只有 6%。如果患者按時服藥以及有良好的復健計畫，又不至於失去福利的話，我估計大約有 10% 至 15% 的思覺失調症患者可以從事全職工作、30% 至 40% 可以做兼職工作。過去的就職經驗會是最佳指標。罹病之前就有工作經驗的人，比較能找到工作，反之從未做過事的患者就不容易找到工作。

工作可以提供很多好處，收入是其一。提升自我形象也同樣重要，有工作可以讓患者覺得自己就像別人一樣。英國的道格拉斯．班奈（Douglas Bennett）不斷為思覺失調症患者爭取就業機會，他認為工作可以奇蹟般地改變患 215
者。患者在職場通常會非常努力地控制自己的精神狀態，因為工作對他們如此重要。他觀察到「早上在日間照護機構，患者行為就像患者，呈現精神疾病症狀和奇怪的行為，但是下午在工廠卻從未有這些行為」。工作也提供患者規律的日常作息，讓患者早上有理由起床，並提供自我認同和更多的人際關係。

諷刺的是，由人權角度出發的政策，讓許多精神病患得以出院，卻因此減少了他們的就業機會。以往，許多

2　審閱者註：相當於我國自民國九十六年起修正公布之「身心障礙者權益保障法」（修正之前名稱為「身心障礙者保護法」），此外精神衛生法第二十二條亦規定「病人之人格與合法權益應受尊重及保障，不得予以歧視。對病情穩定者，不得以曾罹患精神疾病為由，拒絕就學、應考、僱用或予其他不公平之待遇。」

患者在醫院農場、花園和廚房工作，並負責清掃。當然，其中一定也有不當利用的例子，人權律師才會走上法庭控告資方奴役。現在情況反過來了，醫院完全不願意雇用病患，因為無法負擔最低工資和其他福利。結果就是在醫院和社區中，上千個無法全職工作卻可以兼職、也想要工作的病患沒有工作。以往為他們量身訂做的兼職工作機會如今反而不再有了。

思覺失調症患者就業的最大障礙就是社會污名化，第十三章和第十五章將進一步討論。雇主就像社會上的一般人，不瞭解思覺失調症是什麼，對於雇用思覺失調症患者的反應往往都是負面的。「我無法和任何神經病一起工作」是很常見的本能反應。另一個障礙是政府復健計畫和庇護工廠一向喜歡接受肢體障礙人士，不喜歡接受精神障礙人士。美國的職業復健還停留在小兒痲痺症的年代，患者如果沒有可以看見的肢體障礙，就沒機會了。1997年約翰·諾貝爾（John Nobel）和同事的報告書《重大失敗》（*Legacy of Failure*）中詳細記載了傳統職業復健計畫無法服務思覺失調症患者的重大缺失。（可參考本章末
216 的推薦閱讀）有些國家做得比較好，願意提供精神疾病患者就業機會。瑞典、英國和荷蘭的精神疾病患者都有更多的長期兼職就業輔導。

嚴重精神疾病患者的職業復健計畫有好幾種。哪一種最好呢？精神醫療界對此一直爭議不休。事實上，每一種計畫都要有，因為每一個患者的需求都有所不同。

庇護工廠（Sheltered Employment）：有些庇護工廠

的患者並不打算畢業升級到更具競爭力的職場。美國的慈善工業（Goodwill Industries）就有許多這樣的庇護工廠。

暫時性職位（Transitional Employment）：紐約泉屋俱樂部發明的職業復健模式已經被推廣到許多其他俱樂部。患者在商業職場由職業復健師陪著做真正的工作。通常由兩位患者分擔一個工作職位，每個人做半職，同時學習如何工作。由暫時性職位畢業到更具競爭力的職場位置的比率非常驚人，1991 年調查顯示，暫時性職位的投資報酬率非常高。

支持性職位（Supported Employment）：患者選擇自己有興趣的工作，然後接受嚴密的在職訓練，重複練習人際技巧，然後才正式開始工作。例如波士頓大學（Boston University）精神復健中心（Center for Psychiatric Rehabilitation）附屬的入門計畫（Access program）。學員花七週時間參加每週十五小時的職前訓練，然後有一位職場教練陪同到職，陪同的時間長達數月。

工作技巧訓練（Job Skills Training）：運用特設的商
業職場訓練嚴重精神疾病患者需要的工作技巧。在加州黑 217
沃德（Hayward）的伊甸快餐（Eden Express）裡，患者負責所有的工作，包括食材的準備、烹飪、廚師助理、開貨車、跑堂、招待、算帳、洗碗盤、清掃工作。從 1980 到 1985 年，總共有 315 人（80% 的學員）完成了十五週的訓練課程。任何時候都有大約二十五位學員在工作，還有幾位工作督導在場協助。訓練結束後，督導也會教學員如何面談求職。94% 的畢業生找到了工作。伊甸快餐經濟上大致獨立，每個月服務四千多位顧客。工作督導的薪水主要由加州復健與教育局（Department of Rehabilitation and Education）訓練經費來負擔。也有其他的訓練計畫教導精神疾病患者找到工作之後，如何維持工作。

競爭市場裡的工作（Competitive Employment）：有些思覺失調症患者可以回到競爭市場的工作，但是不一定能夠回到原來可能達到的職位。一個有趣的工作是讓思覺失調症患者當其他思覺失調症患者的個案管理護理師，請參考第十一章。

友誼和社交技巧訓練

每個人都需要友誼，思覺失調症患者也不例外。但是，思覺失調症症狀和腦部失能讓患者很難交朋友。

我有一位年輕病患住家裡，復原良好，大部分症狀都沒有了。他設法回到原來的社交圈，去酒吧和以前的朋友一起喝酒。但是他發現太困難了，抱怨說：「我聽不懂他們說什麼。我也不知道要說什麼。跟以前就是不一樣了。」另一位患者抱怨說在社交場合「我在字句之間迷失
218 了，我無法專心，我會想到別的事情去了。」有了這些困難，無怪乎許多思覺失調症患者在社交場合有不合宜的反應，最後選擇退縮了。住在社區的患者中，有 25% 很孤立，50% 有點孤立，只有 25% 有活躍的社交生活。除了看電視以外，幾乎一半的人沒有任何娛樂。

除了可能干擾人際關係的腦部功能異常之外，思覺失

調症患者也必須面對疾病的污名化。請參考第十三章和第十五章。一位老人因為污名化過於嚴重而選擇回到醫院：

> 我在外面無法生存。我知道我是誰，他們知道我是誰，大部分的人不敢接近我，或是用眼神睥睨我。我就像個痲瘋病人。他們對我們大部分人都是這樣。他們有成見，你知道。他們不是怕我們就是恨我們。我看過上千次了。我在外面感覺不好。我不屬於外面。他們知道，我也知道。

思覺失調症患者可以經由幾個管道尋找友誼。一個是患者自助團體，下面會說明。另一個解決方法是參加會所模式活動（clubhouse programs），就像紐約的泉屋，請參考第九章。另一個是 1981 年在紐約州羅徹斯特（Rochester）發起的同伴計畫（Compeer Program），現在已經推廣到許多城市。同伴計畫將沒有精神疾病的義工和思覺失調症或其他嚴重精神疾病患者一對一配對。這兩個人每週一次一起購物、看電影、吃飯、下棋或分享任何其他共同嗜好。（請參考網址 www.compeer.org）

另一個培養友誼的管道是紐約州的友誼網（Friendship Network）。由全美精神疾病聯盟分支皇后區的拿騷（Nassau）分部所營運。他們專門為思覺失調症或躁鬱症患者提供約會服務。請參考 www.friendshipnetwork.org。我看過嚴重精神疾病患者彼此形成堅固的友誼。當然，有些結果很糟糕，但是有些關係可以是患者最重要的資產。

這和沒有嚴重精神疾病的人的關係模式基本上是相同的。

另一個方法是經由對話練習和有督導的團體互動，改進患者的社交技巧。社交技巧訓練常常包含在職業訓練課程中，但也可以單獨訓練。有些訓練非常具有結構，讓患者更能察覺社交線索、面部表情和一般社交場合的各種微妙訊息，例如，教導患者跟別人說話的時候要四目交接。最常見的訓練課程是羅伯·立伯曼（Robert Liberman）和同事於 1981 年研發出來的洛杉磯技巧訓練課程（UCLA Skills Training Modules）。截至目前已經在西洛杉磯退伍軍人醫院（West Los Angeles Veterans Administration Medical Center）及其他機構訓練了三千多位精神疾病患者。這套課程分為十個單元，每個單元都有訓練師手冊、患者作業簿、使用者手冊和錄影帶。這些課程可以協助患者獲得社交技巧，活得更好（請找精神復健顧問〔Psychiatric Rehabilitation Consultants〕，www.psychrehab.com）。另一種社交技巧訓練是認知復健（cognitive remediation），改善患者的認知缺陷。也有電腦課程，宣稱有效，但仍需要證據支持。

另外一個友誼選擇是動物。寵物是很好的伴侶，尤其是狗，因為牠們毫不保留地愛主人，完全不在乎主人思考異常或是有幻聽，事情出錯時很能體諒。讓思覺失調症患者養寵物往往為患者帶來很多樂趣，有的精神病院讓住院病人養寵物，或讓巡迴寵物醫生到醫院訪視病人。

醫療和牙齒保健 220

思覺失調症患者也像一般人一樣，需要一般的醫療照護，但是因為種種原因，較難得到合適的醫療照護。最主要是大部分思覺失調症患者沒有醫療保險，必須仰賴政府的醫療補助。每州的醫療福利不同，並且有許多醫生不接受政府醫療補助。

有些思覺失調症患者無法跟醫生清楚說明自己的症狀，有些思覺失調症患者對疼痛有很高的忍耐力，因此延誤就醫（請參考第一章）。有些患者無法瞭解或遵守醫囑。再加上，抗精神病藥的副作用可能讓臨床症狀變得更複雜，或是和其他藥物發生交互作用。

因為這些原因，思覺失調症患者未經治療的醫療問題比一般人多。幾乎 26% 至 53% 的思覺失調症患者都有未經治療的醫療問題。愛德勒（Adler）和葛利菲斯（Griffith）做的調查顯示，「幫思覺失調症患者看病可能是醫生所能面對的最大挑戰」。因此，如同第四章提及的，思覺失調症患者死亡率特別高。

因為醫療界擔心思覺失調症患者的身體健康被忽視，2002 年在西奈山醫學院（Mount Sinai School of Medicine）舉行了兩天的研討會，針對第二代抗精神病藥的副作用達到共識，同意應該特別注意患者的體重增加，並測量血糖、血脂濃度以及心電圖。

思覺失調症患者也會忽略牙齒保健。蘇格蘭一項研究 221
顯示思覺失調症患者比一般人不注意刷牙、有更多牙齒毛病、擁有較少的牙齒。

運動

定期運動是思覺失調症患者復原的重要元素。近年來，非常多的研究顯示，運動可以改善許多腦部疾病，例如巴金森氏病以及精神異常現象，尤其是憂鬱症。對於思覺失調症患者，運動可以協助體重控制，同時改善疾病症狀。

2016 年，道萬（Dauwan）和同事審閱了二十九篇運動對於思覺失調症患者影響的研究（請參考建議閱讀）。十五項研究中，總共有 641 名病患表示運動明顯降低正性症狀。另外，十八項研究中，總共有 765 名病患發現，運動可以改善思覺失調症的負性症狀，效果比對正性症狀還要更好。這一點很重要，因為思覺失調症的負性症狀對現有的藥物反應較為不佳。思覺失調症的負性症狀往往和憂鬱有關，而運動可以明顯改善憂鬱。

關於哪種運動有效，任何可以提高心跳的運動（有氧運動），以及瑜伽都很有效。因此，快走、騎腳踏車、激烈跳舞、往上走三層樓梯都很有幫助。關於做多久才能有效降低症狀，患者每週應該至少運動 90 到 120 分鐘。

同儕支持團體，但不要「聽到聲音網路」

同儕支持是思覺失調症患者復原很重要的一部分。能

夠和別的思覺失調症患者公開討論自己的症狀、藥物的副作用、疾病的相關問題，可以為患者帶來極大的支持。交 222
流可以非正式地發生，像是在會所模式的活動中自然地交流（請參考第九章）。事實上，這種非正式的同儕支持正是會所模式如此成功的原因之一。

思覺失調症患者也可以經由正式、定期聚會的同儕團體裡獲得同儕支持。這種團體通常由某位思覺失調症患者領導，在團體早期可能有精神健康專業人士協助。團體可能有正式的議程，也可能沒有。許多團體會偶爾邀請講者。有些團體會計畫一起旅行或參加社交活動。這些團體有各種不同名稱，例如「獨立生活」（On Our Own）。

同儕團體的主要問題是，在許多地方，團體領導由「消費者倖存人士」（審註：「消費者」為美國避免「病患」一詞可能產生的歧視疑慮而使用的替代用語，「倖存人士」則指患者中復原良好者）擔任，而這些人中有些是強烈反對精神醫學、反對醫藥者。這些團體可能對正在努力調適，接受自己有腦部疾病，努力復原的患者產生傷害。如果同儕告訴你，其實你什麼毛病也沒有，服用抗精神病藥物是個錯誤，這對你絕對沒有幫助。藥物濫用暨精神衛生防治局（Substance Abuse and Mental Health Services Administration, SAMHSA）在 2017 年換了局長（請參考第十五章）。在那之前，這個組織一直撥款支助反對精神醫學的人建立支持團體。因此，我們的聯邦稅收讓思覺失調症患者的復原之路更為困難了。

近年來，聽到聲音網路（Hearing Voices Network,

HVN）主持的同儕支持團體愈來愈多了。這項運動是在荷蘭開始的，然後散布到英國，現在加拿大和美國都很普遍。根據三位美國組織成員在 2017 年的一篇報告，聽到聲音網路是基於他們的「核心原則」，相信「聽到聲音不一定是病態，而是反映了創傷經驗和情緒受到忽視造成的困難後果。」聽到聲音網路的人主張，聽到聲音不是病態，因為這個現象是光譜的一部分。許多人聽得到聲音，在某些文化中，大家期待你會聽到過世祖先的聲音。組織
223 代言者甚至宣稱，聽到聲音有時會有幫助。一位組織領導人說：「身為聽得到聲音的人，我感到很驕傲。這是非常特別且獨特的經驗。」

正如第二章提過的，當然，聽到聲音並不那麼少見，尤其是在某些文化中，但是這並不表示聽到聲音不是腦部病變的症狀。例如以咳嗽來說，每個人都會偶爾咳嗽，但是如果一個人咳出血來了，我們就知道他的咳嗽是病態的。沒有一個咳血的人會說：「我很驕傲能咳出血來。」

聽到聲音網路的支持團體有一個主要問題，他們相信，會聽到聲音是因為「創傷經驗和情緒受到忽視」。因此，聽到聲音網路秉持著「思覺失調症是基於童年創傷和壓力」理論的延伸（請參考第五章）。這個組織的許多領導人也支持創傷理論。他們會鼓勵參與他們支持團體的患者嘗試辨認引發幻聽的創傷經驗。當然，這樣做會直接導致患者責備家人，認為受到家庭的情緒忽視。這就回到了上個世紀責備家庭的理論了。他們的支持團體還有另一個重大問題：他們鼓勵參與者停止服用藥物。如果你的幻聽

不是疾病症狀，而是正常經驗光譜的一部分，那你為什麼還要吃藥呢？英國聽到聲音網路的團體中，有 29% 的參與者表示，團體讓他們考慮停藥，這就一點也不奇怪了。

總結說來，同儕支持團體可以對思覺失調症患者很有幫助，但是由「聽到聲音網路」提供贊助的支持團體則否。

建議閱讀

Anthony, W., M. Cohen, and M. Farkas. *Psychiatric Rehabilitation*. Boston: Center for Psychiatric Rehabilitation, 1990.

Campbell, K., G. R. Bond, and R. E. Drake. "Who Benefits from Supported Employment: A Meta-Analytic Study." *Schizophrenia Bulletin* 37 (2011): 370-80.

Dauwan, M., M.J.H. Begemann, S.M. Heringa, et al. "Exercise Improve 224
Clinical Symptoms, Quality of Life, Global Functioning, and Depression in Schizophrenia: Systematic Review and Meta-Analysis. *Schizophrenia Bulletin* 42 (2016): 588-99.

Dincin, J., ed. *A Pragmatic Approach to Psychiatric Rehabilitation: Lessons from Chicago's Thresholds Program*. San Francisco: Jossey-Bass, 1995. No. 68 in the New Directions for Mental Health Services series.

Dixon, L. B., F. B. Dickerson, A. S. Bellack, et al. "The 2009 Schizophrenia PORT Psychosocial Treatment Recommendations and Summary Statements." *Schizophrenia Bulletin* 36 (2010): 48-70.

Friedlander, A. H., and S. R. Marder. "The Psychopathology, Medical Management, and Dental Implications of Schizophrenia." *Journal of the American Dental Association* 133 (2002): 603-10.

Gioia, D., and J. S. Brekke. "Use of the Americans with Disabilities Act by Young Adults with Schizophrenia." *Psychiatric Services* 54 (2003): 302-4.

Goff, D. C., C. Cather, A. E. Evins, et al. "Medical Morbidity and Mortality in Schizophrenia: Guidelines for Psychiatrists," *Journal of Clinical Psychiatry* 66 (2005): 183-94.

Lehman, A. F., R. Goldberg, L. B. Dixon, et al. "Improving Employment Outcomes for Persons with Severe Mental Illnesses." *Archives of General Psychiatry* 59 (2002): 165-72.

Liberman, R. P. *Recovery from Disability: Manual of Psychiatric Rehabilitation*. Washington, D.C.: American Psychiatric Press, 2008.

McCreadie, R. G., H. Stevens, J. Henderson, et al. "The Dental Health of People with Schizophrenia." *Acta Psychiatrica Scandinavica* 110 (2004): 306-10.

Marder, S. R., S. M. Essock, A. L. Miller, et al. "Physical Health Monitoring of Patients with Schizophrenia." *American Journal of Psychiatry* 161 (2004): 1334-49.

Marder, S. R., W. C. Wirshing, J. Mintz, et al. "Two-Year Outcome of Social Skills Training and Group Psychotherapy for Outpatients with Schizophrenia." *American Journal of Psychiatry* 153 (1996): 1585-92.

Noble, J. H. "Policy Reform Dilemmas in Promoting Employment of Persons with Severe Mental Illnesses." *Psychiatric Services* 49 (1998): 775-81.

Noble, J. H., R. S. Honberg, L. L. Hall, et al. *A Legacy of Failure: The Inability of the Federal-State Vocational Rehabilitation System to Serve People with Severe Mental Illnesses*. Arlington, Va.: National Alliance for the Mentally Ill, 1997.

Persson, K., B. Axtelius, B. Söderfeldt, et al. "Association of Perceived Quality of Life and Oral Health among Psychiatric Outpatients." *Psychiatric Services* 60 (2009): 1552-54.

Trepp, J. K. Lodge Magic: *Real Life Adventures in Mental Health Recovery*. Minneapolis: Tasks Unlimited, 2000.

Winerip, M. 9 *Highland Road*. New York: Pantheon Books, 1994

【第九章】 225

好的服務是什麼樣子的？

和某些不思考的人想的相反：瘋狂就像許多其他同樣可怕且頑固的疾病一樣，是可以管理的。

——威廉．巴蒂，1758 年

一般而言，美國提供給思覺失調症以及其他嚴重精神疾病患者的服務品質，從不夠好到糟到不能再糟。有能力的專業人士人數和精神病院床位不足、門診追蹤很不固定、住宿單位完全不夠、復健服務從最少到根本不存在。最令人沮喪的就是，這些服務在 2019 年，比二十年前還要糟糕。雖然有些州表現相對較佳，但是沒有任何一州有好的服務，甚至沒有符合最低標準的服務。在每一個西歐國家，思覺失調症患者都可以獲得更好的服務，尤其是荷蘭和北歐的斯堪地納維亞地區。

事情無須如此。我們知道要做什麼，知道如何提供 226
好的服務。但是我們為了各種原因不做為。許多原因和我們提供經費給公立精神醫療服務的錯誤政策有關。雖然有這些問題，美國還是有幾個地方服務不錯。本章將簡短列出一個好的思覺失調症精神疾病服務可以——其實是**應該**——看起來是什麼樣子，我們也會舉出良好服務的範例。

精神病院床位

一定要有足夠的精神科床位，急性思覺失調症症狀的患者才能好好地接受診斷，並且用藥物穩定下來。沒有足夠床位的後果，就是需要治療的患者無法住院，或是即使住院也必須提早出院。結果就是一再重新住院的旋轉門和擁擠的急診室，患者必須等待好多天，甚至好幾週，才能有床位。

1955 年，美國共有 558,000 張公立（州和郡）精神病院床位。根據當時人口計算，大約每十萬人有 340 張床位。2018 年，去機構化之後（請參考第十四章），只剩下 35,000 張公立精神科床位。根據當時的人口總數，每十萬人當中，只有 11 張床。思覺失調症以及其他嚴重精神疾病患者的公立床位有 97% 都被關閉。2008 年，治療倡導中心（Treatment Advocacy Center）的調查顯示，每十萬個人需要有 50 張病床，才能有足夠的精神科服務。也就是說，美國目前只有所需要不到四分之一的床位。根據 2016 年的數據，床位最少的州是亞利桑那州、愛荷華州、明尼蘇達州和佛蒙特州。

一旦患者得到初步的診斷，並用藥物穩定下來之後，如果復發，有時可以用其他方式取代住院。例如 1960 年代，路易威爾家庭照護計畫（Louisville Homecare
227 Project）讓我們看到，對於大部分的思覺失調症患者，如果病情惡化，可以派公衛護士每日到家裡造訪，保證患者好好服藥的方式，在家中穩定下來。同樣地，1970 年代時，西南丹佛精神健康服務（Southwest Denver Mental Health Services）和六個私人家庭簽約，每個家庭接受一位或兩位的急性精神病患，至多可以住三個星期。主人必須和精神健康團隊固定見面，並有一位精神科護士隨時可以傳呼到場。路易威爾和丹佛的實驗都很成功，可以取代住院，但是二者都因為不符合聯邦健康保險經費的條件而結束。

雖然大部分的州都無視於未來可能的精神科住院需求，而關閉州立精神病院，仍有少數幾州表現較佳。例如 2012 年，麻州新開了沃切斯特復健中心與醫院（Worcester Recovery Center and Hospital），擁有 320 張病床與最先進的設備，以取代兩家關掉的州立醫院。雖然公立精神科病床仍然嚴重不足，至少，建立新的醫院表示他們知道仍有床位的需求。

庇護所的需求

1960 年代，政府精神病院開始執行去機構化政策。當時大家以為有些精神病患會被安置在社區機構中，其他則會繼續留在醫院裡長期安養。到了 1980 年代初期，情況逐漸改變，許多州立精神病院開始考慮完全關閉。二十年後的現在，我們又回到了原點，精神醫學界再度認為有些患者還是需要州立精神病院。

需要住院的患者症狀嚴重、行為怪異到無法待在社
區裡。這些人包括 10% 至 20% 對藥物沒有反應的嚴重精
228 神病患、有攻擊性或暴力傾向的患者、行為不合宜的患者
（例如縱火、公然裸露），以及無法保護自己或照顧自己
的患者。政府亟欲關閉州立精神病院，法律規定患者必
須盡量被安置在社區裡，因為「這是最不具限制性的環
境」。因此，許多原本應該住院的患者被安置在社區機構
中。

這些患者人數有多少呢？這個數字要看門診及復健療護服務的品質而定。復健療護服務品質好的州可能可以讓 90% 至 95% 的思覺失調症患者住在社區裡。不管是哪裡，醫療人員都需要捫心自問：「這個患者住在社區裡真的會比較好嗎？還是長期住在機構中比較好？他的生活品質真的會改善嗎？社區真的是『最不具限制性的環境』嗎？」如果我們急著把患者安置在社區裡，不問這些問題的話，結果就是許多患者會進入比精神病院狀況更糟的護理之家、康復之家、庇護所。我負責安置聖伊麗莎白醫院（St. Elizabeth Hospital）的患者進入華府社區有八年，我認為四分之一的患者在社區的生活品質比在醫院**更糟**。這些患者跟我說有機會的話，他們寧願回醫院去。

我們必須認知到有些嚴重精神病患需要長期住院的現實，以保護這些無法保護自己的人。我們不會期待癱瘓的小兒麻痹症患者再度正常行走，如果他們無法照顧自己的生活，我們不會把他們安置在康復之家，任其自生自滅。我們既然讓罹患嚴重腦疾病（例如多發性硬化症或阿茲海

默症）無法照顧自己的患者長期住院，那麼為什麼不能讓精神病患長期住院呢？

院外治療 229

思覺失調症和其他重大精神疾病精神科院外服務的黃金標準，就是基於 1972 年在威斯康辛州麥迪遜作法的積極性社區治療（Assertive Community Treatment, ACT）模式。這個模式的團隊包括大約八到十位精神疾病專家和相關人士，為大約 100 到 150 位重大精神疾病患者全權負責。全權負責指的是團隊每週七天、一天二十四小時隨時有人待命，負責患者的臨床治療、居住和復健的需要。治療團隊成員和患者的接觸往往是在患者家裡、工作職場或社區其他地方，而不是在專業人員的辦公室。藥物會送到患者手上，而不是要求患者去門診拿藥。照顧極為積極，團隊成員會主動找患者做追蹤照顧。

這個計畫臨床上非常有效，並且具有成本效益。在英國、澳洲和美國，都進行了隨機分配臨床試驗，成果顯示患者住院率較低，患者本人和家屬都對此非常滿意。計畫成功的主要原因，是多年來都由同樣的團隊成員持續照顧同樣的患者，無論他住在哪裡。因此，如果患者住院或入獄，團隊成員都會去探望，並和負責治療的人討論。團隊成員也認識患者家屬。很重要的是，如果一位團隊成員退休了或離職了，還會有其他認識這位患者的成員可以提供服務。因此，團隊提供的不只是『持續的照顧』，也提供

『持續的照顧者』，這是計畫有效的關鍵。

積極性社區團隊也可能成為專攻某種問題的專家。例如，在大型都會區的少數幾個團隊專門負責重大藥物
230 濫用問題的重大精神病病患，另一種團隊則專門服務指控有重大犯罪行為的精神病患，非常有幫助。這種團隊稱為法庭積極性社區團隊（forensic ACT 或 FACT），其中包括教化人員。最早的 FACT 團隊是在紐約羅切斯特（Rochester）的孟羅郡（Monroe County）。結果讓患者再度被捕率、入獄的天數和住院率明顯下降,。這個團隊獲得了 1989 年美國精神醫學會的創新金獎。另一個成功的 FACT 例子是在華盛頓州西雅圖的國王郡（King County）。2012 年，這個團隊成立一年的報告指出，入獄的機率降低了 45%，入獄的天數降低了 38%，精神科住院機率降低了 38%。這些團隊計畫確實很划算。

另一個有效的重大精神疾病與犯罪的精神科院外計畫，是使用精神疾病安全審查委員會（Psychiatric Security Review Board, PSRB）。委員會有法律權限，可以決定何時釋放有犯罪刑期的精神病患、住在社區的條件，以及是否需要送回醫院。奧瑞岡州於 1977 年設立了第一個精神疾病安全審查委員會，表現很成功。康乃狄克州於 1985 年設立了類似的委員會，直到 2015 年的研究都顯示，有重大精神疾病的罪犯重新被逮捕的機率很低。

對所有思覺失調症患者而言，精神科院外計畫的重點是能夠確認患者持續服藥，以控制症狀。如第一章所說，幾乎一半的思覺失調症患者有病覺缺失症，不知道

自己病了。第七章提過各種確保患者服藥的選擇。對於有病覺缺失症的患者，往往需要用法律規範他們持續服藥，才能住在社區裡。第十章討論協助治療時將提出，可以使用院外委員會，通常稱為協助院外治療（Assisted Outpatient Treatment, AOT）。這個方法愈來愈普遍，在大部分的州裡都是合法的，除了麻州、康乃狄克州、馬里蘭州和田納西州。特別好的協助院外治療例子包括紐澤西州的埃塞克斯郡（Essex）、俄亥俄州的巴特勒郡
（Butler）和桑米特郡（Summit）、佛羅里達州的塞米諾 231
郡（Seminole）、德州的貝克沙郡（Bexar）以及加州的內華達郡（Nevada）。好的協助院外治療會提供有品質的服務、強調服用藥物的重要性、法官會花時間和患者建立關係、恭賀他們的成功、盡量讓患者參與治療的決定。

除了積極性社區團隊之外，好的思覺失調症院外服務還需要包括兩種專門的團隊，處理兩個重大問題：罪犯和無家可歸的遊民。危機介入小組（Crisis Intervention Teams, CIT）中有特別受過訓練的警官。一開始是在曼菲斯（Memphis），後來遍及全國，目標是預防逮捕並為精神病患取得治療。一旦被逮捕，精神健康法庭可以有效為患者取得精神健康治療，而不是監禁。1997年，這個做法首先在佛羅里達州的布洛瓦德郡（Broward）施行，成效卓著。美國現在有超過400個精神健康法庭。當然，危機介入小組和精神健康法庭的存在也被視為住院和院外精神健康系統的失敗。如果所有重大精神疾病患者都受到適當的照顧，這些計畫就沒有必要了。

美國各地零星散布了十幾個特別有意思的院外治療計畫，運用了模範計畫的種種元素。一個例子在俄亥俄州，主要是桑米特郡，以及東北俄亥俄醫學大學（Northeast Ohio Medical University, NEOMED）的精神科。桑米特郡有精神疾病協助院外治療的計畫，後來演化成了新日法庭（New Day Court）。新日法庭使用精神健康法庭常用的模式，法官會積極參與，用法庭命令強制患者定期和法官會面，以協助重大精神疾病患者參與治療，成功地在社區生活。精神科為社區的精神健康專業人士扮演了教育和輔導諮詢的資源。他們也建立了思覺失調症治療之最佳服務
232 中心（Best Practices in Schizophrenia Treatment, BeST），提倡最好的治療介入方式，例如使用 clozapine、抗精神疾病藥物的長效針劑、家庭教育、認知整合以及精神疾病患者的認知行為治療。2018 年，東北俄亥俄醫學大學也開立了美國的第一個社區健康照護延伸計畫（Extension for Community Healthcare Outcomes, ECHO）進行遠距離輔導，專注在改善思覺失調症治療。社區提供照顧的人可以每週收看他們的視訊會議影片，獲得針對某位個案治療上的資訊與諮詢。用這種特殊的組合來治療思覺失調症的動機發想，是來自當地精神健康專業人士的卓越領導，以及地方法官的支持，加上佩格基金會（Peg's Foundation）的經費支持。

另一個值得注意的重大精神疾病（包括思覺失調症）院外治療是亞利桑那州南部的皮馬郡（Pima），人口大約一百萬人。他們嘗試了各種有創意的計畫，經由郡政府、

當地警方、地區型行為健康權威（Regional Behavioral Health Authority）聖帕提可整合照護（Cenpatico Integrated Care）以及許多提供精神健康照顧的機構之間的合作，以降低入獄的精神病患人數。社區精神健康系統結合了協助院外治療、積極的精神健康法庭、警官的危機干預訓練。還有，皮馬郡警方和塔克森（Tucson）警方發展了特殊的精神健康支持團隊（Mental Health Support Teams）。他們的危機系統中，包括隨時待命的熱線電話，十幾個機動團隊，以及危機反應中心（Crisis Response Center）。

精神健康支持團隊有十到十二位精選的警官和警探，許多人的親戚有重大精神疾病。他們唯一的工作就是回應與精神疾病有關的報案。團隊成員穿著一般服裝，開著沒有標誌的警車，以降低案件的污名化。團隊顯著降低了警方服務或是載運患者時，必須使用武力的機率，同樣的團隊成員要回應所有關於重大精神疾病的報案，他們變得非常熟悉慣犯以及高風險的患者，能夠進行調查，選擇讓這 233
些患者接觸何種精神健康服務，以改善後續發展。最近，他們形成了新的合作團隊，讓一位警探和一位機動的危機處理臨床人員配成一組。

郡政府用政府公債的錢蓋了危機反應中心（Crisis Response Center, CRC）以減低監獄和急診部門的精神病患人數。中心位於班諾爾大學醫學中心（Banner-University Medical Center）的南區校園，由連結健康管理辦法（Connections Health Solutions）管理。危機反應中心每年服務 12,000 名成人和 2,400 名未成年人。他們的醫生提供精神科諮詢，並負責隨時輔導精神健康支持團體。他們也提供長達 23 小時的分流服務、緊急照顧及觀察。中心和民事監管、醫院急診、精神科住院區相連。警察把大部分精神疾病個案直接送到這裡，警官來這裡的交接時間往往只有十分鐘或更短。皮馬郡的做法中，最強的就是非常普遍的數據收集，在各個階段都彼此分享資訊，包括臨床和開銷的資訊。計畫的成功來自精神健康系統和犯罪法律系統裡不尋常的領導力，同時也獲得了麥克阿瑟基金會（MacArthur Foundation）的經費支持。

1980 年代，許多城市都開始對於有思覺失調症或其他重大精神疾病的遊民進行特別的院外照顧計畫。例如，洛杉磯男人之家（Los Angeles Men’s Place, LAMP）從 1985 年開始，為市內無家可歸的精神病患提供精神科、醫藥、居住以及其他服務；多年來，紐約市嘗試了許多計畫，最近的計畫是精神健康服務團（Mental Health Services Corps），運用剛進入精神健康領域以及正在杭特學院（Hunter College）受訓的專業人士服務。另一個例子是傑克森威爾（Jacksonville）為遊民建立的蘇茲巴契中心（I.M. Sulzbacher Center），近二十年來提供其中的精神疾病患者相關服務。這些努力，對於訓練學生了解問題的本質確實特別有貢獻。至於降低無家可歸的重大精神疾病患者人數，這種計畫則效果有限。大部分無家可歸的重大精神疾病患者都有病覺缺失症，不認為自己有病，不會為了他們認為不存在的疾病自願服藥。而大部分的院外協助計畫，也都不願意用既有的住院相關法律強制治療。

復健

正如積極性社區治療是為思覺失調症患者提供院外服務的黃金標準一樣，會所模式是復健服務的黃金標準。第一間會所是紐約市的泉屋（Fountain House），1948 年由州立醫院出院的患者建立。

會所是每天開放的社區設施，成員聚在一起參加社交和教育活動。會所通常不會發放藥物，但是強烈鼓勵成員依照醫囑服藥。所有成員都有精神疾病，因此沒有污名化的問題。職業訓練是其中的重要元素，所有成員都得參與工作團隊，維持會所的運作，例如準備午餐、清掃或接電話等等。許多成員也參與正式的職業訓練計畫，會所是工作復健最成功的模式之一。多數會所也和居住計畫有連結，成員一起分享公寓或房子。第八章提過，芝加哥的門檻俱樂部計畫（Thresholds Clubhouse Program）為一千多名成員提供住處。

會所也具有成本效益，因為降低了成員重新住院的機率。針對門檻會所的一項研究顯示，成員九個月後的再住院率是 14%，而其他條件相當的非成員對照組則是 44%。雖然會所有諸多益處，但是美國只有大約 160 間會所，主要是因為經費來源的限制。目前仍在運作的最佳會所包括：麻州沃切斯特（Worcester）的創世俱樂部（Genesis Club）、南卡羅來納州格林威爾（Greenville）的門屋（Gateway House）、克里夫蘭的木蘭屋（Magnolia House）、密爾瓦基的大道俱樂部（Grand

Avenue Club）以及聖路易市的獨立屋（Independence House）。

235 生活品質的標準

1990年代，醫學界開始對於思覺失調症患者治療和復建預後評估感到興趣。一種預後評估標準就是生活品質。奧瑞岡大學健康科學中心（University of Oregon Health Sciences Center）的道格拉斯・畢格羅（Douglas A. Bigelow）研究團隊、馬里蘭大學精神健康服務研究中心（University of Maryland Center for Mental Health Services Research）的安東尼・李曼（Anthony F. Lehman）研究團隊，以及其他學者都研發出生活品質量表，內容包括患者的居住狀況、家庭關係、社交關係、工作、健康、經濟、安全、法律問題。有些生活品質量表也包括患者的內在經驗，例如愉悅、自主和滿足。

目前，精神醫學界尚未運用這些生活品質量表。這或許是未來趨勢。想像一下，如果生活品質也列入復健的考量，為精神病患提供的不同服務將會是如何呢？更進一步地想像一下，如果復健的結果被列為精神疾病專業人士的薪水考量之一，服務系統又將如何不同呢？

生活品質量表可以用主觀陳述（詢問患者）或客觀描述（由第三者評估患者的生活品質），二者皆應包含在治療和復健的預後評估中。評估可以從三個層次進行：患者本身、計畫、家庭與社區。總結請看下面的圖表。

表 9.1　思覺失調症患者治療成效及復健成效的評量方法 236

	主觀評量	客觀評量
患者	自我評量生活品質	經由面談評量患者生活品質與症狀嚴重程度
計畫	患者評量醫院、門診、復健、住居和其他服務項目	患者照護指標、JCAHO和其他調查及突擊訪視
家庭與社區	家庭滿意度調查，警察、監獄獄卒、庇護所和街友之家調查	家庭問卷的量化資訊、使用街友之家的人數、露宿公園的人數、與精神疾病有關的報警次數

如果這些調查更普遍，調查結果成為經費審核的條件之一的話，思覺失調症及其他精神疾病患者的醫療服務就會迅速獲得改善了。

建議閱讀

Allness, D. J., and W. H. Knoedler. *The PACT Model of Community- Based Treatment for Persons with Severe and Persistent Mental Illness: A Manual for PACT Start-up*. Arlington, VA: National Alliance for the Mentally Ill, 1998.

Balfour, M. E. , J. Winsky and J. Isely. "The Tucson Mental Health Support Team (MHST) Model: A Prevention Focused Approach to Crisis and Public Safety." *Psychiatric Services* 68 (2017): 211-212.

Doyle, A., J. Laneil, K. Dudek. *Fountain House: Creating Community in Mental Health Practice*. New York: Columbia University Press, 2013.

Flannery, M. and M. Glickman. *Fountain House: Portraits of Lives Reclaimed from Mental Illness*. Center City, MN. Hazelden, 1996.

Fuller, D.A., E. Sinclair, J. Geller, et al. "Going, Going, Gone: Trends and Consequences of Eliminating State Psychiatric Beds, 2016." Treatment Advocacy Center (Arlington, VA), 2016. TACReports.org/going-going-gone.

Lamb, H. R. "The Need for Continuing Asylum and Sanctuary." *Hospital and Community Psychiatry* 35 (1984): 798-800.

Lehman, A. F. "Measures of Quality of Life among Persons with Severe and Persistent Mental Disorders." *Social Psychiatry and Psychiatric Epidemiology* 31 (1996): 78-88.

Torrey, E. F. "Continuous Treatment Teams in the Care of the Chronic Mentally Ill." *Hospital and Community Psychiatry* 37 (1986): 1243-47.

Torrey, E. F. "Economic Barriers to Widespread Implementation of Model Programs for the Seriously Mentally Ill." *Hospital and Community*
237 *Psychiatry* 41 (1990): 526-31.

Torrey, E. F. *American Psychosis: How the Federal Government Destroyed the Mental Illness Treatment System*. New York: Oxford University Press, 2013.

Torrey, E. F. *The Insanity Offense: How America's Failure to Treat the Seriously Mentally Ill Endangers its Citizens*. New York: W.W. Norton, revised paperback edition, 2012.

Torrey, E. F., K. Entsminger, J. Geller, et al. "The Shortage of Public Hospital Beds for Mentally Ill Persons," Treatment Advocacy Center (2008). Arlington, VA.

Wasow, M. "The Need for Asylum for the Chronically Mentally Ill." *Schizophrenia Bulletin* 12 (1986): 162-67.

Wing, J. K. "The Functions of Asylum." *British Journal of Psychiatry* 157 (1990):822-27

【第十章】 238

十大問題

雖然每個人都可能得到精神疾病，但是精神疾病給人的觀感就是和其他疾病不一樣。精神疾病讓人如此無力、依賴，對患者的狀態影響如此之大，大眾如此懼怕精神疾病，因此，如果我們希望治癒精神疾病的話，就需要特別多的關心。

——《美國精神醫學期刊》[1]，1868 年

一旦罹患思覺失調症，患者和家屬都必須面對許多隨之而來的問題。本章的十個問題極為常見，且令人相當困擾。

香菸和咖啡

對於許多思覺失調症患者，香菸和咖啡在他們的生活中顯得無比重要。這是主要的社交重點、開銷、負債和利益交換。有些患者整天只想著香菸和咖啡，一切活動都與

1　審閱者註：*American Journal of Insanity* 創刊於 1844 年，1921 年更名為《美國精神醫學期刊》（*American Journal of Psychiatry*）至今，目前在精神醫學界為排名數一數二的期刊。

239 **表 10.1　十大問題**

- 香菸和咖啡
- 酒精和毒品
- 性、懷孕和愛滋病
- 受害
- 隱私權
- 拒絕服藥
- 協助就醫
- 攻擊性和暴力行為
- 逮捕和入獄
- 自殺

此有關。

數項研究顯示 65% 至 85% 的思覺失調症患者抽菸，而一般人口中只有 18% 的人抽菸。雖然近年來因為反菸害的宣傳，一般人口吸菸的比例明顯下降，最新研究卻發現，在 1999 到 2016 年之間，思覺失調症患者的抽菸比例並沒有下降。下降的是他們每天抽菸的數量，可能是因為香菸愈來愈貴了吧。抽菸的思覺失調症患者喜歡購買尼古丁含量較高的香菸，並且從每根香菸中吸取更多的尼古丁和一氧化碳。

思覺失調症患者抽菸的後果很嚴重。第四章講過，思覺失調症患者壽命比一般人短少了二十五年，和抽菸有關的死亡是平均壽命較短的重大原因。心臟和肺部疾病造成的死亡特別多，但是不包括肺癌——思覺失調症患者的肺癌比例並未提高，原因不明。25 到 34 歲之間戒菸的人，
240 平均壽命會延長十年；35 到 44 歲之間戒菸的人，平均壽命會延長九年；45 到 54 歲之間戒菸的人，平均壽命會延長六年；55 到 64 歲之間戒菸的人，平均壽命會延長四年。由此可知抽菸對於壽命長短的重大影響。精神狀態不

穩定者抽菸很危險，有許多病患共居的團體之家失火的情形並不少見。

思覺失調症患者抽菸的另一個後果是降低抗精神病藥物在血液中的濃度及藥效。這是因為抽菸會刺激某種細胞色素酵素，引起肝臟更快代謝抗精神病藥物。某些抗精神病藥物特別如此，例如 haloperidol、fluphenazine、asenapine、olanzapine 和 clozapine。服用這些藥物的患者戒菸之後，血液中的藥物濃度會提高，可能出現副作用；反之，如果患者之後又開始抽菸，血液中藥物濃度會下降，藥效會變差。臨床醫生必須根據患者是否嘗試戒菸而調整劑量。

我們還不知道為什麼思覺失調症患者尼古丁上癮這麼嚴重。多年來，大家以為他們是在自我投藥（self-medicate，患者基於改善自身不適的目的而使用特定物質，例如酒精或香菸），因為尼古丁可以暫時改善某些認知功能，例如注意力。最近的研究動搖了自我投藥的理論，事實上，長期抽菸會降低認知功能。已知尼古丁會影響許多腦部神經傳導物質，而且腦部有尼古丁受體，因此，思覺失調症患者對尼古丁的重度上癮可能有生理上的解釋，雖然我們還沒有答案。

既然抽菸有這麼多問題，所有思覺失調症患者應該被賦予透過戒菸計畫進行戒菸的機會。已知光是靠著行為和心理治療戒菸沒有效果。但是使用戒菸輔助藥物，尤其是配合著尼古丁替代療法（例如尼古丁貼片）就很有效。2016 年，發表了一項針對戒菸輔助藥物的大型研

究的結果。他們發現，幫助精神病患戒菸時，varenicline
（Chantix, Champix） 比 bupropion（Wellbutrin, Zyban）
效果更好。後者又比安慰劑效果好。重要的一點是患者必
須持續服藥，因為一旦停藥，菸癮復發的機會很高。思
241 覺失調症患者的另一個戒菸方法是將抗精神病藥物換成
clozapine；這是唯一可以降低某些患者對尼古丁渴望的精
神科藥物（但不是全部患者）。

思覺失調症患者的咖啡癮也很重，但是尚未有定量研究。曾有患者每天喝三十幾杯咖啡或可樂，每一杯咖啡含有大約八十毫克咖啡因，每瓶可樂則含有大約三十五毫克咖啡因。有些患者會買即溶式咖啡粉，用湯匙從罐子裡挖了直接吃。如同尼古丁般，我們還不瞭解為什麼思覺失調症患者容易咖啡因上癮，但是已知咖啡因會影響腦中的腺苷（adenosine）受體，因此影響多巴胺、血清素、γ- 氨基丁酸、谷氨酸（glutamate）和正腎上腺素。一項研究發現，咖啡因可以降低巴金森氏病症狀，例如僵硬和震顫。

大量攝取咖啡因會造成咖啡因中毒：緊張、不安、失眠、興奮、燥熱潮紅、心跳加快、肌肉顫抖。有些思覺失調症患者大量吸取咖啡因後，疾病症狀加重。以前認為咖啡或茶會干擾抗精神病藥的吸收，但是現在不確定如此。

就像某些抗精神病藥物會和尼古丁互相作用，使得血液中的濃度以及藥效下降一樣，這些抗精神病藥物也會和咖啡因交互作用，使得血液中的藥物濃度增加。一項最新研究測量同時服用 clozapine 和咖啡患者的血液濃度，以及停喝咖啡五天後的血液濃度。喝咖啡時的 clozapine 的

血液濃度大約是停喝之後的兩倍。因此，喝不喝咖啡確實會大幅影響這些藥物的療效和副作用。咖啡因對其他第二代抗精神病藥沒有影響，因為這些藥物經由其他肝臟酵素代謝。

我們必須進一步研究抽菸和咖啡因對思覺失調症患者的影響和後果。至於現在，我會建議： 242

1. 瞭解尼古丁和咖啡因對思覺失調症患者的吸引力。因此，必須有個上限，例如每天一包菸、四杯咖啡或四杯可樂，但是不要完全禁止。
2. 對每一位想戒菸的思覺失調症患者，都應該提供使用戒菸輔助藥物以及替代療法戒菸的機會。
3. 要求患者注意抽菸的安全（例如不准在床上抽菸），只能在某些特定地區抽菸。不抽菸的患者需要保護，才不會吸到二手菸。要建立明確的罰則並確實執行。

酒精和毒品

思覺失調症患者濫用酒精和毒品是個大問題，而且問題愈來愈嚴重。一項社區研究顯示，34% 的思覺失調症患者酗酒，26% 嗑藥，總共有 47% 有酗酒或嗑藥或兩者皆有的問題。2002 年，全美調查發現嚴重精神病患酗酒、嗑藥的比例是一般人的兩倍。問題嚴重的程度可能差異很大，從陣發性到持續性濫用都有可能。

思覺失調症患者酗酒、嗑藥的原因很多。最重要的原因可能和一般人的原因相同——酗酒、嗑藥的感覺很好。一般大眾也充斥著物質濫用的問題，思覺失調症患者自然也不例外。因此，我們必須明白，許多濫用酒精和街頭毒品的思覺失調症患者，如果沒有得精神疾病也一樣會濫用。

243 其他原因包括，酗酒、嗑藥可以提供某種社交網絡，讓社交孤立的患者有事可做。有些思覺失調症患者可能在自我投藥，以便降低焦慮、減少憂鬱、提高活力。一項研究顯示，酒精可以減少沮喪、改善睡眠品質，但同時增加幻聽和偏執妄想。也有可能思覺失調症的遺傳體質和酗酒的遺傳體質有關，不過研究數據尚不足夠。

思覺失調症患者酗酒、嗑藥的後果和一般人相同，包括家庭關係和人際關係瓦解、失去工作、失去住處、負債、健康問題、被逮捕入獄。酗酒、嗑藥的患者精神疾病症狀會加劇、有更多暴力事件、比較常到精神科急診、比較不按時服藥、復發率非常高（請參考第十一章）。很多人最後成為流浪漢。

有酗酒或毒癮問題的思覺失調症患者不易治療。很多人在精神科和戒毒中心之間來來去去，兩邊都拒絕收容。他們是不受歡迎的病患。對酗酒的思覺失調症患者，可以開立 clozapine 一試。一項研究顯示 clozapine 可以降低喝酒量。

對於物質濫用的思覺失調症患者，最有效的治療就是整合治療，由同樣的精神健康專業團隊同時負責治療這兩種狀況。新罕布夏州達特茅斯精神醫學研究中心

（Dartmouth Psychiatric Research Center）的羅伯特．德瑞克（Robert Drake）和同事已經證實了整合治療的效果。2015 年，他們發表的數據顯示，不論是鄉下和城市裡的大部分患者都有相當好的治療結果（請參考建議閱讀）。 244
不過，他們也強調，少數患者沒有反應，持續濫用物質。

匿名戒酒會（Alcoholics Anonymous, AA）和匿名戒毒會（Narcotics Anonymous, NA）的十二步驟自助方法（Twelve-Step self-help methods）對少數思覺失調症患者有效，但是簡化的六步驟方案（Six-Step program）更適合。這些團體的問題是，他們主張完全不用任何藥物，有時候甚至連抗精神病藥也不可以。同時，思覺失調症患者不太適合戒酒會和戒毒會面對面質問的方式。對於同時有兩種診斷的患者，個人心理治療的效果有限。英國一項大型試驗使用認知行為治療，也沒有效果；相對地，兼顧居住與工作的整合型治療計畫顯得較為成功。

有時候需要強制檢查，以減少思覺失調症患者酗酒或嗑藥，尤其是那些酗酒、嗑藥之後會變得暴力或惹上麻煩的患者。驗尿可以檢查是否嗑藥。廠商正在研發檢查是否喝酒的變色皮膚貼片。頭髮檢驗可以查出患者是否在三個月內曾經使用安非他命、巴比妥酸鹽類製劑、古柯鹼和海洛因（但不包含大麻）。另外，可以用 disulfiram（Antabuse）控制酗酒問題。如果每天服用一粒，患者在接下來的二十四小時內，一旦喝酒就會感覺不舒服。不過，disulfiram 會降低血液中的抗精神病藥物的濃度，患者因此需要更高劑量的處方。

家屬需要瞭解，思覺失調症患者酗酒、嗑藥的情況極為普遍，家屬必須學會觀察跡象。一個重要線索是患者有不明原因的花費。完整的治療計畫應包括讓患者瞭解酗
245 酒、嗑藥的後果，建立清楚的規範，嚴格執行，並使用強制治療。如果患者有案在身，法院往往會要求強制治療。

思覺失調症患者可以喝酒嗎？很多醫生會說不行。如果患者有暴力傾向，或是酒精會讓疾病症狀加劇的話，我也會說不可以。但是如果沒有這些情形，患者也沒有酗酒傾向的話，偶爾喝一杯無妨。晚上和朋友喝杯啤酒是很多人的生活樂趣。思覺失調症患者的人生樂趣已經很少了，除非必要，還是不要剝奪這個樂趣吧。同時，我也會跟患者和家屬清楚規定每天最多只能喝兩瓶啤酒或兩杯紅酒，或是一盎斯的任何酒類。並要求他們注意任何酒精上癮的症狀。

嗑藥則不同。絕對不可以！因為許多患者即使只是吸大麻都可能引發精神疾病症狀，需要花好幾天才能恢復。我的一位年輕患者平常幾乎完全沒有症狀了，可是一旦吸了大麻，就出現思覺失調症症狀好幾天。當然，並非每個患者都會反應這麼強烈，但是我們無法預測誰會有強烈反應。有學者認為，大麻可以改善少數患者的症狀。比較強烈的毒品，尤其是天使塵（PCP）和安公子（Speed，亦稱冰塊），對於思覺失調症患者簡直就是毒藥。家屬必須用盡方法杜絕患者使用毒品。如果患者使用毒品，就不要讓他住在家裡，尤其如果患者曾經有過攻擊行為或暴力傾向的話。思覺失調症患者的殺人事件多半和嗑藥有關。使

用嚴厲手段監督患者不嗑藥是合理的，包括要求患者定期 246
檢查尿液[2]做為交換條件，才讓他住在家裡、接受家裡的經濟支助或不被強制住院。

性、懷孕和愛滋病

對於大部分男女，性都是重要議題。思覺失調症患者沒有道理會有所不同。在我們的想像中，往往將精神病患視為無性之人。事實不然。和非患者一樣，思覺失調症患者個性不一，有的人對性一點興趣也沒有，有的人整天有性趣。

研究顯示思覺失調症患者中，三分之二在過去一年內有性行為。一項女性門診病患的研究顯示，73% 有性生活，另一項包括男性與女性的門診調查顯示，62% 有性生活，其中包括了 42% 的男性和 19% 的女性患者在過去一年裡有不同的性伴侶。另一項住院患者的研究發現，66% 的患者在過去半年內有性行為。另一項長期住院患者調查顯示，「醫院裡的性活動很普遍」。另一方面，一項英國研究顯示有三分之一的患者從來沒有任何性生活。

思覺失調症患者的性生活比一般人更困難。被迫害妄想和幻聽讓性行為變得非常複雜。羅森邦姆（M. B. Rosenbaum）報告思覺失調症患者性生活的文章中，提到

2 審閱者註：我國精神衛生法第四十六條，規定強制社區治療項目：包括藥物之血液或尿液濃度檢驗，以及酒精或其他成癮物質篩檢。

一位患者性交時「房間裡有天使和魔鬼告訴他該做什麼、不該做什麼」。羅森邦姆的結論是：「性對於很多人都很
247 困難了，何況是處處受到限制的思覺失調症患者？」

抗精神病藥可能影響患者的性生活，第一代和第二代藥物皆然。一項研究發現抗精神病藥對 30% 至 60% 患者的性生活有影響，包括性慾降低、男性性無能、無法高潮、女性經期紊亂。有些患者就是因為這些副作用而不肯服藥，只是不說出來而已。評估抗精神病藥在性行為上的副作用時，我們必須謹記有些患者宣稱有副作用，其實在罹患精神疾病或開始服藥之前，就已經有性功能障礙了。性功能障礙在一般群眾中並不少見。一項最新研究顯示，服藥的思覺失調症患者中 45% 有性功能障礙，但是沒有服藥的控制組也有 17% 的患者有性功能障礙。因此，真正的藥物副作用比例只有 28%。少數患者性生活受到藥物影響而變得更好。一項報告描述兩位異性戀男性患者「服正常劑量的抗精神病藥時，可以持續進行二到六小時的性行為」。

另一個問題是如何知道性伴侶是自己願意參與，還是被人利用了？通常是女性患者被利用，有時也有男性患者被男同志利用。家屬需要問的是：在其他狀況下，她能夠拒絕男性嗎？她在日常生活的其他狀況下是否有良好的判斷力？她的性行為是否隱密（這表示她有良好判斷力）？她會躲避男人嗎？還是追求男人？她的性行為是否為了利益交換（通常是香菸或食物）？

跟患者的精神科醫師和醫護人員談談就可以瞭解實

情。一位女性患者的家屬發現她在中途之家一直有性行為時非常惱怒，她跟父母說她是被人利用了。家屬和中途之 248
家的醫護人員談過之後，發現她一直很主動，她的說詞只是想避免被父母責罵而已。如果真的是被人利用，可以要求更多的督導和行動限制。對於僅僅為了香菸和食物與人性交的患者，家屬和醫護人員可以定時提供香菸和食物，避免患者賣淫。

思覺失調症患者不擅於計畫，因此，避孕成為一個問題。根據一項報告，「自從美國開始去機構化之後，女性精神病患生產比例提升了三倍」。思覺失調症患者的意外懷孕是很普遍的現象。一項研究顯示 31% 的女性患者曾經因意外懷孕而墮胎。第七章提到過，女性患者從第一代藥物改服第二代藥物時除非避孕，否則容易意外懷孕。第一代藥物會提高泌乳激素，讓患者不排卵。第二代藥物除了 risperidone 和 paliperidone 之外，大多不會提升泌乳激素。

保險套是最好的避孕方法，因為可以同時避免感染愛滋病毒和其他性病。但是很多男性不願意使用保險套。食品與藥物管理局已經批准了四種女性長期避孕藥。第一種是效用長達一週的避孕貼片（Ortho Evra），然後必須更換。另一種是每隔三個月注射一次含有 medroxyprogesterone acetate 的避孕針劑（Depo-Provera）。第三種是植入皮下效期長達五年的黃體激素（progestin）長效緩釋避孕藥 Norplant。第四種是避孕環。這些避孕藥物都會讓經期不規則，但是非常有效。

249 避孕可以成為一個大問題。有些患者基於宗教因素不肯避孕。有些患者則是想要懷孕。我們很容易同理一位三十六歲、患有思覺失調症的單身女性會在生理時鐘的壓力之下渴望生孩子。也很容易同理誕生在這種狀況下的嬰兒，需要完全仰賴母親的照顧。如果父母雙方都有思覺失調症的話，孩子將來罹患思覺失調症的比例高達 36%（請參考第十二章）。何況，思覺失調症患者照顧自己都有困難了，遑論照顧嬰兒。一項研究顯示，「思覺失調症患者親職功能較差……」。另一項針對八十位「精神科長期門診女性患者」的研究顯示，她們總共有七十五個孩子，其中只有三分之一由母親撫養長大。思覺失調症患者往往因為無法照顧孩子而失去孩子的監護權。一項針對女性重大精神病患的研究顯示，有病識感的患者比較有能力撫養孩子。拜勒醫學院（Baylor College of Medicine）醫學倫理與公共議題中心（Center for Ethics, Medicine and Public Issues）的麥古洛（McCullough）和同事研發出一套協助患者思考避孕問題的指導原則（請參考本章最後的建議閱讀）。

一旦懷孕，患者和雙方家屬立刻面對難題。墮胎和出養都應該列入考量。必須和精神科醫生、家庭醫生、律師、宗教輔導員和社工商討。科維戴爾（Coverdale）和同事研發了協助患者做出決定的指導原則（請參考建議閱讀）。相關人士必須達到共識，採取最佳對策，避免讓患者或家屬獨自負起做決定的責任。過去，這些孩子多半被出養，並且不告知養父母這些孩子的生父母有思覺失調症。

思覺失調症患者比較不會做產前檢查或是遵照醫囑 250
照顧自己。有些研究發現思覺失調症婦女的懷孕併發症較多，但也有些研究結果發現並非如此。丹麥一項研究發現思覺失調症婦女早產機率較大，嬰兒體重也較輕。特別令人擔憂的是澳洲一項研究初步顯示，思覺失調症婦女生的孩子智能障礙和早夭的比例較高。

思覺失調症婦女懷孕時最大的問題就是：是否應該持續服用抗精神病藥？當然若有可能，最安全的做法就是不要服用任何藥物，但是思覺失調症婦女不可能不服藥：因為和其他藥物相較，抗精神病藥對胎兒似乎很安全。但是最新研究顯示這些藥物偶爾會引起胎兒畸形。因此，除非必要，還是不要服用這些藥物比較好。藥物導致畸形影響最大的是懷孕頭三個月。

餵食母乳的婦女不應服藥，因為抗精神病藥會經由母乳被嬰兒吸收，而嬰兒的肝臟和腎臟都還不夠成熟，藥物會殘留體內。由於需要接受藥物治療的女性可以選擇瓶餵，似乎不需要為此冒停藥風險。

愛滋病是思覺失調症患者的一大威脅。德州公立精神病院入院病患的愛滋病帶原比例是 1.6%，紐約則是 5.5%。不過，這是指所有的精神病患，不只是思覺失調症患者。唯一針對思覺失調症患者的數據是紐約市某大學醫院的入院思覺失調症病患，愛滋帶原比例為 3.4%。嗑
藥病患的愛滋帶原比例更高。最新研究顯示，流浪街頭酗 251
酒、嗑藥的嚴重精神病患的愛滋帶原比例為 6.2%。

表 10.2　藥物與懷孕

以我們目前所知，懷孕的女性思覺失調症患者最安全的作法是：

1. 如果不會嚴重發病，在懷孕頭三個月停止服用抗精神病藥。
2. 除非症狀開始出現，懷孕期間盡量不要服藥。
3. 如果必須重新開始服藥，選擇患者之前反應較有效的藥物。目前尚無證據顯示哪一種抗精神病藥較危險。
4. 有數據顯示，懷孕時應該避免服用鋰鹽、carbamazepine（Tegreto）、valproic acid（Depakane） 或 divalproex sodium（Depakote）。
5. 不要不顧一切地避免服藥。如果患者需要服藥，就服藥。有精神疾病症狀的懷孕婦女對自己和胎兒都有危險。
6. 懷孕前或一懷孕就盡早討論藥物影響。確定患者家屬和相關人士充分瞭解各種選擇。如果決定停藥，醫生可以列出重新開始服藥的條件。患者本人必須同意這些條件並簽名，將來如果發生拒絕服藥的狀況時，才可以強制執行。

研究顯示思覺失調症患者對愛滋病及相關知識所知
甚少。一項研究思覺失調症婦女的結果顯示，36% 的婦
女認為握手就會傳染愛滋病、58% 的婦女認為會從馬桶
坐墊傳染、53% 的婦女不知道保險套可以預防愛滋病。
1993 年，一項針對思覺失調症患者過去六個月使用保險
套的調查顯示，八個人有單一性伴侶，其中兩人使用保險
252 套，十五個人有多重性伴侶，其中只有一個人使用保險
套。另一項研究顯示，嚴重精神病患中，三分之一接受過
性病治療。很顯然，精神病患的愛滋病傳染是一個重大問
題。

患者和家屬能做什麼呢？開放討論、教育、使用保險套。麻州精神健康中心（Massachusetts Mental Health Center）的羅伯・高斯曼（Robert M. Goisman）及威斯康辛醫學院（Medical College of Wisconsin）的傑佛瑞・凱利（Jeffrey A. Kelly）與同事研發了給精神病患的愛滋教育教材。

受害

思覺失調症患者經常受害，只是這些事件很少被揭露。許多患者思考不清，經常處於困惑之中，很難記住有多少錢或擁有什麼東西，也無法正確評估自己所處的狀況，因此經常陷入危機。酗酒、嗑藥的患者更是如此。康乃狄克州一項最新研究的結論是「社會孤立和認知不足讓他們不會判斷誰值得信任，使得精神病患很容易受到毒犯控制。」罪犯因此視思覺失調症患者為理想目標。團體之家常常設立在充滿罪犯的貧困社區，使得這個狀況更為嚴重。這就像把沒有上鎖的兔子籠放在滿是狐狸的森林裡。

偷竊和攻擊是思覺失調症患者最常遇到的犯罪行為。278 位住在洛杉磯寄宿宿舍的人中，三分之二有思覺失調症，過去一年裡有三分之一曾被搶過。北卡羅來納州一家精神病院的 185 位入院思覺失調症患者，在過去四個月中，20% 曾經受害（非暴力）、7% 曾經受過暴力攻擊。 253
住在流浪之家的思覺失調症患者尤其處於危險之中。在紐約流浪之家裡，「精神病患常常受到剛從監獄出來的罪犯欺負。有社會安全福利收入的人常常被搶」。

思覺失調症患者經常被性侵害。紐約一項針對二十位女性思覺失調症患者的研究顯示，十個人曾被性侵害，其中一半的人曾被多次性侵害。華府四十四位偶爾流浪街頭的女性精神病患中，30% 曾被攻擊、34% 曾被性侵害。法國六十四位女性思覺失調症患者中，十四位曾被性侵害，其中九位曾被多次性侵害。舊金山一家流浪之家負責人如此描述街頭暴力：「我認識一個女人被性侵害十七次……她不會提出告訴，因為街頭現實就是如此」。

遇到攻擊、搶劫或性侵害時，不到一半的思覺失調症患者會報警。報警後，半數案例的警方反應是不相信、粗魯對待、暴躁或是不提供協助。很多思覺失調症患者無法清楚思考，因此，不能有條裡地說明事情的來龍去脈，即使加害者被抓到了，警方也認為患者是極差的證人。

提升思覺失調症患者人身安全的方法有好幾個。最重要的就是不要把團體之家設在高犯罪率的社區。在大部分城市，靠著福利收入就能夠居住的房子大概都在犯罪率很高的社區。思覺失調症患者很需要有政府補助部分租金的住處；否則的話，思覺失調症患者住在小城鎮會比較好。

另一個有效保護患者的方法是訓練患者自我保護、如
254 何避免受害以及如何報警。請地方警察參觀團體之家、日間照護、俱樂部會所或其他精神病患經常參與的地方，可以讓自我保護課程更有效，也讓警察和患者雙方都感到更自在。

隱私權

思覺失調症患者的家屬面對的問題中，最普遍也最惹人生氣的就是隱私權的問題。2002 年，健康保險可攜性和責任法案[3]（Health Insurance Portability and Accountability Act, HIPPA）通過以後，問題更形嚴重。醫生和患者之間的隱私權受到各州法律不同程度的保護。這些法律的目的是保護醫病關係，範圍包括精神醫學。但是這些法律不是絕對的，可以因地制宜地改變。基於對患者或社會利益考量，可以打破隱私權規定。例如，思覺失調症（或其他精神疾病）患者跟醫生說他想傷害別人，以前的醫病倫理允許醫生不對外公布談話內容。1976 年，加州法院認定精神醫學從業人員有責任警告可能受害的人。現在很多州都依據這個法院裁決。

目前，保護隱私法規的濫用不但為家庭造成很多問題，一般的公立精神疾病系統也很困擾。很多時候是精神醫療人員自己都不知道可以釋出什麼資訊。一項最新研究顯示，54% 的專業人員「不知道何者屬於隱私」、95%「傾向保守估計何謂隱私」。因此，家屬常常無法獲得必要資訊以照顧患者。專業人員彼此之間也無法共用資訊， 255

3　審閱者註：我國精神衛生法第二十五條「住院病人應享有個人隱私、自由通訊及會客之權利；精神醫療機構非因病人病情或醫療需要，不得予以限制。」而依照精神衛生法之精神，家屬（保護人）瞭解住院病人之病情乃是必要的。

例如監獄和公共精神健康中心。

有時候確實需要保護患者隱私，例如，病識感良好的患者明確告訴醫生不要讓家屬知道。患者保持祕密的原因不一，包括對家屬的憤怒、覺得家屬過於操控、不願意讓家裡知道自己墮胎等等。

但是，更常見的情況是患者沒有病識感，很明顯地無法判斷是否應該讓家屬知道。患者可能堅持：「我沒生病。你不可以跟我家裡說我生病了，因為我根本沒有病。」這種情形下，醫生往往左右為難。

這時，專業人員只能跟家屬說：「對不起，可是我無法洩露病人隱私。」這句話的真正涵意可能是：

> 可能類型A：「我認為你是導致患者生病的主要問題之一，你知道得愈少，對患者愈有利。所以別再問了。」
>
> 256 可能類型B：「我得先得到上級許可才能說，況且，在這機構工作，我早就發現話說得愈少愈好。」
>
> 可能類型C：「我有你想要的資訊，但我不會跟你分享，至少不是現在，直到你俯首承認我才是老大才行。」
>
> 可能類型D：「我說得愈少愈好，你才沒辦法告我。而且，如果我跟你說得太多，你就會知道我們把你親人的治療搞得多麼糟糕。」

隱私問題的荒謬程度可以不斷升高，請看下面這一位思覺失調症患者母親的遭遇：她的兒子被送進波士頓精神病院六個月，她一直試圖瞭解兒子的狀況，然而，她完全無從得知：

> 沒有人跟我說他過得如何。我完全不知道他是進步還是退步了。每次我問社工，答案都是：「丹尼不讓我們告訴你。」
>
> 頭一個月，我每天聽到的都是這個答案。有一天，社工看到我那麼焦慮，終於同情心大發地說：「丹尼不讓我們跟你說，但是所有的病患今天都很好。」
>
> 我聽了這句話才鬆了一口氣。但是接下來的五個月，我聽到的都是同樣這一句話。我才意識到，醫院系統像我兒子一樣有毛病！

解決隱私權問題的最重要認知就是：家屬不只是家屬，也是治療團隊的重要成員。思覺失調症患者不再長期住院，而是在社區中接受門診治療，他們經常住在家裡。家屬愈來愈瞭解思覺失調症，懂得的常常跟醫護人員一樣多。如果我們認知到家屬確實是患者的照護者的話，隱私 257
問題就可以迎刃而解了。

加州河濱郡（Riverside County）精神健康局（Department of Mental Health）研發了資訊釋出表格，針對隱私問題提出指導規範。許多地方已經開始沿用這個表格。規範指出家屬參與的益處，並指出醫療人員隨時都可以從家屬那邊獲取資訊的事實。如果思覺失調症患者拒絕釋出任何資訊，精神科專業人員仍然可以避免直接提及個人，用假設性的前題提供家屬有幫助的訊息。

家屬也需要熟悉當地的隱私權相關法規。如果遇到如同前述不合作或不友善的醫生或律師，先跟他的主管反應，必要時再一層一層往上彙報。用存證信函提出書面要求。信中要提到你很熟悉隱私權相關法規，並清楚表示這並不適用於你的個案。

如果還是不成功，請律師寫信提出正式要求。清楚陳述如果你得不到相關資訊，因此無法提供患者適合的照顧的話，醫生需要為一切後果負責。最重要的是，不要輕易接受你覺得不足的資訊，尤其是如果你的家人還患有另一種腦部疾患，例如多發性硬化症或是阿茲海默症。

近年來，大家愈來愈清楚，目前的 HIPAA 法規阻礙了思覺失調症以及其他重大精神疾病的治療。2016 年，國會議員引進法條，修改 HIPAA 法規，但是尚未通過，可能很快會通過了。大家也很清楚，HIPAA 更像是在保護公家機關的人，而不是保護患者。每次有引人注目的殺人案出現，而嫌疑人是精神病患時，公家機關就會運用
258 HIPAA 法條來阻止資訊曝光，包括他們疏於為該嫌疑人提供治療的資訊。確實，HIPAA 法條最大的用處就是保護公家機關長官。

拒絕服藥

思覺失調症患者拒絕服藥是家屬一大挫折來源，也是復發住院的最大原因。拒絕服藥的現象非常普遍，幾乎70% 的患者到了住院的第二年底都開始拒絕服藥。一項研究估計拒絕服藥的社會成本每年高達一億三千六百萬美金。很多其他疾病也有拒絕服藥的現象，例如高血壓、心臟病、風濕性關節炎和肺結核，但是思覺失調症的拒絕服藥狀況最為嚴重。

表 10.3　拒絕服藥的原因

1. 缺乏病識感
2. 否認：患者有病識感，但是心理上希望自己沒病
3. 藥物副作用
4. 不良的醫病關係
5. 關於藥物的妄想（例如認為藥物有毒）
6. 認知缺陷、困惑、缺乏組織
7. 害怕養成藥物依賴或上癮、害怕有損男性氣概
8. 失去重要感

思覺失調症患者拒絕服藥的原因有八個。最重要的原因就是缺乏病識感。第一章已經討論過了，缺乏病識感是生理現象，是患者前額葉、扣帶和右半腦受損造成。缺乏病識感的結果自然就是拒絕服藥。一項研究顯示，有病識感的思覺失調症患者按時服藥的比例是缺乏病識感患者的兩倍。也有研究顯示病識感和復發住院率成反比。缺乏病

識感導致拒絕服藥，因此容易復發住院。

缺乏病識感又稱為病覺缺失，和否認不同。否認病情的患者知道自己有病，但是希望自己沒病。每天服藥會提醒患者自己有病，於是不服藥可以暫時逃避自己有病的事實。否認往往是暫時的，疾病症狀一出現就無法繼續否認了。病覺缺失是生理現象，否認是心理現象。一位精神病患如此描述自己的否認：

> 我不願意相信自己病了，所以不願意服藥。我不會想：「我病了，所以需要吃藥。」我會想：「我在吃藥，這表示我病了。如果我不吃藥，我就會好了。」

對於否認，另一個很棒的描述來自麥克．爾利（Mike Earley）。他是部落客彼得．爾利（Pete Earley）的兒子，患有嚴重精神疾病。這篇文章原本發表於 2010 年 3 月 12 日，並於 2016 年 8 月 24 日重新刊登。

> 在我的理解上，否認是很強的元素。即使我已經瘋狂的證據放在我眼前，我心裡仍然可以找到某個方式編出藉口，某種很遲鈍的理由會出現，以保持我的自尊。總是比真相搶先兩步，我的大腦會跳著踢踏舞，到一個我都沒有錯的地方，大家都反對我，我是某種先知，或是特殊的靈體，我擁有別人沒有的視野，而不是幻覺，我

> 很重要，我不是受害者。
>
> 我們很難了解自己的信用破碎時的狀態。當
> 一個人知道自己不再屬於社會認定的正常範圍裡
> 的時候，會有很大的羞恥感。他會懷疑自己的直 260
> 覺，懷疑自己做出的行動和決定。忽然之間，信
> 心與能力都消失了，他感到一團糟，努力將所剩
> 無幾的自我形象拼湊起來。

思覺失調症患者不按時服藥的第三大原因就是藥物副作用。思覺失調症患者艾索．里提（Esso Leete）說：

> 一位患者說：「很不幸，抗精神病藥的副作用有時比疾病本身更糟糕，我必須服藥控制藥物的副作用。」隨著第二代抗精神病藥問世，錐體外症候群（extra pyramidal symdrome, EPS）減少了，但是最新調查發現患者不肯按時服藥的現象並未減緩。

許多精神科醫生並不擅長診斷藥物副作用。一項研究顯示「所有的重要錐體外症候群現象在臨床上都常常被忽略了」。另一項研究報告說：「精神科醫生錯誤低估24%的患者的藥物副作用和20%的患者的疾病症狀」。抗精神病藥最令人困擾的副作用就是靜坐不能（akathisia，一直覺得不安），動作不能（akinesia，自動性減弱）和性功能異常。早期一項關於思覺失調症患者拒絕服藥的調查

顯示，「不願意服用抗精神病藥物的原因和錐體外症候群有關，最明顯的就是輕微的靜坐不能」。靜坐不能會隨著時間而改變，「患者可能這次服藥沒問題，兩週後用同樣的藥物劑量卻出現靜坐不能或其他錐體外徵候群現象」。建議的解決辦法是給患者一些抗巴金森氏病藥物，有需要
261 的時候隨時可以服用。臨床醫生很難評估動作不能，因為很主觀，又容易和憂鬱混為一談。

思覺失調症患者不肯服藥的另一個主要原因是醫病關係不良。即使是用最好的藥物、最合適的劑量，也需要醫病合作。雷諾·戴爾門（Ronald Diamond）醫師寫道：「還是要仔細傾聽患者說什麼，認真對待患者描述的服藥經驗。」患者貝蒂·巴拉絲卡（Betty Blaska）寫道：「很多精神科醫師的錯誤就是：拒絕接受患者才是疾病專家。思覺失調症患者才是他自己病症的專家。」

然而，在美國，精神科醫病關係卻變成：「我有這個副作用，可是醫生根本不聽我說。」醫病關係會如此的原因之一就是許多公立醫院的精神科醫師在外國接受訓練，在當地，醫生被視為唯一的權威，患者不應該質疑醫生的服務或判斷。另一個原因是許多社區精神健康中心裡，患者每隔兩、三個月看一次門診，每次門診時間平均只有十五分鐘，除了最嚴重的副作用外沒有時間詳談其他問題。

其他患者拒絕服藥是因為妄想，或是誇大妄想的患者相信自己法力無邊，不需藥物，或是偏執妄想的患者相信別人想要對他下毒。有的患者不服藥是因為困惑、缺乏組

織力或其他認知功能異常。少數人不服藥是因為害怕自己藥物依賴或藥物上癮，男性患者比較常見這個問題，可能擔心服藥表示自己不夠男子漢。

最後一點，有些思覺失調症患者停止服藥是因為妄想消失了，他們覺得自己沒有以前偉大了，尤其是偏執
妄想的患者，因為他們以前一直覺得政府在注意他。理 262
查・麥克林（Richard McLean）在《復原，沒有治癒》（*Recovered, Not Cured*）書中寫道：

> 我開始服藥幾個月後，許多症狀都消失了。我不再追著汽車看牌照號碼，不再聽到收音機裡傳來的秘密訊息。我開始享受聽收音機了。問題是生活不再那麼有趣。我不再覺得自己總是大家注意的目標。被人注意雖然不愉快，但是現實顯得更灰暗無聊……倒不是說我想當精神病患，而是說我從海灘上的海浪變成一粒沙了。

拒絕服藥有什麼解決之道？家屬和醫護人員必須明白拒絕服藥的現象非常普遍，包括非常多的患者偷偷不服藥。另外也必須瞭解患者為什麼不服藥，因為原因不同，解決方法也會不同。

經由教育，大部分的個案會有所改進。一項新的研究調查了精神科病患出院時對自己服用的藥物瞭解有多少，發現 37% 不知道為什麼需要服藥，47% 不知道何時應該服藥。部分原因當然是因為患者認知功能受損。使用標明

時間的藥盒、開每天一粒藥的處方都會有幫助。有很多正在研發的自動裝置可以提醒患者何時吃什麼藥物，例如藥物監控系統（Medi-Monitor System）和電腦或電話連線，會發出鬧鐘聲音提醒吃藥，並讓患者可以和醫生回報狀況。使用長效針劑例如第七章所列，可以每隔兩到四週才注射一次。

263 **表 10.4　讓患者按時服藥的方法**

1. 教育患者有關藥物的益處及不按時服藥的缺點
2. 改善醫病關係或尋找一位更好的醫生
3. 換藥、減少劑量、治療副作用
4. 簡化服藥（每天一次、用標了時間的藥盒、使用自動服藥通知系統）
5. 使用長效針劑
6. 使用正面誘導（香菸、咖啡、金錢、旅行）
7. 請醫療人員成為領取社會安全福利的代表，患者必須按時服藥才能拿到錢
8. 利用協助就醫（積極個案管理護理師、有條件出院、強制門診、託管）

如果醫生願意接受患者為醫療夥伴，醫病關係就會有所改善。換藥或換劑量時要注意副作用。讓患者每天記下副作用情形，先讓患者盡可能在某些藥物的增減上，有他的自主性。再來規律的藥物治療，應當被視為醫師與患者共同努力的目標。而藥物增減的優點和缺點應取得平衡。不按時服藥的缺點包括再度復發住院、暴力、入監獄、街頭流浪和自殺，優點卻只有免除副作用一項。按時服藥的

缺點是副作用，優點包括生活正常、達到某些仍然可以完成的人生目標。

對於缺乏病識感的患者，以上所述都無法說服他們服藥。一個值得一試的策略是在患者精神崩潰時拍影片，然後再放給他看。有個家庭發現此舉很有效（請參考建議閱讀裡的匿名作者文章）。可以嘗試正面誘導，光是咖啡和
香菸的誘惑往往就足夠了。比較高階的誘惑是讓診所或個 264
案管理護理師成為患者社會安全福利的領款人，接下來的章節會討論這種協助就醫的方法。

不肯按時服藥的其他資訊可以參考治療倡導中心的網址 www.treatmentadvocacycenter.org。

協助就醫

許多缺乏病識感的思覺失調症患者需要協助就醫（assisted treatment）。他們如果不按時服藥，醫生將無法協助他們，對患者自己或對別人都很危險。肺結核患者如果拒絕服藥，疾病可能傳染給別人，醫生就會採取協助就醫。但是，思覺失調症患者的協助就醫卻成為許多人盲目反對的目標，例如山達基教派和其他對精神醫學不滿的人。

去機構化之後，協助就醫益形重要。過去，大部分思覺失調症患者住在精神病院裡，服藥不是問題。現在，應該住院的思覺失調症患者住在社區裡，如第一章提及幾乎一半的患者沒有病識感。對於這些人，協助就醫（或威脅

他要採取協助就醫）是必要的。研究顯示只要威脅患者協助就醫，大部分患者就會合作了，很少需要實際執行。可能的協助就醫方式如下：

265 1. **事前指定**（advance directives）：這是醫學界愈來愈普遍的做法，趁著病患健康狀況還好的時候，讓他寫下生病時希望怎麼做的指示。有幾個州規定，嚴重精神病患可以在復原期簽署事前指示，表示一旦再度生病，願意或不願意接受治療。事前指定又稱為尤利西斯合約（Ulysses contracts），以古希臘的航海英雄尤利西斯為名。尤利西斯告訴手下，經過海妖塞壬的島嶼時，要把他綁在船桅上，「綁得緊緊的，無論他說什麼，都不要放他下來，直到他們安全通過」。

事前指定的效果尚不清楚。因為簽名的患者簽名時可能根本沒有病識感。有些州規定事前指示必須有精神科醫師做證，這位精神科醫師很可能無條件反對協助就醫。如此一來，事前指定就會反而成為治療的絆腳石了。

2. **積極個案管理護理師**（assertive case management）：個案管理護理師主動到社區或患者家裡追蹤沒有回診的病患。積極性社區治療計畫（Program of Assertive Community Treatment, PACT, ACT）是最著名的例子。多項研究顯示積極性社區治療計畫減少復發住院率。巴爾的摩一項針對嚴重精神病患暨流浪漢的研究中，七十七位患者使用積極性社區治療計畫，七十五位患者使用傳統門診治療。接下來的一年，積極性社區治療計畫患者住院天數較少（35 日比 67 日）、流浪街頭的天數較少（10 日比 24 日）、入獄天數也較少（9 日比 19 日）。

積極性社區治療計畫患者也比較能按時服藥（一直按
時服藥或斷斷續續地服藥），從一開始的 29% 提高到一
年後的 55%。「在任何一個時間點，大概都有三分之一
的患者沒有服藥」。因此，積極個案管理護理師似乎對某 266
些患者很有用，但不是對每個患者都有效。

3. **領款代表**（representative payee）：患者的社會福利金支票交由家屬、個案管理護理師或診所代領，以協助患者管理金錢。研究顯示有領款代表的患者復發住院率較低，酗酒、嗑藥和流浪街頭的比例也較低。尚未有研究調查領款代表和服藥率的關係。據說有些診所規定患者必須注射長效針劑，才拿得到福利金。美國聯邦第三巡迴上訴法院（U.S. Third Circuit Court of Appeals）裁決，有癲癇和邊緣型精神障礙的一位男性沒有資格領取 SSDI 福利，除非他有按時服用抗癲癇藥物。

4. **有條件出院**（conditional release）：合法強制住院的患者可以在按時服藥的條件下出院。如果不按時服藥，就會再度被強制住院。大部分州裡，精神病院院長有權決定，無需法院裁決。四十個州允許有條件出院。過去，這種協助就醫很普遍，包括民事及刑事個案。現在主要是用在刑事個案上。

新罕布夏（New Hampshire）州最常對民事個案使用有條件出院。1998 年，新罕布夏州立醫院 27% 的出院病患都是有條件出院。唯一的一項針對有條件出院和服藥率

的研究顯示，二十六位有條件出院的嚴重精神病患中，住院之前一年及出院之後兩年的調查結果如表 10.5。

表 10.5　有條件出院的效果

	住院前一年	有條件出院後第一年	有條件出院後第二年
按時服藥的月數	2.9	10.4	10.7
暴力事件次數（以七分計算）	5.6	2.4	1.1

有條件出院的患者服藥率明顯改善，暴力事件明顯減少。

精神病患的刑事個案普遍使用有條件出院。最有名的例子就是奧瑞岡州（Oregon）的精神疾病安全審查委員會
267 （Psychiatric Security Review Board），在降低未來犯罪行為上有明顯的效果。在馬里蘭州、伊利諾州、加州、紐約和華府，有更多研究檢視以精神異常為由無罪釋放的罪犯有條件出院的效果。根據人口比例計算，最肯讓罪犯有條件出院的州包括：阿肯色斯州、馬里蘭州和密蘇里州。相對的，有七個州甚至沒有法律允許罪犯有條件出院：愛達荷州、印第安納州、麻州、新墨西哥州、北卡羅萊納州、賓州和德州。更多這方面的資訊請參考 2017 年的治療倡導中心網站（Treatment Advocacy Center Website）上的報告〈治療或重複：重大精神疾病、重大犯罪和社區治療的州內調查〉（Treat or Repeat: A State Survey of Serious

Mental Illness, Major Crimes and Community Treatment）。

5. **強制門診**（outpatient commitement）：強制門診就是由法院命令患者必須接受門診治療（通常包括服藥）[4]，做為住在社區裡的交換條件。不遵守規定的患者會被強制住院。所有的州都有某些強制門診的模式，除了康乃狄克州、馬里蘭州、麻州和田納西州。但是很少使用。

強制門診確實可以降低復發住院率。在華府，復發住院率從強制門診之前的每年 1.81 降到之後的每年 0.95。俄亥俄州（Ohio）則是從 1.5 降到 0.4，愛荷華州（Iowa）從 1.3 降到 0.3。北卡羅來納州則是每一千日中復發住院率從 3.7 降到 0.7。北卡羅來納州另一項研究顯示，「超過法院規定的時限之後，仍然長期看門診的患 268
者復發住院率比控制組低了 57%，住院天數也少了二十日。」

強制門診也可以提高患者的合作意願。在北卡羅來納州，只有 30% 強制門診的患者在六個月內拒絕服藥，卻有 66% 未強制門診的患者拒絕服藥。在俄亥俄州，強制門診患者的每年門診次數從 5.7 提高到 13.0，每年參與的日間治療天數從二十三日提高到六十日。亞利桑納州（Arizona）強制門診患者中「有 71% 在強制期限過了六個月之後，仍然自願參與」，沒有被強制門診的患者則「幾乎毫無意願」參與。在愛荷華州，「強制門診讓

4　審閱者註：我國精神衛生法第四十六條，規定強制社區治療項目包括藥物治療。

80% 被強制的患者按時回診，強制期限過後，則有大約四分之三的患者自願按時回診」。

最重要的是強制門診會減少精神病患的暴力行為。262 位被法院裁決接受六個月以上強制門診的患者中，隨機查驗發現「結果驚人」、「因為長期強制門診和定期回診，暴力行為由預期的 48% 降到 24%」。同樣地，紐約的協助強制門診使得第一年的「嚴重暴力行為」減少了 66%。

1999 年，紐約州通過強制門診法，稱為肯德拉法（Kendra's Law），紀念一位被未接受治療的思覺失調症患者殺死的女性。2003 年，肯德拉法效果研究報告顯示，法律強制治療的患者復發住院（從 87% 到 20%）、
269 拒絕服藥（從 67% 到 22%）、流浪街頭（從 21% 到 3%）、逮捕（從 30% 到 5%）和入獄（從 21% 到 3%）比例都大幅降低。加州的強制門診法規稱為勞拉法（Laura's Law），紀念一位被未接受治療的思覺失調症男性患者殺害的年輕女子。研究顯示，勞拉法使得郡中精神病患住院、無家可歸、逮捕、監禁的機率都降低了，最終幫郡政府節省了許多經費。

6. **託管**（conservatorship）：託管和監護就是法院指定某人幫心智失能的患者做醫療決定。通常適用於智能障礙者和嚴重神經疾病患者，例如阿茲海默症，較少用在精神病患身上。加州一項研究顯示，「三十五位被託管的患者中，二十九位（83%）在託管期間狀態穩定，但是二十一位託管終止的患者中，只有九位（43%）在託管終

止之後仍然維持穩定」。

7. **替代判斷**（substituted judgment）：替代判斷和強制門診與託管類似。麻州沒有強制門診措施，嚴重精神疾病患者可以拒絕服藥。精神科醫療人員可以到法院提出申請，如果法官認為患者無能做決定，可以使用替代判斷，指定監護人、強制患者服藥。針對替代判斷患者的研究顯示，六個月內，住院次數從 1.6 降到 0.6，住院天數從 113 日降到 44 日。傑佛瑞．蓋勒（Jeffrey Geller）針對替代判斷說過：「過去二十年精神健康法規造成的諷刺後果之一就是拒絕治療的權利，法庭的決定成為了麻州強制社區治療的基礎。」

8. **善意強制**（benevolent coercion）：這是傑佛瑞．蓋勒醫師用的名詞，指的是用法律行動威脅患者，讓不合作的患者願意接受治療。蓋勒會對患者說：「如果你的鋰鹽血液濃度低於每公升 0.5 毫單位，你就會被強制關進公立精神病院」。蓋勒認為這種善意威脅非常有效。據說很 270
多醫生都私下用這個方法[5]。

9. **精神健康法庭**（*Mental health courts*）：過去二十年，精神健康法庭成為最受歡迎的強制思覺失調症以及其他重大精神疾病患者接受治療的方式。大家常常認為 1997 年佛州布勞沃德郡（Broward）的精神健康法庭是第一個嘗試。其實之前已經有類似的法庭了，例如印第安納

5 審閱者註：我國精神衛生法第四十一與四十二條，亦有對於強制鑑定、緊急安置、強制住院之規定（詳見附錄二）。

州的瑪麗安郡（Marion）以及紐約州北部的一個郡，有知識的法官多年來都強制犯了小罪的精神病患遵守精神健康中心的治療計畫，否則就要入獄。現在美國有四百多個精神健康法庭，而且還在增加之中。

本質上，精神健康法庭就像是精神科門診，只不過由法官取代了精神科醫生，黑袍取代了白袍。因為所有進入法庭的精神病患都犯了小罪或重罪，法官給他們一個選擇，看是遵循醫囑接受治療，或是入獄服刑。毫不意外地大部分患者會選擇治療，而且效果良好。最近的研究顯示，精神健康法庭降低了精神病患被重新逮捕（降低三分之一），以及被監禁的日數（降低一半）。即使法庭最終釋放了患者，研究顯示法庭的積極效果可以維持至少兩年。黑袍效果持續發酵。一位觀察者作出結論：「在減少暴力和累犯方面，精神健康法庭是很強力的資源。這些法庭運用治療性的法理原則，可以保護社會，並改善曾經有過暴力犯罪的精神病患的生活。」

我們稱讚精神健康法庭的同時，也應該承認他們扮演的角色。正如監獄已經成為全美國的精神病院（請參考第十四章）一樣，精神健康法庭也已經成為全國的精神疾病院外系統了。在美國，照顧精神病患的責任已經從醫學機構轉移到了法務機構。如果醫學界的長官好好執行自己的工作，運用院外強制治療、有條件的出院、保護人以及其他合適的協助治療方法的話，精神健康法庭就不是必要的了。

271 因此，思覺失調症患者的協助治療可以有好幾個不同的選擇。這些公開的程序看起來只用了一種方法，事實上往往是同時使用很多種方法。例如，威斯康辛州的積極性社區治療計畫積極個案管理護理師同時擁有患者的醫療監護權，巴爾的摩積極性社區治療計畫研究計畫中許多流浪漢有指定的領款代表和積極個案管理護理師。

雖然各種協助就醫方案對某些思覺失調症患者有效，但是只有強制門診可以讓患者按時接受治療。關於協助就醫的研究雖然重要，但是仍很缺乏。

協助思覺失調症患者就醫的常見問題，就是怎麼知道患者真的有在服藥？長效針劑很有效，例如第七章列出的抗精神病藥物。廠商正在研發皮下植入的長效緩釋劑，療效可以長達幾個月，醫生也可以隨時取出。許多抗精神病藥有液態藥劑，可以和果汁混合，看著患者喝下去。服用鋰鹽藥片的患者可以驗血查驗鋰鹽濃度。服用其他藥劑的患者，可以在藥劑中混合核黃素（riboflavin）或異煙鹼醯（isoniazid），然後驗尿檢驗患者是否有服藥。這些方法都已經運用在其他疾病上，例如肺結核，但是目前尚未用在思覺失調症患者身上。

缺乏病識感的患者被強迫服藥的效果如何呢？反對協
助就醫的人認為效果很糟，會讓患者永遠不肯自動就醫。
事實上，關於協助就醫的研究顯示大部分個案反應都很溫 272
和。一項研究針對二十七位「過去一年覺得有壓力或被強
迫服藥」的門診患者，詢問他們的感覺。二十七位之中，
九位有正面反應，九位有正面和負面反應，六位說沒有感
覺，只有三位有負面反應。另一項研究針對三十位住院期

間被強制投藥的患者，出院後詢問他們的感覺。十八位說強制服藥是好事，九位不同意，三位不確定。

但是，許多精神醫療人員和其他人非常反對協助就醫，他們認為協助就醫違反人權觀念、違反個人隱私權以及言論和思想自由。美國公民自由聯盟（American Civil Liberties Union）和華府的貝茲倫精神健康法規中心（Bazelon Center for Mental Health Law）堅決反對強制治療法規，使得有些州完全無法強制患者就醫。

上述這些人出於善意，卻不瞭解幾乎一半的思覺失調症患者缺乏病識感。這些人思考異常，會非理性地拒絕治療。患者的隱私權必須和痊癒彼此平衡。當然，我們必須建立某種機制保護患者，不讓強制治療的公權力被濫用。公設辯護人和患者本身都可以負責監督。正如某人說的：「生病、無助和孤立不是自由。」考慮患者權利的同時，也要考慮家屬和社會的需要，尤其是那些不服藥就會有暴力傾向的患者。

為了讓大家注意到大量精神病患未接受治療的後果，1998 年在維吉尼亞州阿靈頓（Arlington）創立了治療倡導中心（TAC），提倡必要的協助就醫、和很多州
273 合作修改過時法規、教育官員如何妥善運用現有法律。
TAC 是唯一專門致力於協助就醫的組織，網址是 www.treatmentadvocacycenter.org。

攻擊性和暴力行為

近年來，某些思覺失調症患者的攻擊和暴力行為愈來愈造成社會困擾。研究顯示大部分思覺失調症患者不具攻擊或暴力傾向，但是少數患者確實有攻擊性，通常是那些酗酒吸毒並拒絕服藥的患者。

1986 年全美精神疾病聯盟（NAMI）會員調查，發現 38% 的家庭表示「患者在家裡偶爾或經常有攻擊性或破壞性」。1990 年全美精神疾病聯盟調查了一千零一個家庭，發現在過去一年裡有 10.6% 的家庭中的精神疾病患者傷害別人，另外還有 12.2% 威脅要傷害別人。

這些數據和其他有關精神病患攻擊性的研究相仿。瑞普金（Rabkin）回顧了 1960 和 1970 年代的研究報告，發現從公立精神病院出院的患者「因為暴力犯罪而被逮捕和判刑的比例比一般人高」。另一項研究發現紐約市二十位試圖把別人推下鐵軌的犯人中，有十五位是思覺失調症患者。史代德門（Steadman）及同事追查精神病院的出院患者，發現「27% 的患者在出院四個月內犯了至少一次暴力行為」。

其他住在社區的精神病患的研究結果類似。紐約市的 274
林克（Link）和同事發現精神病患使用武器或嚴重傷害別人的比例是一般人的兩三倍。多數的暴力行為出於未服藥的精神病患。美國國家心理衛生研究院做的流行病學區域（Epidemiologic Catchment Area, ECA）研究顯示，思覺失調症患者打架時使用武器的比例比一般人高二十倍。思覺失調症的暴力行為和酗酒、嗑藥也有高度關聯性。

1992 年，約翰・莫納漢（John Monahan）回顧了這些研究資料做出結論：「這些研究都指向一個我不想承認的事實：無論是失序中的暴力或是暴力中的失序、無論是監獄裡的犯人或是精神病院裡的病患，或是社區裡隨機抽樣的個案、無論如何仔細地考慮到社會及人口統計學的各種因素，我們仍然不可否認精神疾病和暴力行為之間有關連。」1996 年，彼得・馬祖克（Peter Marzuk）在一篇評論中寫道：「過去十年，證據顯示暴力、犯罪和精神疾病之間的關聯愈來愈深，我們無法忽視這個現象。」

近年來，更多研究檢視了思覺失調症與暴力行為之間的關係。2015 年針對二十項此類研究的結論是：「至少有二十項研究檢視了在各種不同的臨床與社區環境中，思覺失調症患者的暴力行為。對這些文獻的大型分析發現，男性思覺失調症患者的暴力風險平均是一般人的三到五倍，女性則是四到十三倍。如果暴力行為是指殺人的話，機率就更高了。精神病首次發作的患者和一般大眾比較時，發生任一暴力的機率也比較高。

275 確實，思覺失調症以及其他重大精神病患者在某些類型的殺人案件中，所佔的比例更高。他們佔了美國大約 10% 的殺人案件，以及大約三分之一的屠殺案件，例如塔克森（Tucson）的賈里德・勞納（Jared Loughner）、賓漢姆頓（Binghampton）的吉韋利・王（Jiverly Wong）、西雅圖的以撒・查莫拉（Issac Zamora）、奧羅拉（Aurora）的詹姆斯・霍姆斯（James Holmes）、華盛頓海軍軍區的艾倫·亞利克斯（Aaron Alexis）以及聖塔芭芭拉的艾略特·羅傑斯（Elliot Rodgers）。另一種重大精神病患者大量參與的殺人案件是家族內的殺人案。2016年，治療倡導中心發表一份研究，〈養育該隱：重大精神病患在家族內殺人的角色〉（Raising Cain: The Role of Serious Mental Illness in Family Homicides）指出，50%殺死孩子的父母和67%殺死父母的孩子都有重大精神疾病，大多數是思覺失調症。這份研究可以在治療倡導中心的網站上找到。

在此，我們必須指出，美國是一個充滿暴力的國家，不過思覺失調症患者的暴力事件所占比例極低，而且要再次強調大部分患者並沒有暴力傾向。然而，少數思覺失調症患者確實有暴力傾向。

思覺失調症患者是否會有暴力行為的三個最明顯跡象就是：是否酗酒嗑藥、是否拒絕服藥、是否曾經使用暴力。家屬必須學會辨認這些跡象。如果患者變得具有攻擊性，家屬必須保持冷靜（主要是傾聽，偶爾用冷靜並同理的口氣回應他）、保持肢體距離、打電話請求協助或報警。

大部分的暴力行為可以預防。如果以前發生過類似情形，家庭必須確認環境安全（例如把刀子鎖起來）、要求醫生檢查用藥是否恰當、尋找改善按時服藥的各種可能（例如強制門診）、控制患者金錢以便減少酗酒、嗑藥的 276
頻率、對患者清楚表達如果他有暴力行為的話，後果會如何（例如不讓患者繼續住在家裡）。如果患者真的有暴力

表 10.6　如何回應可能有暴力傾向的思覺失調症患者

- 思覺失調症患者是否會有暴力行為的三個最明顯跡象，就是過去曾經使用暴力、酗酒嗑藥、不按時服藥。
- 讓患者的治療團隊知道你的擔心以及患者過去的暴力行為。以書面提出較為有效。
- 如果患者呈現暴力傾向，建議治療團隊改用 clozapine、carbamazepine、valproate、乙型阻斷劑以及其他可以降低暴力行為的藥物。
- 把家裡所有可能做為武器的東西都收起來，把一個房間裝上很好的鎖做為必要時的躲藏室，房間裡需要有電話。
- 如果受到威脅，保持冷靜、保持肢體距離（給患者許多空間）、不要直視他的兩眼、同理他、試著尋找雙方都能同意的共識。
- 保持在患者和門之間，不要讓自己被逼到一角。
- 電話旁邊貼著緊急電話號碼，不要遲疑，盡速報警。
- 事先填好緊急資訊表格，警察到場的時候可以直接交給他們。上面應包括患者名字、年紀、診斷、負責的醫生或診所以及聯絡電話、目前正在服用的藥物、過去的暴力行為。

行為，就一定要執行原先的約定承擔後果。

有暴力行為患者的家庭生活非常為難，家屬往往很害怕患者，同時又為他感到難過，也知道這些行為是腦部失常的反應。家屬內心必然很掙扎，恐懼與愛、逃避與渴
277 望、不安地住在一起。之後，不論患者恢復得多好、時間過了多久，這些過往回憶永遠無法完全消失。

被逮捕和入獄

雖然少有公開討論，被逮捕入獄逐漸成為思覺失調症

患者的普遍經驗了。這是精神醫學界失敗的另一個證明。1990 年全美精神疾病聯盟隨機調查的 1,401 個家庭中，20% 的患者過去五年裡曾被逮捕，40% 的患者過去曾被逮捕。1985 年，洛杉磯針對之前住院過的流浪漢研究發現，76% 曾被逮捕。對於思覺失調症患者，進監獄就和進精神病院一樣地稀鬆平常。

過去三十年，被逮捕的思覺失調症患者人數持續攀升。2014 年，治療倡導中心的研究發現，大約 20% 地方監獄的囚犯和 15% 州立監獄的囚犯有重大精神疾病。根據各級監獄裡的人數加總，美國監獄裡大約有 356,000 位重大精神病患。這是待在州立精神病院中病患人數的十倍。

這正是去機構化政策讓成千上萬的精神病患沒有適當醫療和輔導就出院的必然後果。1972 年加州精神科醫師馬克·阿布藍姆森（Marc Abramson）發表數據顯示，隨著去機構化政策的實施，監獄中的精神病患人數激增。阿布藍姆森創造了「精神疾病行為罪行化」（criminalization of mentally disordered behavior）一詞，正確地預測到情況還會繼續惡化。

到了 1980 年代，已經可以把精神病患直接從精神 278
病院送到監獄去了。132 位從俄亥俄州哥倫布州立醫院（Columbus State Hospital）出院的患者中，32% 於六個月內被逮捕。這些人包括思覺失調症、躁鬱症或憂鬱症患者。大部分被逮捕的原因其實就是因為沒有服藥，導致疾病復發的症狀，例如沒穿衣服在街上行走。

大部分被捕的思覺失調症患者都是因為微罪被捕。全美精神疾病聯盟的調查顯示，被捕的 20% 中，只有 2.6% 是因為「嚴重暴力或其他犯罪行為」。大部分是因為擅自進入私有土地、打擾到別人、毀壞他人物品、在店內偷竊、酒醉。

對於大部分的思覺失調症患者，入獄經驗從「不愉快」到「像進了地獄」都有。被獄卒和牢友取笑還是小問題，有些監獄讓精神病患穿不同顏色的制服，讓人容易辨識。比較嚴重的問題包括攻擊、性侵害、自殺，甚至被殺。監獄要求犯人遵守規定，但是遵守規定需要心智功能完整才做得到，而沒有服藥的思覺失調症患者往往無法合理思考。這些人的奇特行為造成大家的困擾。加州監獄裡曾經有精神病患試圖越獄，用的方法竟然是「在身上塗滿大便，然後試圖把自己沖下馬桶」。

家庭無助地看著家裡的精神病患被逮捕監禁，也很痛苦。當然，還有污名化的問題。更糟的是知道病患可能在獄中遭到虐待或攻擊。

少數思覺失調症患者的情況相反。因為很難安置缺乏病識感並且拒絕就醫的患者，也因為可以強制有案在身的精神病患接受治療，現在愈來愈多的政府官員和家屬逮
279 捕精神病患，只是為了讓患者得到治療。一位患者的母親說：「與其等他病情嚴重到發生重大不幸，當患者發出威脅或破壞物品時，許多家屬就會報警逮補他了。」家屬必須讓警察逮捕患者，才能讓患者得到醫療協助。這就是現代精神醫學的可悲狀態。

自殺

自殺是美國人的主要死因之一，而且自殺率在近年持續上升。根據國家健康統計中心（National Center for Health Statistics）的資料，2016 年共有 44,965 人自殺。每天 123 位。根據估計，5% 思覺失調症患者會自殺。這是他們平均壽命比較短的主要因素之一（請參考第四章）。思覺失調症患者自殺的比例是一般人的五倍。

自殺的第一大原因就是憂鬱。大部分患者遲早會感到憂鬱，醫生必須注意是否有憂鬱症的跡象，適時開立抗憂鬱症的處方。憂鬱症可能因為思覺失調症本身（思覺失調症對大腦化學的影響直接導致憂鬱症），也可能因為患者意識到自己的病有多嚴重，偶爾也可能因為藥物的副作用。醫生必須能夠鑑別診斷憂鬱症與思覺失調症本身的動作緩慢（動作不能）和思考緩慢之不同。

自殺的思覺失調症患者大部分在罹病的十年內自殺。四分之三是男性。最可能自殺的是那些經常復發、有病識感、對藥物反應不佳、社交孤立、對未來不抱希望、以前的成就和現況落差大的患者。任何患者若有這些條件以及 280
憂鬱傾向，就屬於自殺高風險患者。最常見的自殺時機是疾病復發後、以及剛剛才復原時。

最近的數據顯示未好好治療的思覺失調症患者也容易自殺。芬蘭一項針對九十二位自殺的思覺失調症患者研究，結果顯示「大部分（78%）正在發病中，其中一半（57%）沒有足夠的處方或沒有按時服藥」。比利時針對六十三位自殺的思覺失調症患者的研究結果類似，「自殺組中不按時服藥的比例，是控制組的七倍」。

思覺失調症患者偶爾會因為發病而意外自殺，例如患者以為自己會飛，或是有聲音叫他跳樓。但是大部分的自殺是有意的，患者經過仔細計畫之後執行。任何長期照護思覺失調症患者的人或遲或早都會遇到患者自殺。這是很讓人難過的事情。

除了難過之外，也可能感到憤怒。有些自殺是不必要的，比如處方劑量不足，醫生卻不肯處理；或是原本好好的，換了醫生之後，新的醫生減藥並開始了分析導向的心理治療。這些個案並不少見。思覺失調症患者的高自殺率，部分是因為醫療系統不健全，以至於未能及時處理病患的問題。

家屬及親友能夠做什麼以降低自殺機率呢？最重要的就是警覺心，尤其如果患者顯得沮喪並且才剛剛復原的話。以前試圖自殺過的患者很可能再度嘗試。表示自責或沒有價值、無望、不願意計畫未來、開始整理個人物品
281 （把珍貴的東西送人、寫遺囑）都是自殺警訊。

這時，親友必須詢問患者並採取行動。問患者是否打算自殺：「我知道你最近很沮喪，我很擔心你，你打算傷害自己嗎？」有些人不敢問，怕因此反而鼓勵患者考慮自殺一途。不用擔心，通常患者反而會如釋重負，「終於能夠談論自己的自殺意念和計畫了」。大部分計畫自殺的人對自殺有矛盾的心理。不要跟患者直接爭論或有所指責，而應當花時間心力陪伴溝通，試著說明不應該自殺的原

因，例如指出未來幾年會有更有效、副作用更少的藥物面市。

家屬可以採取行動，把患者計畫用來自殺的武器拿走（槍或藥物）。也要讓醫生知道患者有自殺意念，要求醫生積極治療患者的憂鬱症。家屬要問精神科醫生，他是否考慮過讓病人使用 clozapine。有很強的證據顯示 clozapine 可以有效抑制自殺意念。如果醫生不願意採取行動，把你的意見和要求用存證信函寄給醫生，表示你已經跟律師談過了。醫生會瞭解你的意願。有時候，在抗憂鬱藥發生療效之前，甚至需要強制住院以預防患者自殺。

無論家屬多麼努力，有些思覺失調症患者還是會自殺成功。如果親友已經盡了人事，採取了該做的步驟，就不應該自責。

建議閱讀 282

Anonymous. "Video and Poor Insight in Persons with Schizophrenia." *Schizophrenia Bulletin* 42 (2016): 262-63.

Amador, X. *I Am Not Sick, I Don't Need Help!* Peconic, N.Y.: Vida Press, 2000.

Bogart, T., and P. Solomon. "Procedures to Share Treatment Information among Mental Health Providers, Consumers, and Families." *Psychiatric Services* 50 (1999): 1321-25.

Caldwell, C. B., and I. I. Gottesman. "Schizophrenics Kill Themselves Too: A Review of Risk Factors for Suicide." *Schizophrenia Bulletin* 16 (1990): 571-89.

Cather, C., R. S. Barr, and A. E. Evins. "Smoking and Schizophrenia: Prevalence, Mechanisms and Implications for Treatment." *Clinical Schizophrenia & Related Psychoses* 2 (2008): 70-78.

Choe, J. Y., L. A. Teplin, K. M. Abram. "Perpetration of Violence, Violent Victimization, and Severe Mental Illness: Balancing Public Health Concerns." *Psychiatric Services* 59 (2008): 153-64.

Citrome, L., and J. Volavka. "Management of Violence in Schizophrenia." *Psychiatric Annals* 30 (2000): 41-52.

Coverdale, J. H., L. B. McCullough, and F. A. Chervenak. "Assisted and Surrogate Decision Making for Pregnant Patients Who Have Schizophrenia." *Schizophrenia Bulletin* 30 (2004): 659-64.

De Boer, M. K., S. Castlelein, D. Wiersma. "The Facts about Sexual (Dys) function in Schizophrenia: An Overview of Clinically Relevant Findings." *Schizophrenia Bulletin* 41 (2015): 674-86.

Diamond, R. "Drugs and the Quality of Life: The Patient's Point of View." *Journal of Clinical Psychiatry* 46 (1985): 29-35.

Dickerson, F., J. Schroeder, E. Katsafanas, et al. "Cigarette Smoking by Patients With Serious Mental Illness, 1999-2016: An Increasing Disparity." *Psychiatric Services* 69 (2018): 147-53.

Drake, R. E., C. Mercer-McFadden, K. T. Mueser, et al. "Review of Integrated Mental Health and Substance Abuse Treatment for Patients with Dual Disorders." *Schizophrenia Bulletin* 24 (1998): 589-608.

Drake, R.E., A.E. Luciano, K.T. Muesser, et al. "Longitudinal Course of Clients With Co- Occurring Schizophrenia-Spectrum and Substance Use Disorders in Urban Mental Health Centers: a 7-Year Prospective Study." *Schizophrenia Bulletin* 42 (2016): 202-211.

Empfield, M. D. "Pregnancy and Schizophrenia." *Psychiatric Annals* 30 (2000):61-66.

Hyde, A. P. "Coping with the Threatening, Intimidating, Violent Behaviors of People with Psychiatric Disabilities Living at Home: Guidelines for Family Caregivers." *Psychiatric Rehabilitation Journal* 21 (1997): 144-49.

Jamison, K. R. *Night Falls Fast: Understanding Suicide*. New York: Alfred A.Knopf, 1999. (p.283)

283 Lamb, H. R., and L. E. Weinberger. "Mental Health Courts as a Way to Provide Treatment to Violent Persons with Severe Mental Illness." *Journal of the American Medical Association* 300 (2008): 722-24.

Malik, P., G. Kemmler, M. Hummer, et al. "Sexual Dysfunction in First-Episode Schizophrenia Patients: Results from European First Episode Schizophrenia Trial." *Journal of Clinical Psychopharmacology* 31 (2011): 274-80.

Marshall, T., and P. Solomon. "Professionals' Responsibilities in Releasing Information to Families of Adults with Mental Illness." *Psychiatric Services* 54 (2003): 1622-28.

McCullough, L. B., J. Coverdale, T. Bayer, et al. "Ethically Justified Guidelines for Family Planning Interventions to Prevent Pregnancy in Female Patients with Chronic Mental Illness." *American Journal of Obstetrics and Gynecology* 167 (1992): 19-25.

Minkoff, K., and R. E. Drake, eds. *Dual Diagnosis of Major Mental Illness and Substance Abuse*. San Francisco: Jossey-Bass, 1991.

Monahan, J., A. D. Redlich, J. Swanson, et al. "Use of Leverage to Improve Adherence to Psychiatric Treatment in the Community." *Psychiatric Services* 56 (2005): 37-44.

Petrakis, I. L., C. Nich, and E. Ralevski. "Psychotic Spectrum Disorders and Alcohol Abuse: A Review of Pharmacotherapeutic Strategies and a Report on the Effectiveness of Naltrexone and Disulfiram." *Schizophrenia Bulletin* 32 (2006): 644-54.

Roy, L., A.G. Crocker, T.L. Nicholls, et al. "Criminal Behavior and Victimization Among Homeless Individuals With Severe Mental Illness: A Systematic Review." *Psychiatric Services* 65 (2014): 739-50.

Swanson, J. W., M. S. Swartz, R. Borum, et al. "Involuntary OutPatient Commitment and Reduction of Violent Behaviour in Persons with Severe Mental Illness." *British Journal of Psychiatry* 176 (2000): 224-31.

Torrey, E. F. *Out of the Shadows: Confronting America's Mental Illness Crisis*. New York: John Wiley and Sons, 1997.

Torrey, E. F., and M. Zdanowicz. "Outpatient Commitment: What, Why, and for Whom?" *Psychiatric Services* 53 (2001): 337-41.

Torrey, E. F., J. Stieber, J. Ezekiel, et al. *Criminalizing the Seriously Mentally Ill: The Abuse of Jails as Mental Hospitals*. Washington, D. C.: Health Research Group and National Alliance for the Mentally Ill, 1992.

Torrey, E. F., M. T. Zdanowicz, A. D. Kennard, et al. "The Treatment of Persons with Mental Illness in Prisons and Jails: A State Survey." Treatment Advocacy Center (2014). http://www.treatmentadvocacycenter.org/stor-age/documents/treatment-behind-bars/treatment-behind-bars.pdf

Velligan, D.I., M. Sajatovic, A. Hatch, A. et al. "Why do Psychiatric Patients

Stop Antipsychotic Medication? A Systematic Review of Reasons for Nonadherence to Medication in Patients with Serious Mental Illness." *Patient Preference and Adherence* 11 (2017): 449-68.

【第十一章】 284

患者和家屬如何與思覺失調症共存？

只有親眼看過的人才能瞭解照顧精神病患的家屬生活有多麼悲慘。他們的平靜不斷被打斷、工作加倍、時間完全被占據了、財產耗盡……大家都看得到他們所受的苦，整個社區都間接受到影響。

——山繆．伍德沃德，1821 年

思覺失調症帶來大量的實際問題。其他慢性疾病，例如小兒麻痺症、腎臟衰竭或癌症可能在情緒上、生理上和經濟上拖累家庭。但是當疾病侵蝕患者腦部時，疾病管理就成為極度困難的任務了。不管做了什麼，不管家屬多麼努力，總是覺得不夠。

思覺失調症的一個主要困難是大家不瞭解這個疾 285
病。一位母親有兩個兒子，長子有肌肉萎縮症（muscular
dystrophy）。「不管他去哪裡，大家都會支持他。他的障
礙明顯可見，社區、家庭和朋友都對他打開心胸，努力讓
他的生活更好。」她的次子有思覺失調症。「大家都誤解
他。他也有障礙，只是看不見。他看起來健康、強壯、年
輕……鄰居都不理他……他們不瞭解他。他們根本就希望
他消失。」

正確的態度

和思覺失調症共存最重要的一件事就是培養正確的態度。思覺失調症所造成心理上的兩大怪獸是責怪與羞恥。一旦解決了這兩個怪獸，正確的態度就會自然形成了。許多家庭暗藏著責怪與羞恥，讓他們無法往前走，不斷毒害家庭關係，很容易爆發嚴重衝突。

第五章已經清楚說明了責怪與羞恥毫無道理。沒有證據顯示思覺失調症是源於創傷經驗。這是腦部的生理疾病，和童年或成年的人際經驗無關。但是許多人仍然有誤解。這些誤解很可能來自於某個精神醫護人員的一句話。露易絲．威爾森在《這個陌生人是我的兒子》裡寫道：

> 母親：「所以是我們造成湯尼這個樣子的嗎？」
>
> 精神科醫生：「我這樣說好了。每個孩子生下來，心智都是空白的一片。不管上面寫了些什麼。」他伸出指頭，指著我：「都是你寫的。」

286 結果不難想見。這位母親晚上躺在床上睡不著，想著所有她可能做錯了的事情。

沒有一個父母或手足能夠沒有任何懊惱，或是不出錯。我們都不完美，我們都會偶爾出於嫉妒、憤怒、自戀或疲憊，衝動地說錯或做錯事情。幸好，我們的心理都夠健全，可以接受偶爾的打擊，不會因此崩潰或留下永久創傷。外人的言行無法造成思覺失調症。

其實不但健康的家屬彼此責怪，患者也可能責怪家屬。《黑暗裡》（*In a Darkness*）一書中，詹姆斯·威克斯勒（James Wechsler）寫到他的兒子有一次憤怒地對他說：「你知道嗎？爸爸。我不是一生下來就這個樣子。」在《這個陌生人是我的兒子》裡，露易絲·威爾森寫道：

> 「我前幾天讀了一本書，」湯尼說：「在藥房看到的。我站在那邊一口氣讀完了。」
>
> 我們等著，被他嚴肅的口氣嚇到了。
>
> 「書上說，好父母應該怎麼做。書上說……我會像現在這樣……是因為他們的父母沒資格為人父母。」

彼此責怪加深了思覺失調症的悲劇。思覺失調症是腦部慢性疾病，雖然嚴重，但是患者和家屬可能還可以對付。但是當大家彼此責怪時，疾病會深入整個家庭結構，變成無限擴張的災難。責怪引起的痛苦之大，若非親眼看到是不會相信的。

少數幾位學者曾經研究過父母和家庭造成思覺失調症的迷思所帶來的傷害。醫生都認為自己是在幫助別人，不是傷害別人，精神科醫生尤其如此。可是我們現在知道這可能不是真的。很有可能，二十世紀的精神科醫生對思覺失調症患者造成的傷害[1]比協助還多。當然，這些傷害不是刻意造成的，而是關於思覺失調症的心理動力和家庭互 287

動理論帶來無可避免的傷害（請參考第五章）。威廉·艾伯敦（William S. Appleton）分析過精神醫學專業人員責怪家屬的後果。他寫到：

> 不當對待家屬會對患者造成不良影響。家屬會比較不能容忍患者引起的問題、比較不願意改變對待患者的態度、面談時比較不願意提供資訊、比較少到醫院看望。

家屬有時候不願意放下被責怪的感覺和罪惡感。如果家庭裡還有年幼兒童，如果父母誤以為自己應該為年長孩子的思覺失調症負責，那麼理論上，只要父母改變行為模式，就可以防止年幼孩子也得到思覺失調症。在這種情形下，罪惡感反而讓人覺得能夠控制情況；如果思覺失調症是隨機發生的生理現象，父母就無能為力了。另一種不肯放棄罪惡感的家庭是以罪惡感為生命主軸。通常，這種家庭裡有一個或多個人長期接受心理治療，整個家庭似乎沉浸在罪惡感中，彼此指責成了最重要的休閒活動。一位母親曾經說：「罪惡感是永不枯竭的禮物。」我會鼓勵來自這種家庭的思覺失調症患者盡量少跟家人相處。

1　審閱者註：此處之謂「傷害」，作者指的是過去以傾向純粹以心理動力及家庭動力來解釋思覺失調症的理論，在病人的整體照護上，曾經產生的不良影響，此模式和現時對思覺失調症的理解和治療方式有顯著的不同。

如果家庭成員相信他們是思覺失調症的病源，自然會想把患者藏起來，否認家中有精神病患，或是用各種方法和患者劃清界線。患者會感覺得到這種態度，於是更覺孤 288
立。患者往往因此對家屬生氣，更不願意控制自己的奇怪行為，例如可能在長輩面前脫光衣服。這種行為讓家屬更感羞恥，患者則更感孤立、憤怒。羞恥與憤怒的負面循環於焉開始。

教育可以改變責怪與羞恥的問題。當家屬瞭解自己沒有造成這個疾病，責怪與羞恥大幅降低，患者的生活就會大幅改善。醫生應該詢問所有的家屬：誰該為這個疾病負責？患者也應該在場。一旦開始，就可以公開討論大家的看法和恐懼。一旦解決了責怪和羞恥的問題，思覺失調症就比較容易面對了。一位長輩如此描述：

> 一旦說出自己的罪惡感，下一步就容易了。如果你沒做錯事情，而且已經盡力了，就沒有什麼丟臉的。你可以走出來了。你會覺得輕鬆，因此有力氣繼續往前，別人也開始支持你。

一旦解決了責怪和羞恥，正確的態度自然會浮現。正確的態度有 SAFE 四個元素：適當的觀點、接受、家庭平衡、合理期待（見表 11.1）。

適當的觀點：乍聽之下，適當的觀點和思覺失調症似 289
乎背道而馳。這個疾病能夠帶給我們什麼適當的觀點呢？事實上，如果對這個疾病沒有適當的觀點，家屬極容易失

表 11.1　正確態度（SAFE）

適當的觀點（**S**ense of perspective）
接受疾病（**A**cceptance of the illness）
家庭平衡（**F**amily balance）
合理的期待（**E**xpectations that are realistic）

去勇氣，無法處理必然的起起伏伏。我看過適應最成功的人都具有良好的觀點。

適當的觀點指的是什麼呢？不是取笑患者，而是正視現實，能夠和患者一起輕鬆地開自己玩笑。讓我舉幾個例子。一名患者每年秋天都會發病，家人都說，他每年去醫院刻南瓜燈。另一名患者裝扮成藥片去參加萬聖節。有一次，我送罹患思覺失調症的姊姊一件套裝，她後來說：「我穿起來像鬼似的，我送別人了。」思覺失調症患者常常這樣說話，不顧社交禮儀，誠實直接。有時候，我們真希望自己也可以這樣說話。偶爾和思覺失調症患者說說笑話、調侃自己，對每個人都有好處，不要總是不以為然。

最好的例子就是學者默菲（H. B. M. Murphy）在加拿大調查思覺失調症時觀察到的：

> 一個案例示範了患者家屬不覺羞恥或尷尬的態度：家訪時，調查員注意到客廳長椅上蓋著一張毛毯，下面似乎藏著東西。過一會兒，他們正在喝茶，毛毯動了一下。她嚇了一跳，家屬說：「喔，那是海克托。他總是喜歡躲在那裡。」然

後他們繼續喝茶！

接受疾病：對於患者與家屬，這是正確態度中第二 290
重要的元素。接受不是放棄，而是認知到這個疾病是真實的，不會自動消失，患者行動會受到限制。接受現實，不再懷抱不切實際的幻想。

思覺失調症患者艾索．李特說：「我一直想著我的人生原本可以是什麼樣子、我可能成為怎樣的人、我可能有何成就。」但是一旦接受現實，心理負擔就會減輕了。另一位患者茱蒂絲．包姆（Judith Baum）說：「有一天早晨，陽光很好，空氣冷冷的，我接受了自己有精神疾病的現實，我感到極為激動、憤怒、傷心。但同時感到輕鬆。」

有些父母會長期哀痛，很難接受孩子罹患思覺失調症的事實。蘿莎琳．卡特（Rosalynn Carter）在她的《如何協助精神病患》（*Helping Someone with Mental Illness*）書中引述了一位母親的信：

> 「我每晚哭著入睡，我看到街頭遊民也哭。我想著，就算有神奇藥片問世，我的女兒也已經失去了一部分人生，於是我又哭了。我一想到她永遠也不會和男生一起去參加舞會就哭了。她永遠不會結婚、不會生小孩、不會擁有和別人一樣的人生。
>
> 我哭，因為我看到她大姊代表法律事務所在

> 世界各地出差，她卻只能坐在床上搖來搖去。我哭，因為我看到她二姐在報上發表文章，她卻在那邊抽菸，聽著大腦裡的聲音。」

許多患者和家屬永遠無法接受這個疾病。他們年復一年地否認，假裝疾病不存在。有一位母親寫信描述女兒終
291 於明白自己有病的事實。當女兒知道自己是人口中 1% 的
思覺失調症患者時，說：「既然是 1% 的人要生這個病，還好是我生病，我有這麼棒的家庭支持我。我得了病，世界上就少了一個人得病。」這種態度展現了難得的適當的觀點和善意。

很不幸地，更常見的是患者和家屬的憤怒。憤怒可能針對上帝、對命運、對患者、對彼此。憤怒的程度從社交活動受到限制的微弱不滿，到日常生活的深刻怨恨都有。有時，憤怒不會外顯，而是往內壓抑變成憂鬱症。

我每次遇到這種家庭，都想把他們送進佛寺一個月，讓他們學一學東方人如何接受生命的樣貌。與思覺失調症共存必須學會接受這個疾病。接受意味著瞭解到思覺失調症雖然不幸，但是不讓思覺失調症繼續擴大腐蝕生命的核心。一位母親跟我說：「你無法阻止哀傷的鳥飛過你的頭頂，但是你可以不讓牠弄亂你的頭髮。」

家庭平衡：與思覺失調症共存的正確態度包括能夠平衡患者和其他家庭成員的需要。為患者犧牲一切的家庭通常是出於罪惡感。照顧家裡的精神病患是一件全年無休的工作，沒有薪水、沒有獎狀。除了母親，還有誰會照顧患

者？其他孩子怎麼辦？父母是否需要偶爾離開去透透氣？
家屬需要冷靜且理性地考量這些需要，知道不用永遠將患 292
者放在第一，也可以偶爾為了家屬的需要讓患者住院。有
經驗的專業精神醫護人員會瞭解並支持這一點。

合理的期待：調整對患者未來的期待很困難，但是很重要。通常，接受疾病之後自然會調整期待。患者生病之前表現愈好，愈難調整期待。家屬會年復一年緊緊抓著希望，期待患者有一天會痊癒，繼續他的事業。家屬會做出不切實際的計畫，例如，繼續存錢準備送孩子上大學或結婚，告訴彼此「等他病好了以後」。

患者知道這只是不實幻想，是一場他打不贏的戰爭。患者除了痊癒之外，別無他途，但是他無法控制自己的病情。所以家屬必須降低期待。一旦降低期待，家屬自己會快樂一些。克里爾（Creer）和威恩（Wing）面談這種家庭時寫道：

> 很諷刺地，有些家屬說當他們放棄希望的時候，情況才開始好轉。一位母親說：「一旦放棄希望，我就開始有精神。」、「一旦發現他永遠不會痊癒，我就開始放鬆了。」這些家屬降低對患者的期待，發現如此一來，才能將問題縮小到可以應付的程度。

另一位家長說：「你必須沉到河底，沮喪到底了，才會被迫接受現實和問題有多麼嚴重。一旦瞭解到這一點，

你不會讓自己懷抱太大希望，所以事情不如所願的時候也不會太失望。」

293 倒不是說家屬對患者要完全沒有期待。一位持續致力於患者復健的精神科醫師理查・藍姆（H. Richard Lamb）說：「知道他能力有限並不表示對他毫無期待。」期待必須合乎現實，在思覺失調症患者能力所及範圍之內。正如小兒麻痺症患者的家屬，不會期待患者雙腿完全恢復正常一樣，思覺失調症患者的家屬也不應期待患者的大腦完全恢復正常。精神科醫師約翰・威恩（John Wing）說：

> 最理想的狀況是在做得到的範圍內保持中性（不過度情緒化）的期待。可是連專業人員都很難做到了，何況家屬。不過，很多家屬在沒有專業醫護人員協助下，經由不斷嘗試錯誤，還是做到了。

降低期待讓家屬能夠再度和患者一起享受生活。如果患者之前是很棒的長笛家，可以重新練習簡單的長笛曲子。家屬的態度不應該是「親愛的，等你病好了，就可以再度上台演奏了。」當患者第一次自己搭公車、去商店買東西、騎腳踏車……都值得慶祝。對於患者而言，這些都是了不起的成就。思覺失調症患者和家屬必須學會享受小小的成就。奧立佛・薩克斯（Oliver Sacks）在《錯把太太當帽子的人》（*The Man Who Mistook His Wife for a Hat*，天下文化出版）書中寫到，腦傷畸形的蕾貝卡仍舊可以看到生命的美好：

> 表面上看，她全身都是障礙……可是在深層的某處，她毫無障礙可言，只有寧靜和完整、活 294
> 生生的靈魂、深沉、有活力、和別人一樣……我們過度注意患者的缺陷，卻沒有注意患者內在的完整。

教育的重要

對思覺失調症瞭解愈多，愈容易達到正確的態度。患者艾德．法蘭西爾（Ed Francell）說：「我對病友和家屬的建議是讀得愈多愈好……你懂得的愈多，愈能夠對這個疾病有洞察力。」

很多患者和家屬在地區性的支持團體裡學習。全美精神疾病聯盟（NAMI）在美國各地每個月或隔月舉行聚會，加拿大思覺失調症協會（Schizophrenia Society of Canada）也有類似聚會。這些聚會提供思覺失調症患者和家屬一個平台，學習關於這個疾病的一切，彼此學習如何與疾病共存。

喬伊絲．伯藍德（Joyce Burland）和全美精神疾病聯盟佛蒙特分會（NAMI Vermont）一起研發了「家庭對家庭」的十二週一對一教育課程，非常成功，已經發展到四十九個州，教育過三十多萬個家庭。課程已經翻譯成西班牙語、義大利語、華語、越南語和阿拉伯語，包括 250

頁每年更新的資源。家庭對家庭的課程曾接受評鑑，結論是可以為家屬降低壓力，改善解決問題的能力。

患者的生存策略

與思覺失調症共存是一大挑戰。近年來，有大量患者
295 及專業人員提供建議，讓這個挑戰容易一些。

大部分思覺失調症患者最好保持規律的日常生活，並做計畫和時刻表，讓患者可以預期即將發生什麼事，避免驚嚇。患者艾索．李特就認為「環境控制對我非常重要，我的大腦不是永遠聽話的，結構可以幫助我把大腦組織起來。」

成功管理思覺失調症的患者大部分有計畫地管理自己的疾病。辨認並適應壓力是其中之一。李特如此描述自己的四步驟管理方法：「辨認自己是否壓力過大、辨認壓力源、記得以前的類似經驗以及有效的處理方法、採取行動」。在皮夾裡放卡片，上面列出壓力下應該採取的步驟。

一般性的適應策略包括運動、飲食正常、發展興趣。研究顯示運動對思覺失調症患者幫助很大，可以改善睡眠和自我形象、減少幻聽。處理幻聽的策略包括第七章討論過的認知行為治療以及各種自發性策略。請參考本章建議閱讀中陶樂絲．卡特（Dorothy Carter）和同事發表的《患者適應幻聽的策略》（*Patients' Strategies for Coping with Auditory Hallucinations*）。

還有很多其他症狀的適應策略。艾索・李特對付偏執妄想的方法是「總是選面對門口的椅子坐。背對牆壁，不要背對別人」。以及「問別人他們在跟誰打電話、他們要去哪裡等等」。

2017 年，有篇有用的文章〈事業成功的思覺失調症患者如何管理症狀〉（How Occupationally High-Achieving Individuals with a Diagnosis of Schizophrenia Manage Their Symptoms）發表，請參考建議閱讀。文中描述十六位成功患者的適應策略，包括避免有壓力的狀況、擁有社交支持網路、服藥、運用特定策略、精神修行、以工作或繼續受教育，提供生命的意義。

思覺失調症患者可以做的、最重要的一件事情就 296
是參加自助團體，但是不要參加「聽到聲音網路」辦的團體（請參考第八章）。團體名稱很多，例如「復原」（Recovery Inc.）、「成長」（GROW）、「匿名思覺失調症患者」（Schizophrenics Anonymous）、「獨立生活」（On Our Own）和「沒有精神疾病」（Psychosis Free）。這些團體都提供支持、教育以及讓患者自在相聚的地方。「匿名思覺失調症患者」由思覺失調症患者瓊安・威巴尼克（Joanne Verbanic）於 1985 年在密西根州創立，提供同儕支持和教育，並「協助患者重建尊嚴和人生意義」，目前有 160 多個分會。請參考 www.sardaa.org。

近年來，愈來愈多的思覺失調症患者開始提供精神醫療服務，在很多社區設立服務處。舊金山患者可以接受訓練成為「同儕輔導員」。加州的同儕輔導員受雇提供愛滋教育和剛出院患者的同儕支持。丹佛患者可以接受六個月的訓練，擔任個案管理護理師的助手，在社區精神健康中心扮演重要角色。這個模式已經在德州、華聖頓州和麻州推廣，是精神醫學未來趨勢的代表。

不幸的是，患者自助團體和同儕輔導員的發展仍然過於緩慢。主要原因是將在第十五章討論的「消費者倖存人士」（Consumer Survivors）團體。這一群人人數很少，但是非常積極，不斷鼓勵思覺失調症患者停止服藥，有些人甚至否認思覺失調症是一種疾病。這一小群人讓許多患者與家屬不信任原本應當有效的治療模式。

297 患者最重要的生存策略，就是『當一個聰明的病人，對於藥物知己知彼』。閱讀和了解你正在服用的藥物，直到你和精神科醫生懂得的一樣多，或是更多。確實，精明患者的目標之一就是能夠（有禮貌地）告訴精神科醫師一些醫師不知道的事情。第二步是紀錄自已吃過的所有藥物、吃了多久、劑量、副作用。持續保持更新，把紀錄交給病程中遇到的任何精神科醫師。如果你每三個月只會看到精神科醫師十五分鐘，也要給他一份現在服用的藥物清單，以及副作用。時間有限，這可以幫助醫師專注於重要議題。對某種藥物反應很糟糕的患者，或是服用的藥物——例如 clozapine 和 benzodiazepines（BZD）——可能和其他藥物產生嚴重交互作用，應該配戴醫療警示手環：以便如果昏迷或精神病發作時，醫生不會誤判情況給錯藥。

身為聰明病人的最後一步：是寫一張清單，列出你想做但是因為疾病而無法做的事情。這些就是你服藥並參加復健計畫所希望達成的目標。這張單子會提醒你，為什麼要服藥，為什麼要嘗試新的藥物，以改善症狀。當然，這張單子應該合乎實際，和你得病前的能力一致（例如：能夠讀完一本書、去擁擠的房間而不至於驚慌、至少保持半職、有個男朋友等等）。如果你從沒彈過鋼琴，單子上就不應該包括「成為鋼琴演奏家」！

家庭的生存策略

近年來，有許多關於思覺失調症患者住在家裡的家
庭負擔的研究。一項評論回顧了二十八篇研究報告，其中
十七篇發表於九〇年代。這些研究發現家屬失去個人時
間、人際關係減少、健康不佳、經濟能力下降（常常需要 298
一位家屬辭職照顧患者）。家屬經常必須兼任患者的個案
管理護理師、心理諮商師、護士、房東、廚子、清潔工、
銀行、訓導主任、好友。這些額外職務的歷史並不久，因
為 1960 年代以前，患者往往被關在精神病院裡。一位母
親如此描述其中的挫折：

> 有時候我覺得像是公關主任。我必須想一些有意思的事情給我女兒做，找一些有意思的地方讓她去。我安排出遊、負責交通、陪她去。我不是不喜歡扮演這個角色，只是我也會覺得挫折。

> 我有自己的人生要過，我希望女兒能夠負起更多責任。

2018 年一個網路調查，詢問了 1,142 名思覺失調症以及情感思覺失調症患者的照顧者，發現他們的壓力和負擔非常大，尤其是監控服藥的問題，以及缺乏社會支持。儘管這些家庭非常需要精神疾病專家支持他們的照顧行為，但是往往事與願違。為了改善精神疾病專業人士對患者家屬的支持，澳洲有一群家庭和專業人士為專業人士創造了訓練計畫。在美國，加州河濱郡（Riverside）的精神健康局創造了稱為「家庭代言者」（family advocate）的職位，支持家屬、訓練專業人士。這個作法已經擴散到了加州的其他郡。

不論患者是否住在家裡，家庭都會面對一些基本問題。例如，家屬應該如何面對患者？通常，態度自然最好。只要觀察精神病院的醫護人員就知道了。最受醫生和
299 患者尊敬的護士會對患者保持尊重的態度。最不受尊敬的護士會用高傲的態度對待患者，常常讓患者覺得自己不如人。善意對待就是最好的態度。

但是，思覺失調症確實有一些特質，需要審慎以對。就像第一章所說，這些特質直接源自腦部損傷，以及疾病症狀。患者往往很難處理各種感官刺激，尤其如果兩、三種刺激同時發生的話。跟患者相處需要牢記這一點，會容易一些。

比如說，溝通要簡短、確實、清楚。一位家屬說：

「看著他。用簡短確實的成人句子說話……清楚、實際……一次給一個指令，不要給他選擇題。」

一位母親如此描述和思覺失調症成年兒子的溝通：

> 我的兒子無法處理周遭的刺激。他反應很慢，會抱怨說：「一下子來這麼多！」我需要用簡單的句子慢慢說。一次只做一個要求。一定要保持簡單。強烈的情緒讓他更難瞭解我說的話。不管我心裡有多急，都不可以催他。耐性絕對必要。
>
> 有時候，我用便條或用電話提出要求，比面對面提出要求有效。我也不懂為什麼。好像我在場對他太過刺激了。
>
> 一次只問一個問題。「你玩得開心嗎？你跟誰去的？」的兩段式問題對一般人可能沒什麼，對思覺失調症患者就可能太複雜了。

為了思覺失調症患者的妄想而爭吵，會有反效果，只[300]會引起誤會和憤怒。約翰・威恩說：

> 患者往往會忽然產生不合理的恐懼。例如他們可能忽然害怕房子裡的某個房間。他們或許會跟家人說明原因：「房間裡有毒氣洩漏。」或者「床底下有蛇。」家屬一開始可能無法理解。有些家屬會跟患者講道理，但是患者堅決不信，於

是家屬感到挫折，甚至發脾氣。即使如此，患者還是會堅決相信自己的妄想。

與其和患者爭論，不如簡單地說你不相信就好了，不用挑戰他，不要讓他覺得受刺激。如果患者說：「床底下有蛇。」就說：「我知道你覺得床底下有蛇，但是我沒看到蛇，我懷疑那裡是否真的有蛇。」而不要強硬地說：「根本沒有蛇！」患者有理由相信有蛇，他可能看到蛇或聽到聲音。家屬需要肯定患者接收到的感官經驗，但是不用接受他對此經驗的詮釋。你可以說：「我知道你有理由相信有蛇，但可能是你生病的大腦在玩弄你而已。」

患者親友常常忍不住嘲諷患者的妄想，比如說：「是
啊，我也看到蛇了。你也看到廚房那條響尾蛇了嗎？」這
些話一點幫助也沒有，只會讓患者更加困惑，同時加深他
的妄想，讓他更無法分辨個人經驗和現實之間的關係。一
位患者相信他的喉嚨裡有一隻老鼠，要求醫生幫他看一
301 看。醫生嘲諷地說老鼠鑽得太深了，看不到。患者復原之
後說：「如果他們直接說不相信我喉嚨裡有老鼠的話，我
會很感激的。」

另一個辦法是鼓勵患者只在私下表達妄想的思考。床下有蛇的說法在家裡說說還好，但是在電梯裡說，或在商店裡跟店員說就糟糕了。跟患者開誠布公地討論這件事。克里爾和威恩指出「比較實際的目標是減少妄想在公開場合導致的不合宜行為。許多患者可以瞭解這一點，並將自言自語或奇怪的想法留在私人場合。」

和思覺失調症患者溝通的問題是：他們往往無法有來有往地跟人對話。「一位患者每天從日間照護中心回家，安靜吃完阿姨幫她準備的晚餐，直接進房間去……她的阿姨年紀大了，很寂寞，很想跟她聊聊，無法理解患者為何不肯說話。」患者往往知道周遭人在說話，卻無法加入。「一位年輕人總是安靜坐著或自言自語。他的父母在一旁說話。後來才發現患者常常跟醫院護士提到家裡的對話，顯然他都聽進去了，雖然他看起來好像沒有在聽。」很多患者喜歡身邊有人，但是不喜歡跟別人直接交談。一位女士聽說她罹患思覺失調症的外甥很喜歡來拜訪她，覺得很驚訝，因為「他來的時候，就坐在椅子上，一句話也不說，我完全想不到他會喜歡來我這裡。」

家屬試圖和患者建立關係時，還會遇到另一個問題：
患者不會表達情緒。很多思覺失調症患者看起來很冷漠、 302
連對最親近的家屬都如此。雖然很困難，但是家屬盡量不要介意。患者對寵物或許比較容易表達情感，家裡可以考慮養貓或狗。

患者退縮時，家屬要如何面對患者呢？我們必須瞭解，許多思覺失調症患者需要獨處。一位母親說，她和女兒一起洗碗，一面閒聊，女兒轉身跟她說：「媽，別跟我說話，讓我享受自己的世界。」有時患者會宣布自己需要獨處。一位患者常常在房間一待就是好幾個星期，只有晚上出來找東西吃。

患者社交退縮時，家屬往往不知道該怎麼辦才合適。堅持要求他出來和大家在一起嗎？還是讓他獨處？基本上，我會建議讓患者獨處。如果社交退縮的情形太嚴重或太久，可能代表更嚴重的復發症狀，需要諮詢精神科醫生。但是大部分情形是患者大腦內過於紊亂，需要安靜獨處，整理自己。家屬要提醒自己不要在意，不要覺得患者是不想理人。一位母親說得好：「兒子生病時，我們盡量不要打擾他，不要太努力地把他從他的世界拉出來，但是我們永遠在那裡，他需要我們支持，需要跟我們溝通的時候，我們都在。」

在社交場合，千萬不要對思覺失調症患者有太多期待。要記得他們可能無法整合他的感官刺激，或是無法完全瞭解大家在說什麼。盡量減少家裡的社交活動，讓患者壓力不要太大。患者通常可以面對單獨一位客人；一群客人就太多了。同樣地，帶患者去參加聚會也可能給患者帶來太大壓力。

303 試著尋找合適的娛樂。通常，單一感官刺激比較好。思覺失調症患者通常喜歡卡通或旅遊頻道的節目，而無法理解複雜的劇情。拳擊賽可能比棒球賽適合。視覺演出通常比較受歡迎，例如馬戲團或溜冰表演。話劇完全不合適。當然，還是有個人差異，必須嘗試不同的可能。患者發病之前喜歡的娛樂，發病之後不一定喜歡。

家屬常常掉入一個陷阱：把所有的不良行為都怪在思覺失調症上。每一個缺點都是思覺失調症惹的禍，包括亂丟髒襪子，或是用完牙膏不蓋蓋子。家屬需要提醒自己，每個人都有毛病。沒有人是完美的。不要把一切都怪在疾病上，問問自己過去一個星期又犯了多少錯誤呢？同樣地，允許患者偶爾犯錯，就像我們自己也會偶爾犯錯一樣。我們都有神經化學不平衡的日子，思覺失調症患者也一樣。容許自己、也容許患者某些日子過得比較亂七八糟。

最重要的是，培養鎮定不慌張的能力。你要散發出某種安靜的自信，表示你可以處理患者的任何想法，不管這個想法有多麼荒謬。如果某天早上患者的幻聽更嚴重，你可以理所當然地說：「看來今天的聲音更干擾你。」就像注意到當天某人的風濕比較嚴重一樣。一位家長說：「家庭管理思覺失調症最重要的一課，就是盡量試著保持冷靜。妄想不是我引起的，我如果保持冷靜，我兒子才能保持冷靜。我心裡可能很激動，但是外表上一切都在控制之中。」十九世紀美國著名精神科醫師普里尼·厄爾描寫一 304
位精神病院院長如何在病患面前保持冷靜：

> 正在醫院屋頂欣賞眼前風景時，病患很興奮地抓住院長的手臂，把他拉到屋頂邊緣說：「我們跳下去吧，一起永垂不朽！」院長很冷靜地說：「就連傻瓜都知道怎麼跳下去，沒什麼了不起的。我們一起走下去，再跳上來！那才了不起呢！」病患聽了，非常有興趣。於是救了兩人一命。

如果思覺失調症患者住在家裡，有兩件事情非常重要：獨處和固定作息。思覺失調症患者需要擁有自己的房間，讓他能夠獨處。家庭可以用各種不同方法處理這個問題，包括在後院放一個活動屋拖車。固定作息對思覺失調症患者也很有幫助：固定的用餐時間、固定的家務雜事、每天和每週的行事曆。一位母親說：

> 我發現日子困難的時候，固定作息特別重要。每天做的事都一樣，做的時間也一樣。每個星期的每一天有各自的固定作息。這讓他有秩序感，生活可以預期，同時幫他建立時間感。

建立固定規則的同時，不要忘了思覺失調症患者隨時可能不照規則行事。尤其是睡眠和用餐。一位父親抱怨他的兒子：「我太太煮了飯，他卻不吃。兩小時之後，他忽然決定要吃了。」這位母親發展出了以下辦法：

> 思覺失調症患者可能忽然需要吃東西。我的
> 305 兒子需要隨時可以拿到健康的零嘴。我會在冰箱準備優格、乳酪、熟食。桌上放水果。架子上有速食餐包。這些食物比正餐還重要，雖然三餐還是很有幫助。不用嚴格遵守用餐時間。如果吉姆下午四點煮了一碗湯喝，我就把他的晚餐放著，他想吃的時候隨時可以熱了吃。

不論患者住在家裡還是只是來拜訪，都要有清楚的限制和界限。誰都受不了患者幾個星期不洗澡。沒有人應

該忍受攻擊（請參考第十章）或危險行為（例如在床上抽菸）。這些訊息必須清楚地傳達給患者。違反規定的後果也要事前說明清楚，必要的時候家屬必須願意嚴格執行。

許多家庭不知道應該給患者多少獨立自主的空間，這類似於家有青少年的父母所面對的問題。一般而言，讓患者擁有愈多的獨立自主空間愈好，但是要一步一步來。例如，如果患者認為自己可以獨自參加音樂會，就先要求他自己去街角的商店買東西、白天獨自去日間照護中心、避免使用毒品、在公眾場合不會因為奇怪的舉止惹上麻煩。有的家庭一開始會偷偷跟在患者後面，以確保患者安全。當患者要求更多的自主空間時，家屬應該訂出一系列的交換條件，例如，患者要求從日間照護中心自己回家的話，可以要求患者先熟悉公車路線，並且長達兩星期都記得出門的時候要鎖門，就讓他自己回家。

做家務事可以讓思覺失調症患者證明自己可以更獨 306
立。可以讓患者嘗試掃地、清潔、洗碗、丟垃圾、餵狗、割草。有時家屬不敢要求患者做家務事，怕他壓力太大。懶惰的患者可能利用疾病逃避工作。一位母親表達不滿：「我有一堆家務事得做，他就在那裡，看起來健康得很，就坐在那邊什麼也不做。」做家務事不會導致復發，中途之家和俱樂部經常要求患者負責清掃。這是讓患者練習獨立的最佳途徑，同時可以提升患者的自我形象。很多患者喜歡做這些事情。

管理患者的金錢可能是最困難的事。大部分患者知道一部分的社會福利金是他的零用錢，他們會認為自己有權隨意花用。但是我們必須提醒患者，零用錢的本意是讓他用來買必須物品的，例如衣服，不是只用來買香菸和汽水。

偶爾，思覺失調症患者有能力全權處理金錢。一位患者罹患嚴重的妄想型思覺失調症，多半時候都有嚴重妄想，但是她可以每個月去一趟銀行，管理她的存款。當然，她不肯跟醫生或護士說她存了多少錢。多數的患者無法管理金錢。有些患者會把錢交給任何跟他要錢的人。對這種人，最好將金錢管理的權利和其他獨立行為結合在一起。例如，如果患者無法保持個人衛生，可以規定他每週
307 自動洗澡就給他零用錢。做家務事的能力也可以用來證明患者已經可以管理金錢了。

獨立和金錢管理的議題可能引起家庭糾紛，因為家屬可能無法理解患者正在復原。如果家屬和患者同住，在他發病時必須幫他穿衣服，就很難在短短幾個星期之後，接受同樣的一個人可以自己坐公車、自己管理零用錢了。家屬被嚇到了，心裡還有創傷。要他們保持彈性、對患者的改變做出回應確實很困難。

如前所述，教育可以協助家屬與思覺失調症共存。支持團體也很有幫助。例如州政府組織的團體以及地方上的NAMI 團體。

家庭的最後一個生存策略是成為患者強有力的代言者，積極面對精神健康治療系統，讓系統為患者提供服務。在大部分的州裡，治療系統完全無法正常運作，因此在治療系統中，堅持、執著與厚臉皮可以發揮效用。2012

年，桃樂絲・富勒（Doris Fuller）在治療倡導中心網站（www.treatmentadvocacycenter.org）上有一篇文章，描述她如何努力讓女兒接受良好治療的經驗。標題是：「厚臉皮有它的好處」（It Pays to Be Shameless）。

25 歲的女兒在三年內強制入院了三次。第三次，我的寶貝住進州立醫院三個月後，已經沒有症狀了，準備出院。她在發病時簡直像是被惡靈附身。

她說她從復發中學到了，停藥真的非常危險。就像其他孩子有重大精神疾病、正在復原的父母一樣，我祈禱這是真的。

這次復發，我學到的是「厚臉皮有它的好處」。儘管以前我母親給我的所有告誡都是不要造成別人麻煩、不要要求太多、不要執著。

「過分要求」？對！總是要過分。當女兒病得太嚴重，無法告訴我她的狀況如何時，我每次打電話給醫院，都膽大無畏地詢問當值的負責人，了解她到底情況如何了。我知道護理長會有最完整的答案，如果有任何事情不對勁，她有辦法下令改變。

「了解社區裡有什麼服務可以用」？絕對需要！她才住院幾天，我就開始探索出院後的可能居住地，然後不知羞恥地一天到晚打電話和寫電子信件給我找到的最佳設施，了解他們有多少空房，和可能照顧她的這些人打交道建立關係。

在系統之外，我也發現了厚臉皮的好處。遇到聖誕節、新年和情人節，我女兒不但要待在精神病院，而且還是一個人。即使有非常善良和耐心的工作人員在場，還是很寂寞。於是，我在臉書上明白表示，她多麼喜歡在假日收到信件。卡片和信件全都湧進來了，她非常高興。當家屬說他們從不打電話給患者，因為不知道要說什麼，我都會告訴他們：「忽視你不認識的那個部分，只跟你認識的部分說話。他還在那裡。」有些人會打電話。在黑暗時刻，她的幻聽讓她甚至無法與我對話，我就告訴她：『那我念書給妳聽。』我隔著電話念兒童圖畫書給她聽，可能看起來很蠢，但是我們兩個都覺得很療癒。

我小時候，母親總是告誡我不要麻煩別人，不能要求別人，不要固執。如果我不聽話，母親會罵我，說我太丟臉。但是，當事情攸關我女兒的幸福時，我會做盡一切當初媽媽說我不該做的事情，但是我不覺得丟臉，因為這一切都有用。

疾病對手足、孩子和配偶的影響

雖然大部分研究集中在患者父母身上，思覺失調症對其他家人的影響也很大。兄弟姊妹、兒子女兒、丈夫太太、阿姨叔伯，祖父祖母都可能參與照護，因此也面對了同樣的問題。有些問題還更常出現。

羞恥和丟臉：家屬可能因為患者的古怪行為覺得非 309
常丟臉。蘿珊・蘭桂特（Roxanne Lanquetot）的母親罹患思覺失調症。她回憶著：「我覺得當個孤兒還好一點。我假裝自己沒有母親，假裝她根本不存在。」凱薩琳・高登（Kathleen Gordon）的思覺失調症母親會帶著孩子「坐在交通繁忙的路邊，數有幾輛卡車經過，一數就是好幾小時。還把所有卡車的名字寫下來。」一位女性在機場幾乎撞倒自己流浪街頭的母親。梅格・立物古德（Meg Livergood）遇到紅燈停車，看著自己流浪街頭的姊姊走過車前，卻不敢打招呼。很多人因此搬家，搬得愈遠愈好。

憤怒、嫉妒和怨恨：患者經常占據了大量的家庭資源和時間，其他家屬能夠得到的很少。溫蒂・凱莉（Wendy Kelly）記得她妹妹罹患思覺失調症之後，「忽然，弟弟和我都覺得爸媽沒有時間陪我們了，大家都在忙妹妹的病。」喬蒂・莫滋漢（Jody Mozham）的父親罹患思覺失調症，她還記得「我嫉妒朋友都可以和她們的爸爸聊天……我也有爸爸，可是跟沒有一樣。」如果大量金錢都花在患者身上，家屬可能感到憤怒和怨恨，例如，原本存下來送孩子上大學的錢需要拿去治療患者。

憂鬱和罪惡感：家中有人得了思覺失調症時，家屬可能失去很珍貴的關係。愛咪・伯多福（Ami Brodoff）說：

> 那天，以及之前的許多日子和之後的許多日子，我想念我的哥哥，我心裡一直在痛、一直渴望，好像心愛的人死去了。雖然，為死去的人
> 310 哀傷很痛苦，但是最終還可以得到某種寧靜和接受。為活著的人哀傷——他就在你的眼前，卻永遠無法企及——讓人覺得寂寞、不真實，更為痛苦。

一位丈夫如此描述他患病的妻子：

> 我們結婚二十五年了，我對她感到無盡的哀傷。我認識的那個人已經死了，我試著哀悼，但是她的身體一直在眼前，事情變得很複雜。看起來是她，但不是她。

一位妻子寫道：

> 思覺失調症好像我們婚姻裡的第三者。總是在那裡。即使我丈夫服了藥，我們還是得面對他的偏執、孤立和他每天需要我照顧的事實。

健全的家屬可能有生存者的罪惡感。很多意外的倖存者也會有罪惡感，例如飛機出事。保羅．亞諾維茲（Paul Aronowitz）跟罹患思覺失調症的哥哥宣布自己要結婚的時候，哥哥說：「你都要結婚了，我還從來沒交過女朋友

呢。」

成功的壓力：思覺失調症患者的手足或孩子常常因為補償心理而力求完美。考夫曼（Kauffman）和同事研究一群父母有精神疾病的孩子，將這些孩子稱為「超人孩子」（superkids）。

害怕罹病：患者的手足和孩子多半會擔心自己是否也會得病。蘿珊・蘭桂特回憶道：「我的母親是精神病患，
我的成長過程極為壓抑擔心，影響我的自我發展。我好怕 311
自己會像媽媽一樣不對勁。」

被迫扮演不想扮演的角色：思覺失調症會深刻地改變家庭關係。《姊姊的守護者》（*My Sister's Keeper*）裡的瑪格麗特・穆爾門（Margaret Moorman）就是從妹妹的角色變成姊姊的母親。丈夫或妻子生病之後，配偶往往必須變成他們的父母。喬蒂・莫滋漢如此描述父親生病對母親的影響：「她以前認識的那個男人變成了無用之人。她不再是妻子，而是他的監護人。」凱薩琳・高登的父母都有思覺失調症，她早在四歲的年紀就「知道我無法信任父母叫我去做什麼，也無法信任他們做的事情。」到了九歲，她已經成為「一家之主」了。

思覺失調症患者的家屬可以採取很多對策減少負擔。最重要的就是教育。教育要包括家裡每一個人，即使是很小的孩子。成人往往低估了小孩能夠瞭解多少。本章的建議閱讀中有一些書就是專門針對患者家屬。支持團體非常有幫助，包括專門為了家屬設立的支持團體。茱莉・強森（Julie Johnson）的弟弟罹患思覺失調症，她為患者手足

研發了八階段課程，列在《隱形受害者——隱形醫治者》（*Hidden Victims–Hidden Healers*）書中。接受自己的角色改變需要時間，但是有其必要，因為最終，當父母雙雙過世之後，手足或多或少必須為患者負起責任來。

許多手足、配偶、孩子學著適應思覺失調症，成為倡議代言者、爭取更好的服務和更多的研究、和類似全美精神疾病聯盟的組織合作。事實上，倡議代言可能是健全家屬最有效、最具療癒的適應方法了。第十五章有很多建
312 議。很多思覺失調症研究者，包括我自己，都是因為家中有思覺失調症患者，才走上這條專業道路的。我也認識許多精神科醫師、臨床心理師、精神科社工和護士，家中都有思覺失調症患者。這些人往往是最棒的專業人員。很多家中有精神病患的政府官員也大力改善醫療法規。

降低復發機率

和思覺失調症共存的關鍵之一就是盡量減少復發。復發的危機像陰影似地永遠在那裡，威脅著思覺失調症患者和家屬。每一個不尋常的行為都引起警覺。家屬可能不明說，心裡卻常常想：「這是發病跡象嗎？」「應該讓他加重劑量嗎？」「我應該指出來嗎？」治療倡導中心的桃樂絲·富勒曾經如此描述她如何等待女兒的病魔復返：「在我心裡，他們就像怪物一樣一直在那裡潛伏著，讓我必須謹慎面對，無法過度樂觀。」

第十章討論過：按時服藥是預防思覺失調症復發的要

訣。按時服藥的患者比斷斷續續服藥或拒絕服藥的患者較少復發。酗酒、嗑藥也容易導致復發。一項針對三十七名思覺失調症患者的研究顯示，即使全部的患者都使用長效針劑，酗酒、嗑藥的患者復發機率仍舊提高了四倍。

在一項最大的思覺失調症復發研究中，詢問了 145 名患者發病早期的症狀。最常見的症狀是緊張、飲食和睡眠出現問題、無法專注、比較感覺不到樂趣、坐立不安。 313
這份研究的作者之一馬文・赫茲（Marvin Herz）做出結論：「家庭參與是思覺失調症治療的重要條件：必須教育患者和家屬這些復發的跡象和症狀」。

在英國，麥克斯・博奇伍德（Max Birchwood）和同事針對復發跡象做了研究，並做出警訊量表（Warning Signals Scale）。患者及家屬應該在家裡準備一份。量表上有八個問題，如果答案是肯定的，就可能疾病復發了。

很多患者和家屬經由經驗累積，逐漸瞭解復發跡象。一位復發多次的患者說：「我的主要前驅症狀是易怒、生氣，出門時覺得每個人都很眼熟，雖然不知道他們長得像誰。」另一位患者說她的復發有四個階段：

> 第一階段，我覺得有一點怪怪的。我看見的世界比較明亮、比較清楚。我的聲音有一點回音。我開始在人群中不自在，也不想跟別人說我的感覺改變。
>
> 第二階段，一切都霧霧的。愈來愈不清楚，我愈來愈困惑害怕，尤其怕讓人知道我到底怎麼

表 11.2　警訊量表

本問卷係針對過去兩個星期來，患者新的或惡化的問題跡象：

	是	不是
1. 睡不安穩	□	□
2. 覺得緊張、害怕或不安	□	□
3. 無法專心	□	□
4. 覺得易怒、脾氣壞	□	□
5. 覺得無法適應、日常生活的管理困難	□	□
6. 覺得疲倦或沒有活力	□	□
7. 覺得沮喪憂鬱	□	□
8. 覺得困惑不解	□	□

了。我試著找合理的藉口，試著控制生活中的細節，瘋狂地試著組織一切，清掃、分類、做個不停。收音機裡的音樂開始有隱含的意義，別人用很奇怪的眼光看我，好像在笑我，發出我無法瞭解的訊息，讓我更加害怕失去控制。

第三階段，我認為自己開始瞭解為什麼不幸會降臨到我頭上了，都是別人害的。我忽然看得清楚了，聽到的聲音也特別大，對別人的眼光也特別敏感。我和自己辯論這些事情是不是真的：「是聯邦調查局還是魔鬼幹的？⋯⋯不，這是瘋話。我不懂為什麼大家要逼我發瘋。」

第四階段，也就是最後的階段，我變得亂七八糟，看到一切、聽到一切、相信一切。我不再懷疑自己的想法，我直接採取行動。

每個思覺失調症患者都有自己獨特的復發症狀，每次復發都差不多。我個人認為睡眠模式改變最為明顯，因此，經常問患者睡眠是否有改變。

如何減少復發呢？首先，每位思覺失調症患者都應該有一張復發症狀表格，讓親友熟悉。患者應該試著辨認導致復發的因素（例如社交活動的壓力），然後盡量避免。比如說，如果有朋友結婚，患者覺得好像有復發症狀，就不要去參加婚禮。多花時間獨處、減少工作時數、多運動都是減少壓力的有效策略。

要記得，最常見的復發因素就是藥物劑量不足。可能 315
是患者停止服藥，可能是醫生減少藥物劑量，也可能是患者在這個階段需要更高的劑量。一開始復發的時候，只要提高劑量就可以阻止復發。因此，我會建議患者手邊準備更多藥物，覺得有需要的時候就自己增加劑量：就如同醫生對糖尿病患經常做出類似的建議一般。

當然，這一切都假設患者有病識感，能夠辨認發病跡象。第一章和第十章都討論過了，大約一半的思覺失調症患者對於疾病的覺察不足。一個可能的策略，是在患者發病時錄影，等他康復後放給他看，以便讓患者減少後續的復發。

最後，我們要記得，就和多發性硬化症與巴金森氏病一樣，思覺失調症就是會有毫無來由的起起伏伏病程，不管你如何努力預防，還是會復發。這是思覺失調症的一部分，必須接受。我們可以減少復發次數，但是無法根絕復發的可能。

建議閱讀

過去二十年，出版了許多文獻和書籍，協助患者和家屬遇到思覺失調症還能存活下來。許多文獻和書籍列在下面，可能在圖書館或網路上還找得到。

一般家庭

Adamec, C. *How to Live with a Mentally Ill Person*. New York: John Wiley, 1996.

Amador, X., and A.-L. Johanson. *I Am Not Sick: I Don't Need Help*. Peconic, N.Y.:Vida Press, 2000.(p.316)

316 Backlar, P. *The Family Face of Schizophrenia*. New York: G. P. Putnam, 1994. Paperback by Tarcher, 1995.

Baronet, A.-M. "Factors Associated with Caregiver Burden in Mental Illness: A Critical Review of the Research Literature." *Clinical Psychological Review* 19 (1999): 819-41.

Beard, J., P. Gillespie, and G. Karser. *Nothing to Hide: Mental Illness in the Family*. New York: New Press, 2002.

Bernheim, K. F., and A. F. Lehman. *Working with Families of the Mentally Ill*. New York: Norton, 1985.

Bernheim, K. F., R. R. J. Lewine, and C. T. Beale. *The Caring Family: Living with Chronic Mental Illness*. New York: Random House, 1982.

Busick, B. S., and M. Gorman. *Ill Not Insane*. Boulder, Colo.: New Idea Press, 1986.

Carter, R. *Helping Someone with a Mental Illness*. New York: Times Books, 1998.

Creer, C., and J. Wing. *Schizophrenia at Home*. London: Institute of Psychiatry, 1974.

Dearth, N. S., B. J. Labenski, E. Mott, et al. *Families Helping Families*. New York: Norton, 1986.

Deveson, A. *Tell Me I'm Here*. New York: Penguin, 1992.

Dixon, L. B., A. Lucksted, D. R. Medoff, et al. "Outcomes of a Randomized Study of a Peer-Taught Family-to-Family Education Program for Mental Illness." *Psychiatric Services* 62 (2011): 591-97.

Esser, A. H., and S. D. Lacey. *Mental Illness: A Homecare Guide*. New York: John Wiley, 1989.

Farhall, J., B. Webster, B. Hocking, et al. "Training to Enhance Partnerships Between Mental Health Professionals and Family Caregivers: A Comparative Study." *Psychiatric Services* 49 (1998): 1488-90.

Flach, F. Rickie. New York: Fawcett Columbine, 1990.

Garson, S. *Out of Our Minds*. Buffalo: Prometheus Books, 1986.

Hatfield, A. B. *Family Education in Mental Illness*. New York: Guilford Press, 1990. Paperback edition, 1999.

Hatfield, A. B., ed. *Families of the Mentally Ill: Meeting the Challenge*. San Francisco: Jossey-Bass, 1987.

Hatfield, A. B., and H. P. Lefley, eds. *Families of the Mentally Ill: Coping and Adaptation*. New York, Guilford Press, 1987.

Hatfield, A. B., and H. P. Lefley. *Surviving Mental Illness: Stress, Coping and Adaptation*. New York: Guilford Press, 1993. Paperback edition, 1999.

Hinckley, J., and J. A. Hinckley. *Breaking Points*. Grand Rapids, Mich.: Chosen Books, 1985.

Howe, G. *The Reality of Schizophrenia*. London: Faber and Faber, 1991.

Howells, J. G., and W. R. Guirguis. *The Family and Schizophrenia*. New York:International Universities Press, 1985. (p.317)

Jeffries, J. J., E. Plummer, M. V. Seeman, and J. F. Thornton. *Living and* 317
Working with Schizophrenia. Toronto: University of Toronto Press, 1990. (This is a revised edition of the book by M. V. Seeman, et al.)

Johnson, J. *Hidden Victims–Hidden Healers*. New York: Doubleday, 1988. 2nd ed., paperback, by PEMA Publications, 1994.

Johnson, J. *Understanding Mental Illness*. Minneapolis: Lerner, 1989.

Jungbauer, J., and M. C. Angermeyer. "Living with a Schizophrenic Patient: A Comparative Study of Burden as It Affects Parents and Spouses." *Psychiatry* 65 (2002): 110-23.

Karp, D. A. *The Burden of Sympathy: How Families Cope with Mental Illness*. New York: Oxford University Press, 2001.

Keefe, R. and P. Harvey. *Understanding Schizophrenia*. New York: The Free Press, 1994.

Lamb, H. R. *Treating the Long-Term Mentally Ill*. San Francisco: Jossey-Bass, 1982.

Lefley, H. P., and D. L. Johnson, eds. *Families as Allies in Treatment of the Mentally Ill*. Washington, D.C.: American Psychiatric Press, 1990.

Levine, I. S., and L. R. Ligenza. "In Their Own Voices: Families in Crisis: A Focus Group Study of Families of Persons with Serious Mental Illness." *Journal of Psychiatric Practice* 8 (2002): 344-53.

McElroy, E., ed. *Children and Adolescents with Mental Illness: A Parents Guide*. Kensington, Md.: Woodbine House, 1988.

Marsh, D. T. *Families and Mental Illness: New Directions in Professional Practice*. New York: Praeger, 1992.

Marsh, D. T. *Serious Mental Illness and the Family*. New York: John Wiley, 1998.

Mendel, W. *Treating Schizophrenia*. San Francisco: Jossey-Bass, 1989.

Mueser, K. T., and S. Gingerich. *Coping with Schizophrenia: A Guide for Families*. Oakland, Calif.: New Harbinger, 1994.

Ray, D. *The Ghosts behind Him*. Prince George, B.C.: Caitlin Press, 1999.

Rollin, H., ed. *Coping with Schizophrenia*. National Schizophrenia Fellowship. London: Burnett Books, 1980.

Secunda, V. *When Madness Comes Home*. New York: Hyperion, 1997.

Vine, P. *Families in Pain: Children, Siblings, Spouses, and Parents of the Mentally Ill Speak Out*. New York: Pantheon, 1982.

Walsh, M. *Schizophrenia: Straight Talk for Family and Friends*. New York: William Morrow, 1985.

Wasow, M. *Coping with Schizophrenia: A Survival Manual for Parents, Relatives and Friends*. Palo Alto, Calif.: Science and Behavior Books, 1982.

Wasow, M. *The Skipping Stone: Ripple Effects of Mental Illness in the Family*. Palo Alto: Science and Behavioral Books, 1995.

Wechsler, J. *In a Darkness*. Miami: Pickering, 1988. Originally published in 1972.(p.318)

318 Wilson, L. *This Stranger*, My Son. New York: New American Library, 1968.

Woolis, R. *When Someone You Love Has a Mental Illness*. New York: Perigee Books, 1992.

患者的角度

Barham, P., and R. Hayward. "In Sickness and in Health: Dilemmas of the

Person with Severe Mental Illness." *Psychiatry* 61 (1998): 163-70.

Carter, D. M., A. MacKinnon, and D. L. Copolov. "Patients' Strategies for Coping with Auditory Hallucinations." *Journal of Nervous and Mental Disease* 184 (1996): 159-64.

"Consumer-Survivors Share Awakening Insights." *Journal of the California Alliance for the Mentally Ill* 7 (1996): 32-58.

Cohen, A.N., A. B. Hamilton, E.R. J.D. Saks, et al. "How Occupationally High-Achieving Individuals With a Diagnosis of Schizophrenia Manage Their Symptoms." *Psychiatric Services* 68 (2017): 324-329.

Davidson, L., and D. Stayner. "Loss, Loneliness, and the Desire for Love: Perspectives on the Social Lives of People with Schizophrenia." *Psychiatric Rehabilitation Journal* 20 (1997): 3-12.

Davidson, L., M. Chinman, B. Kloos, et al. "Peer Support among Individuals with Severe Mental Illness: A Review of the Evidence." *Clinical Psychology: Science and Practice* 6 (1999): 165-87.

Frese, F. J. "Twelve Aspects of Coping for Persons with Schizophrenia." *Innovations and Research* 2 (1993): 39-46.

Frese, F. J., III, J. Stanley, K. Kress, et al. "Integrating Evidence-based Practices and the Recovery Model." *Psychiatric Services* 52 (2001): 1462-68.

Leete, E. "How I Perceive and Manage My Illness." *Schizophrenia Bulletin* 15 (1989): 197-200.

Leete, E. "The Treatment of Schizophrenia: A Patient's Perspective." *Hospital and Community Psychiatry* 38 (1987): 486-91.

Liberman, R. P., and A. Kopelowicz. "Teaching Persons with Severe Mental Disabilities to Be Their Own Case Managers." *Psychiatric Services* 53 (2002): 1377-79.

手足的角度

Brodoff, A. S. "First Person Account: Schizophrenia through a Sister's Eye–The Burden of Invisible Baggage." *Schizophrenia Bulletin* 14 (1988): 113-16.

Conroy, P. *The Prince of Tides*. Boston: Houghton Mifflin, 1986. Paperback by Bantam Books, 1987.

Dering, K.F. *Shot in the Head: A Sister's Memoir, A Brother's Struggle*. Dundas,Ontario: Bridgeross, 2014.(p.319)

Dickens, R. M., and D. T. Marsh, eds. *Anguished Voices: Siblings and Adult*

Children of Persons with Psychiatric Disabilities. Boston: Center for Psychiatric Rehabilitation, 1994.

Friedrich, R. M., S. Lively, and L. M. Rubenstein. "Siblings' Coping Strategies and Mental Health Services: A National Study of Siblings of Persons with Schizophrenia." *Psychiatric Services* 59 (2008): 261-67.

Gerace, L. M., D. Camilleri, and L. Ayres. "Sibling Perspectives on Schizophrenia and the Family." *Schizophrenia Bulletin* 19 (1993): 637-47.

Greenberg, J. S., H. W. Kim, and J. R. Greenley. "Factors Associated with Subjective Burden in Siblings of Adults with Severe Mental Illness." *American Journal of Orthopsychiatry* 67 (1997): 231-41.

Hayner, K. K. "Kevin." *Journal of the California Alliance for the Mentally Ill* 11 (2000): 42-44.

Horwitz, A. V. "Siblings as Caregivers for the Seriously Mentally Ill." *Milbank Quarterly* 71 (1993): 323-39.

Hyland, B. *The Girl with the Crazy Brother*. New York: Franklin Watts, 1987.

Jewell, T. C. "Impact of Mental Illness on Well Siblings: A Sea of Confusion." *Journal of the California Alliance for the Mentally Ill* 11 (2000): 34-36.

Judge, M. "First Snow in Iowa." *Wall Street Journal*, December 12, 2009.

Lamb, W. *I Know This Much Is True*. New York: Regan Books, 1998. Paperback by HarperPerennial, 1999.

Landeen, J., C. Whelton, S. Dermer, et al. "Needs of Well Siblings of Persons with Schizophrenia." *Hospital and Community Psychiatry* 43 (1992): 266-69.

Marsh, D. T., N. F. Appleby, R. M. Dickens, et al. "Anguished Voices: Impact of Mental Illness on Siblings and Children." *Innovations and Research* 2 (1993): 25-34.

Marsh, D. T., R. M. Dickens, R. D. Koeske, et al. "Troubled Journey: Siblings and Children of People with Mental Illness." *Innovations and Research* 2 (1993): 13-23.

Moorman, M. *My Sister's Keeper*. New York: Norton, 1992.

Neugeboren, J. *Imagining Robert: My Brother, Madness and Survival*. New York: Morrow, 1997.

Pines, P. *My Brother's Madness*. Willimantic, CT: Curbstone Press, 2007.

Saylor, A. V. "Nannie: A Sister's Story." *Innovations and Research* 3 (1994):

34-37.

Simon, C. *Mad House: Growing Up in the Shadow of Mentally Ill Siblings*. New York: Doubleday, 1997.

Smith, M. J., and J. S. Greenberg. “The Effect of the Quality of Sibling Relationships on the Life Satisfaction of Adults with Schizophrenia.” *Psychiatric Services* 58 (2007): 1222-24.

Smith, M. J., and J. S. Greenberg. “Factors Contributing to the Quality of Sibling Relationships for Adults with Schizophrenia.” *Psychiatric Services* 59 (2008): 57-62.(p.320)

Stålberg, G., H. Ekerwald, and C. M. Hultman. “Siblings of Patients with 320
Schizophrenia: Sibling Bond, Coping Patterns, and Fear of Possible Schizophrenia Heredity.” *Schizophrenia Bulletin* 30 (2004): 445-58.

Stewart, B. “My Sister’s Unbelievable Mind.” *New York Times Magazine*, May 5, 2002, pp. 60-62.

Swados, E. *The Four of Us: A Family Memoir*. New York: Farrar, Straus & Giroux, 1991. Paperback by Penguin Books, 1993.

父母罹患思覺失調症孩子的角度

Bartok, M. *The Memory Place*. New York: Free Press, 2011.

Brasfield, L. *Nature Lessons*. New York: St. Martin’s Press, 2003.

Caton, C.L.M., F. Cournos, A. Felix, et al. “Childhood Experiences and Current Adjustment of Offspring of Indigent Patients with Schizophrenia.” *Psychiatric Services* 49 (1998): 86-90.

Crosby, D. “First Person Account: Growing Up with a Schizophrenic Mother.” *Schizophrenia Bulletin* 15 (1989): 507-9.

Flynn, L. M. *Swallow the Ocean*. Berkeley: Counterpoint Press, 2008.

Higgins, J., R. Gore, D. Gutkind, et al. “Effects of Child-Rearing by Schizophrenic Mothers: A 25-Year Follow-up.” *Acta Psychiatrica Scandinavica* 96 (1997): 402-4.

Holley, T. E., and J. Holley. *My Mother’s Keeper: A Daughter’s Memoir of Growing Up in the Shadow of Schizophrenia*. New York: Morrow, 1997. Reprinted in paperback, 1998.

Holman, V. *Rescuing Patty Hearst: Growing Up Sane in a Decade Gone Mad*. New York: Simon and Schuster, 2003.

Johanson, A.-L. “I Did Everything to Keep My Secret.” *Good Housekeeping*, October 2001, pp. 141-45.

Kauffman, C., H. Grunebaum, B. Cohler, et al. “Superkids: Competent

Children of Psychotic Mothers." *American Journal of Psychiatry* 136 (1979): 1398-1402.

Knuttsson-Medin, L., B. Edlund, and M. Ramklint. "Experiences in a Group of Grownup Children of Mentally Ill Patients." *Journal of Psychiatric and Mental Health Nursing* 14 (2007): 744-52.

Lachenmeyer, N. *The Outsider: A Journey into My Father's Struggle with Madness*. New York: Broadway Books, 2000.

Lanquetot, R. "First Person A ccount: Confessions of the Daughter of a Schizophrenic." *Schizophrenia Bulletin* 10 (1984): 467-71.

Lanquetot, R. "First Person Account: On Being Daughter and Mother." *Schizophrenia Bulletin* 14 (1988): 337-41.

"Offspring." *Journal of the California Alliance for the Mentally Ill* 7 (1996).

Olson, L. S. *He Was Still My Daddy*. Portland, Ore.: Ogden Howe, 1994.

Östman, M., and L. Hansson. "Children in Families with a Severely Mentally (p.321) Ill Member: Prevalence and Needs for Support." *Social Psychiatry and Psychiatric Epidemiology* 37 (2002): 243-48.

321 Puffer, K. A. "The Intruder of the Mind." *Schizophrenia Bulletin* 36 (2010):651-54.

Riley, J. *Crazy Quilt*. New York: Morrow, 1984.

Ross, R. G., and N. Compagnon. "Diagnosis and Treatment of Psychiatric Disorders in Children with a Schizophrenic Parent." *Schizophrenia Research* 50 (2001): 121-29.

Sanghera, S. *The Boy with the Topknot*. New York: Penguin Books, 2009. Originally titled *If You Don't Know Me by Now* when published in 2008 by Viking.

Sherman, M. D., and D. M. Sherman. *I'm Not Alone: A Teen's Guide to Living with a Parent Who Has a Mental Illness*. Edina, Minn.: Beavers Pond Press, 2006.

Steinem, G. "Ruth's Song (Because She Could Not Sing)." In W. Martin, ed., *Essays by Contemporary American Women*. Boston: Beacon Press, 1996, pp. 14-31.

Williams, A. S. "A Group for the Adult Daughters of Mentally Ill Mothers: Looking Backwards and Forwards." *British Journal of Mental Psychology* 71 (1998): 73-83.

病患配偶的角度

Angermeyer, M. C., R. Kilian, H.-U. Wilms, et al. "Quality of Life of

Spouses of Mentally Ill People." *International Journal of Social Psychiatry* 52 (2006): 278-85.

"First Person Account: Life with a Mentally Ill Spouse." *Schizophrenia Bulletin* 20 (1994): 227-29.

Frese, P. "We All Make Accommodations." *Journal of the California Alliance for the Mentally Ill* 9 (1998): 6-8. This issue has ten other articles on schizophrenia written by spouses.

Jungbauer, J., B. Wittmund, S. Dietrich, et al. "The Disregarded Caregivers: Subjective Burden in Spouses of Schizophrenia Patients." *Schizophrenia Bulletin* 30 (2004): 665-75.

Mannion, E. "Resilience and Burden in Spouses of People with Mental Illness." *Psychiatric Rehabilitation Journal* 20 (1996): 13-23.

Nasar, S. *A Beautiful Mind: A Biography of John Forbes Nash, Jr., Winner of the Nobel Prize in Economics, 1994*. New York: Simon and Schuster, 1998. Paperback by Touchstone Books, 1999.

Seeman, M.V. "Bad, Burdened or Ill? Characterizing the Spouses of Women with Schizophrenia." *International Journal of Social Psychology* 59 (2012): 805-810.

【第十二章】 322

常見問題

沒有任何一種疾病比瘋狂更可怕了。除了剝奪一個人的心智和理解力之外，還有什麼事情能夠更不愉快呢？

——理查．米德於《醫學戒律與警告》，1751 年

思覺失調症就像永遠演不完的電影。更糟糕的是：你就在電影裡面。你以為什麼都看過了，新的場景又會出現，帶來新的疑問。

以下就是患者和家屬經常提出來的問題。很多問題沒有簡單的答案，因為每一位患者和每一個家庭都不太一樣。

思覺失調症會改變一個人的基本個性嗎？

根據我觀察自己姊姊的經驗，以及幾百位我接觸過的
患者，我認為不會，但是多年來我沒有科學證據，也找不 323
到科學證據支持我的猜測。有一次，我為一位年輕患者開了綜合處方，把症狀控制下來了。家屬卻一直抱怨，說他早上都爬不起來，要求我換藥。我試了幾個月，情況都沒有改善。我問家屬，患者是否在發病以前就有這個問題。

家屬說：「是啊，他以前就爬不起來，跟現在一樣。」我不再幫這位患者換藥了。我學到了一課寶貴的教訓。

1990 年代早期開始研究同卵雙胞胎，其中一個人罹患思覺失調症、另一個人身心健全。同卵雙胞胎的個性十分相似，理論上，研究這些同卵雙胞胎可以告訴我們，思覺失調症是否會改變患者個性。研究包括 27 對雙胞胎。

結果非常明確，毫無疑義。以個性量表上的快樂、緊張、社交關係滿足感而言，罹患思覺失調症的手足得分比較低。但是個性量表上的其他向度差別不大，尤其是傳統價值和危險行為完全沒有差別。雖然其中有一位罹患思覺失調症，安靜虔誠的姊妹仍然安靜虔誠，熱愛冒險的兄弟仍然熱愛冒險。基本核心個性的改變非常小。

其他人也注意到思覺失調症不會改變患者的核心個性。一位母親說：「我原本可以擁有的那個女兒——如果不是這個可惡疾病的話——還是存在於這個女兒的體
324 內。」疾病和罹患疾病的人不能劃上等號。思覺失調症可能找上任何一個人。在妄想、幻聽和思考異常的表象下，患者個性懸殊，從非常自私自戀到非常慷慨的人都有。

我們很容易將所有的缺點都怪到思覺失調症上面。我認識一些家庭將家屬罹患思覺失調症之前的生活理想化，事實卻並非如他們所說的。我也認識一些患者用思覺失調症做為自己一切缺點的藉口，事實上早在罹病之前他就有這些缺點了。

家屬的個性當然更不會因為家中有人罹患思覺失調症而改變。家屬可能很魯莽、很願意幫忙、很排斥人或很有

愛心，這些個性在患者罹病之前和之後皆如此。事實上，正是某些患者父母的個性缺點，讓人產生思覺失調症源自不良家庭互動的理論基礎。第五章已經討論過了。這些研究者沒有考慮到患者家庭的缺點並不比一般家庭更多。思覺失調症不會刻意選擇某些家庭，就像思覺失調症不會刻意選擇某個患者一樣。

思覺失調症患者是否能為自己的行為負責？

對於思覺失調症患者、家屬、精神科醫護人員、法官和陪審團，最大的挑戰就是判斷患者對自己的症狀和行為有多少自控力？大部分患者有部分自控力，因此有部分責任，但是程度不一。即使是同一位患者，每個星期狀況也
不一樣。很多患者可以經由努力，短期壓抑幻聽或怪異的 325
行為，但是無法維持太久。英國精神醫學研究者約翰・威恩說得好：

> 管理思覺失調症的問題就是它不像視覺障礙，不影響患者做出獨立判斷，也不像嚴重智能障礙，患者完全無法做獨立判斷，它介於這二者之間。患者的洞察力和疾病嚴重程度不斷改變。

如果罹患思覺失調症的兒子堅持在客人面前脫光衣服，要怎麼辦？有時候，幻聽命令他這麼做，否則世界就會毀滅。有時候則是因為他思考紊亂，對某個長得像這位

客人的人不高興，於是用行為抗議。他也可能是刻意對客人或自己家人表達不滿。有些思覺失調症患者很會利用自己的症狀操控身邊的人以達到目的。有些患者被安置到他不想住的地方時，完全知道如何做就能讓自己被送回醫院或原來的住處。曾經有許多病患改善了，但是明白地告訴我：「醫生，我改善了一些，但是還沒有好到可以回去工作。」

如何辨認患者應該為自己的行為負多少責任呢？認識患者很久的家屬、朋友和精神醫學專業人員最有資格評估，因為他們瞭解患者的基本個性。在以上那個脫衣服的例子裡，等到客人離開以後，家屬應該讓患者坐下來，一起冷靜地回顧發生了什麼事、為什麼會發生、以後如何避
326 免發生、這種行為如何影響患者住在家裡的權利、在公眾場合裸體的法律後果。討論時最好有患者的精神科醫師、諮商師、社工或個案管理護理師在場。

思覺失調症患者如果犯罪，行為責任更難判斷。患者可能被送上法庭或被判定不適合上法庭、強制住院。如果上法庭，往往用精神異常做為辯護。

從十三世紀開始就有人用精神異常做為辯護了，稱為「野獸測試」（wild beast test），認為患者像野獸一樣，因此無法為自己的行為負責。十九世紀英國將之修改為「是非測試」（right or wrong test），認為患者無法辨別是非，因此不用負責。近年來，美國許多州改為「產物測試」（product test），認為患者是精神疾病的產物，因此不用負責。或是採用介於「是非測試」和「產物測試」之

間的某種修正和妥協，多半會考量患者缺乏自由意志，申明患者是基於「無法抗拒之衝動」犯案。

精神疾病辯護的立意是保護患者不用比照正常人判刑。如果患者偷了一輛車子，他可能以為那是他的車子，或是幻聽命令他偷車，和偷了車子去賣的偷車賊情況不同，判刑自然應該不同。

很多人反對並希望取消精神疾病的辯護。判斷一個人的行為是否是精神疾病的「產物」非常困難，而且非常主觀。有人曾說：「基本上，幾乎所有的犯罪都不合社會常態，都可以被認為瘋狂。」至於「無法抗拒之衝動」，有人說過：「無法抗拒之衝動和不肯抗拒衝動之間可能不比微曦和清晨更容易分辨。」這些判斷是回顧式的，因此更為困難。如果犯罪行為發生在審判的幾個月前的話，誰能
真的知道他心裡在想什麼呢？ 327

修改精神疾病辯護的提案很多，其中之一建議將案件分為兩個部分：罪責和情有可原。將相關資訊（包括精神疾病）分開審理。罪責部分只決定當事人是否真的犯下被控訴的罪行。如果判定有罪，精神科醫生和其他證人才可以為當事人的心智狀態及其他情有可原的原因做證。這些證據可以協助法官決定當事人應該被送進監獄或精神病院，以及應該被關多久。

第二個審理部分可以對當事人應負多少責任做出判決，比現有的法律系統好。現在的法律系統[1]判定當事人

1　審閱者註：此處的法律系統，係指美國而言。

或是需要負責，或是不需要負責。正常人需要負責，精神病患無需負責。黑白分明，沒有中間灰色地帶。簡化的思考模式和思覺失調症完全背道而馳。思覺失調症患者有時可以為自己的行為負責，有時不能。大部分的情形在二者之間。

思覺失調症會影響患者的智力嗎？

如第五章所述，思覺失調症患者常常有神經心理異常現象。但是患者和家屬特別關心其中一項神經心理功能——智力。

討論思覺失調症對智力的影響之前，我們首先需要瞭解智商測量的是什麼。大部分的智商測驗測量閱讀、邏輯思考和數學程度。這些能力代表某些腦部功能。智商測驗
238 不測量經驗、常識或智慧，也不能告訴你日常生活要用到多少智商。例如，我曾經有過一位「正常」的親戚，智商160。大部分日子裡，他看起來只用了一半的智商，幾乎完全沒有一般的常識或智慧可言。

近年關於思覺失調症和智商的研究結果如下：

1. 許多思覺失調症患者在發病之前很多年，年紀還小的時候智商稍微變低（約八到十點）。歐洲的研究者測量了大量兒童的智商，追蹤何者後來罹患思覺失調症。智商減低可能和引起思覺失調症的腦部損害同時發生。
2. 也有例外。芬蘭一項研究顯示很多成績特別好的男孩後

來罹患思覺失調症。約翰・納許二十歲出頭的時候發表了後來讓他得到諾貝爾獎的數學理論，但是將近三十歲時思覺失調症病發。

3. 童年發病的思覺失調症患者也會智商稍微降低，因為疾病影響學習，也影響他們獲得新知的能力。
4. 尚無證據顯示成年發病的患者智商是否降低。可能和思覺失調症的嚴重程度有關。一般而言，智商降低幅度很小。

思覺失調症患者可以開車嗎？

雖然患者、家屬和保險公司必須面對這個問題，但是很少文獻討論思覺失調症患者是否應該開車。1989 年一項研究顯示，只有 68% 的門診思覺失調症患者開車，沒有精神疾病的控制組則有 99% 的人開車。即使是開車的 329
患者也比一般人少開車。以同樣的里數而言，思覺失調症患者的汽車意外是一般人的兩倍。更早的兩項研究結果則未發現意外比例更高。

思覺失調症患者可以開車嗎？開車用到三種心智功能：(1) 計畫旅程，根據交通是否繁忙或街道是否太黑暗做決定；(2) 策略性決定需要用到判斷力和專注力，例如，何時可以超車；(3) 操作統合，例如，可以很快地煞車。思覺失調症患者的操作統合可能最沒有問題，不過有些抗精神病藥的副作用會讓患者動作緩慢。有些思覺失調症患者計畫和做策略性決定的能力不足，只要看他在日常生活其他方面的計畫、判斷、專注能力夠不夠就知道了。

總之，大部分思覺失調症患者可以開車，但是無法做計畫及做決定的患者不應開車。判斷的條件和判斷年長者是否可以開車類似。如果患者必須服藥才有能力開車的話，可以在駕照上註明，就和癲癇患者一樣。[2]

宗教議題如何影響思覺失調症患者？

思覺失調症患者就和一般人一樣需要宗教或哲學信仰，讓自己與更高的存在連結。然而病患因諸多原由面對的困難比較多。首先，首次發病的年齡往往正是個人宗教及哲學信仰不穩定的人生階段，因此，很難建立堅定的信仰。另一個讓事情更複雜的元素，是很多患者在發病早期
330 經歷過特別敏銳）的覺知，稱為「高峰經驗」（請參考第一章），患者因此覺得自己是被上帝特別揀選的。幻聽會加強這個信念。另一個宗教信仰的障礙是患者無法用隱喻或符號思考，而宗教往往大量運用隱喻和符號。因此，我們不難想像宗教問題對思覺失調症患者有多麼重要了。一項最新研究顯示有 30% 的思覺失調症患者「發病後宗教傾向更強」。

宗教性的妄想極為常見，幾乎一半的思覺失調症患者都有宗教妄想。患者經常找神職人員諮詢。一項研究顯

2 審閱者註：此處的狀況係指美國而言，台灣對此並無針對患者之特殊規定。

示，「嚴重精神病患找神職人員諮詢和找精神科醫師諮詢的比例相當」。許多神職人員很有知識，能幫得上忙。不幸的是也有很多神職人員對精神疾病的瞭解跟不上時代，跟患者或家屬說：罹患精神疾病是因為患者有罪。這種訊息非常具有破壞力，讓情況變得更糟。

有時候，思覺失調症患者會參加某個狂熱宗教組織以滿足他的宗教需求，例如統一教（Unification Church，或稱 Moonies）、奎師那（Hare Krishna）、聖光使命團（Divine Light Mission）、耶穌子民（Jesus People），山達基（Scientology）或其他更小的團體。一項研究發現，6% 的統一教信徒和 9% 的聖光使命團信徒曾因為精神疾病住院。這些宗教團體其實並不歡迎精神病患，因為對緊密的團體生活和工作會造成困擾。

思覺失調症患者如果能被這些團體接受可能有益處。
這些團體都有高度結構的信仰和生活模式以及歸屬感和社 331
群認同。會員自我形象因此提升。有些宗教狂熱團體珍惜特別的宗教經驗，思覺失調症患者的高峰經驗和幻聽在團體裡都不會顯得怪異，他可以感到很自在。

但是，宗教狂熱團體也有其危險。這些團體往往強調不要服藥，很可能鼓勵患者停止服藥，於是疾病復發。這些團體也可能鼓勵患者否認疾病，將妄想和幻聽當做靈性經驗，而不是疾病症狀。有些團體鼓吹偏執思想，抱著和主流社會對立的心態，覺得主流社會一直要壓迫他們，於是患者的偏執妄想會更嚴重。有些宗教團體還會榨取信徒的財物。

你應該告訴別人你有思覺失調症嗎？

患者很難決定要不要告訴別人自己有思覺失調症，尤其是面對約會對象或雇主的時候。愈來愈多的患者選擇告訴別人。需要考慮的問題包括：對方是否遲早會發現？對方對精神疾病瞭解多少？如果對方發現我沒有告訴他，還會信任我嗎？瞞著對方的話，我跟他相處起來會多困難？

從 1980 年代早期開始，患者和家屬愈來愈公開討論思覺失調症。美國身心障礙者法案（Americans with Disabilities Act）提供了某種程度的就業保護，但是實際上效果如何我們並不知道。有時候最好還是不要告訴別人自己有思覺失調症。弗德列克・弗希（Frederick Frese）
332 是一位罹患了思覺失調症的心理學家，他的建議是：「你可以根據自己平常做的事情說自己是作家、藝術家、諮商師或是自由工作者。這不是完全在說謊，但可以讓別人愛怎麼解釋就怎麼解釋，你不用謊造出老闆或工作地點。」

遺傳諮商：罹患思覺失調症的機率如何？

每一位思覺失調症患者的家屬都想過：自己或自己的孩子也發病的機率有多大？並且有愈來愈多的思覺失調症患者選擇生孩子，所以遺傳諮商益顯重要。

但是，我們並不確定思覺失調症患者家屬罹患思覺失調症的機率有多大。第五章討論過了，專家對於導致思覺失調症的遺傳基因仍有爭論。如果諮詢的遺傳專家相信遺傳因子是導致思覺失調症的最重要因素的話，他給的建議就會傾向保守。如果諮詢的遺傳專家認為遺傳因子不那麼重要的話，就不會那麼保守。

估計一個人罹患思覺失調症的機率時，最好記得以下原則：

1. 基因確實扮演了某種角色，但是影響有多大尚不清楚。遺傳專家可能言過其實。
2. 大部分思覺失調症患者（63%）的一等親（父母和手 333
足）和二等親（祖父母和阿姨叔伯）都沒有思覺失調症。
3. 親戚裡有愈多思覺失調症患者，你將來愈可能發病。也就是說，如果只有姊姊發病，你可能不會發病。如果叔叔和你姊姊都發病，你發病的機率就比較大了。如果你的家族裡有很多人發病（例如你的母親、阿姨、祖父、姊姊），你就需要慎重考慮要不要生小孩了。
4. 許多精神醫學教科書列出的概率數字偏高，而且是根據舊的研究，其研究方法可議。例如，很多教科書認為如果父母都有思覺失調症的話，孩子發病的機率高達 46%。但是，最新的兩項研究結論是 28% 和 29%；一般相信在 36% 之譜。同樣地，以前的人認為同卵雙胞胎中一個發病的話，另一個發病的機率高達 48%。但是用不同的取樣和不同的研究方法得到的結果是 28%。在 2018 年的最新研究中，只有 15%。
5. 從另一個角度想，如果患者手足罹病的機率是 9%，就

334 **表 12.1　我得到思覺失調症的機率如何？**

情況	機率
如果我的家人裡沒有思覺失調症（一等親和二等親都沒有）	1%
如果我同父異母或同母異父的手足有思覺失調症	4%
如果我同父同母的手足有思覺失調症	9%
如果我的父或母有思覺失調症	13%
如果我的父母都有思覺失調症	36%
如果我的同卵雙胞胎手足有思覺失調症	28%
如果我的阿姨叔伯有思覺失調症	3%
如果我的祖父或祖母（或外祖父或外祖母）有思覺失調症	4%

表示不罹病的機率是 91%。如果父母之一罹患思覺失調症，孩子罹病的機率是 13%，那麼，孩子不罹病的機率高達 87%。即使是患者的同卵雙胞胎，不罹病的機率也高達 72%。（此處的數據與第五章略有出入，因依據的是不同的研究。）

6. 思覺失調症只是眾多遺傳疾病之一。生育孩子本來就有風險。遺傳機率無法幫我們做出決定，只能做為參考。

為什麼有些養子養女也罹患思覺失調症？

很多患者是養子養女。為什麼收養的孩子罹患思覺失調症的比例偏高呢？

比例上來講，很多等待收養的孩子擁有罹患思覺失調症或躁鬱症的父母。這些父母無法撫養孩子，才會出養小孩。早年，大家以為不適任的父母是導致孩子罹患思覺失調症的主要原因，因此，大家不認為有必要告訴養父母，孩子生身父母的背景。

現在知道，無論孩子是否被收養，基因都會決定相同程度的風險，如果孩子生身父母都有思覺失調症的話，孩子有將近三分之一的機率罹患思覺失調症，無論他是否
被收養。現在，收養機構多半都會跟養父母說明孩子的背 335
景。

1999 年，一名思覺失調症患者的養父母控告收養機構，因為他們沒有告知孩子的背景（可參考建議閱讀）。這是首次有人把這個常見的問題拿到檯面上來討論。

父母過世後怎麼辦？

對患有思覺失調症的家屬而言，照顧患者的人過世後，「怎麼辦？」是最為困難的問題之一。通常患者的主要照顧者是母親或者父親。由手足照顧的個案在照顧者年歲漸長，或自己也生病時也會面臨一樣的問題。在以前，照顧者過世後，照顧患者的責任會轉交其他親戚或公立精神病院。現在，不會有親戚出面，公立精神病院則讓患者出院。患者經常住在流浪之家或露宿街頭。

家屬可以指定監護人，確定患者持續得到照顧，並保護患者的財產。這位監護人可以是家族親友或由法官指定（若無親人或者無適合人選）。通常，如果患者擁有大筆財產或將來可以得到大筆遺產，就會有指定監護人。法定監護人不但可以代患者做決定，還可以強制患者住院，

法律上就像患者的父母一樣。如果只負責管理財物，不幫患者做其他決定的話，稱為託管（conservatorship）。如果管理財物同時也代為做決定的話，稱為監護（guardianship）。

336 在許多州裡，監護和託管法律都過時了。很多法律沒有區分財物管理和個人決定，監護人自動獲得財物管理和做決定的雙重權力。監護人的決定權包括患者住在哪裡、是否可以自由行動、同意醫療或精神治療。財物管理權包括簽支票、從銀行帳戶領款。多數的監護權包括所有的權力，而不考慮患者或許可以管理一部分的生活事務。法律常常很模糊。不久以前的加州法律（直到最近才有變更）規定「任何無完整行為能力者……無論是否瘋狂……可能被有心人士欺騙或利用」，都可以指定監護人。大部分的人都合乎這個標準！指定監護人通常無需法律程序、無需當事人在場，也沒有定期審查患者是否仍需要監護。

另一個計畫未來的方法是由幾個家庭組成非營利組織。這些組織在會員過世後會接受照顧患者的責任。多年來，智能障礙者的家屬就是用這種方式計畫未來。最近，全美精神疾病聯盟也開始設立這種組織了。在維吉尼亞州、馬里蘭州和其他州，患者家屬設立了計畫終身協助網路（Planned Lifetime Assistance Network, PLAN）。會員繳入會費和年費，籌畫家屬過世後的患者的未來，等到會員過世後執行。家屬過世後，組織裡的專家和義工會像家屬一樣地負起責任，包括定期訪視、和醫生或個案管理護理師保持聯絡、付帳單、代為領取社會福利金，以及其他必要的金融功能。

計畫未來不但保護患者，也讓家屬安心。不過，對於一般人而言，充分瞭解福利、資產、信託金、遺產稅以及各種相關法規，實在是太難了。1991 年，全美精神 337
疾病聯盟紐約分會的金・利托（Jean Little）寫了標題為「帶我去見你的律師」（“Take Me to Your Lawyer”）手冊協助患者家屬。另一本很有用的書是律師馬克・羅素（L. Mark Russell）及同事寫的《計畫未來：為身後的身心障礙孩子提供一個有意義的人生》（*Planning for the Future: Providing a Meaningful Life for a Child with a Disability after Your Death*）。

建議閱讀

Belkin, L. “What the Jumans Didn’t Know about Michael.” *New York Times Magazine*, March 14, 1999, pp. 42-49.

DiLalla, D. L., and I. I. Gottesman. “Normal Personality Characteristics in Identical Twins Discordant for Schizophrenia.” *Journal of Abnormal Psychology* 104 (1995): 490-99.

Edlund, M. J., C. Conrad, and P. Morris. “Accidents among Schizophrenic Outpatients.” *Comprehensive Psychiatry* 30 (1989): 522-26.

Hatfield, A. B. “Who Will Care When We Are Not There?” *Journal of the California Alliance for the Mentally Ill* 11 (2000): 60-61.

Huguelet, P., S. Mohr, C. Betrisey, et al. “A Randomized Trial of Spiritual As-sessment of Outpatients with Schizophrenia: Patients’ and Clinicians’ Experience.” *Psychiatric Services* 62 (2011): 79-86.

Journal of the California Alliance for the Mentally Ill 8 (1997). This entire issue is devoted to spirituality and mental illness.

Khandaker, G. M., J. H. Barnett, I. R. White, et al. “A Quantitative Meta-Analysis of Population- based Studies of Premorbid Intelligence and

Schizophrenia." *Schizophrenia Research* 132 (2011): 220-27.

Kirov, G., R. Kemp, K. Kirov, et al. "Religious Faith after Psychotic Illness." *Psychopathology* 31 (1998): 234-45.

Lefley, H. P., and A. B. Hatfield. "Helping Parental Caregivers and Mental Health Consumers Cope with Parental Aging and Loss." *Psychiatric Services* 50 (1999): 369-75.

Pies, R. "A Guy, a Car: Beyond Schizophrenia." *The New York Times*. May 4, 2009.

Russell, L. M., A. E. Grant, S. M. Joseph, et al. *Planning for the Future: Providing a Meaningful Life for a Child with a Disability After Your Death*, 3rd ed. Evanston, Ill.: American Publishing, 1995.

Tepper, L., S. A. Rogers, E. M. Coleman, et al. "The Prevalence of Religious Coping among Persons with Persistent Mental Illness." *Psychiatric Services* 52 (2001): 660-65.

Torrey, E. F. "Are We Overestimating the Genetic Contribution to Schizophrenia?" *Schizophrenia Bulletin* 18 (1992): 159-70.(p.338)

338 Waterhouse, S. *Strength for His People: A Ministry for Families of the Mentally Ill*. Amarillo, Tex.: Westcliff Bible Church (Box 1521, Amarillo, TX 79105).

Zammit, S., P. Allebeck, A. S. David, et al. "A Longitudinal Study of Premorbid IQ Score and Risk of Developing Schizophrenia, Bipolar Disorder, Severe Depression, and Other Nonaffective Psychoses." *Archives of General Psychiatry* 61 (2004): 354-60.

【第十三章】 339

大眾眼中的思覺失調症

瘋狂非常聰明狡猾，好像水壩防水一樣的困難，需要大家眾志成城的抵禦。

——史考特·費茲傑羅寫於《夜未央》，1934 年

思覺失調症現身了，一開始很緩慢、不情不願、害羞，然後逐漸進入公眾領域。1960 年代，患者會說自己只是「神經有點緊張」，絕不承認自己生病。1980 年代患者會跟信任的人偷偷承認。到了 2000 年，患者常常在年會中或電視上大方承認自己罹患思覺失調症。過去的半個世紀，轉變非常大。

1980 年代早期發生了最大的突破。公共電視播出
《大腦》（*The Brains*）系列專題，包括迪威·薩吉 340
（DeWitt Sage）製作的思覺失調症專集。菲爾·唐納修（Phil Donahue）接著用這個主題做了三集電視談話節目。這是大部分的人第一次在電視上聽到「思覺失調症」這個名詞，第一次看到思覺失調症患者討論自己的病情。現在，思覺失調症一詞在電視上已經屢見不鮮了。1998 年，歐普拉·溫佛瑞（Oprah Winfrey）在節目上介紹了華利·蘭姆（Wally Lamb）寫的關於思覺失調症的書《至少

我知道這個是真的》（*I Know This Much Is True*）。2000年三月電視影集《奇妙境域》（*Wonderland*），主角就是一群住在精神病院裡的思覺失調症患者。這套影集引起廣泛討論，但是因為收視不佳，演了兩集就下檔了。

電影的改變和電視一樣。除了英格瑪・柏格曼的電影，例如 1961 年的《穿過黑暗的玻璃》之外，1990 年代之前幾乎沒有任何關於思覺失調症的電影。之後有很多相關電影，我們接下來會討論。

過去兩個世紀裡，偶爾有一些重要作者用文字描寫「瘋狂」。但是很少人將這些文字和現在的思覺失調症聯想到一起。我們接下來會列出一些重要著作。直到 1980 年代以前，很少有思覺失調症患者或家屬寫的關於思覺失調症的書，除了 1975 年馬克・馮內果（Mark Vonnegut）寫的《直通伊甸園》（*The Eden Express*）。現在則有很多這類的書。

電影裡的思覺失調症

直到近代才有嚴肅看待思覺失調症的電影。當然，自從發明電影以來，電影裡就一直有瘋狂的人出現。不過，這些人像卡通人物一樣，只是用來逗笑──例如 1906 年的《迪皮醫生的瘋人院》（*Dr. Dippy's Sanitarium*），或提供恐怖效果──例如 1902 年的《瘋狂理髮師》（*Maniac Barber*）。二十世紀後期，電影界也受到佛洛伊德的影響，瘋狂的角色開始被用來襯托智慧全能的

精神醫生，例如1962年的《大衛與麗莎》（*David and
Lisa*）。一直到了後來，好萊塢的精神醫生才失去至高 341
無上的地位，例如1980年的《剃刀邊緣》（*Dressed to Kill*）和1982年的《法蘭西絲》（*Frances*）。

1960和1970年代，電影中的瘋狂的角色其實比他們周遭的人心智更正常，例如1966年的《紅心之王》（*King of Hearts*）。這部電影很受歡迎，片中一群精神病患逃出醫院，接管了戰時一個荒廢小鎮。他們的正常行為和周邊所謂正常人的瘋狂戰爭形成強烈對比。最後，男主角逃離軍隊，加入了這群精神病患。

1975年的《飛越杜鵑窩》（*One Flew Over the Cuckoo's Nest*）也很類似，精神病患顯得比護士長更正常。男主角被強制進行腦葉白質切除術之前，讓夥伴看到通往自由之路。一位影評家說：「《飛越杜鵑窩》是反文化的經典，精神病院成為濫用權力的代表。」

嚴肅看待思覺失調症的電影從英格瑪．柏格曼的《穿過黑暗的玻璃》開始。請參考以下電影清單。這些電影在網路上都買得到。我個人認為最好的就是《穿過黑暗的玻璃》、《夢幻狂殺》（*Clean, Shaven*）、《愛要怎麼做》（*Angel Baby*）和《他們都說我瘋了》（*People Say I'm Crazy*）。

《穿過黑暗的玻璃》，1961年。英格瑪．柏格曼導演。瑞典語。黑白片。這是柏格曼最好的電影之一。哈莉葉．安德森（Harriet Andersson）飾演凱琳（Karin），嫁給麥克斯．馮西多（Max von Sydow）飾演的醫生。她剛從精神病院接受電痙攣治療後復原出院，但是症狀逐漸復發，包括聽覺特別敏銳以及幻聽。她一直聽到聲音叫她到樓上房間去，要她走進壁紙裡面等待上帝。她跟弟弟描述自己的幻聽，非常感人。她說，那些聲音不是做夢，而是
342 真的聲音，她抗拒得很累。她的家人無助地看著她惡化。最後，她回到醫院。這部電影在荒蕪的海邊拍攝，贏得 1961 年奧斯卡最佳外語片。

《冷血驚魂》（*Repulsion*），1965 年。羅曼・波蘭斯基（Roman Polanski）導演。黑白片。經典恐怖片，描寫一位思覺失調症逐漸病發的女子。這是凱薩琳・丹妮芙（Catherine Deneuve）比較早期的作品，飾演一個美麗卻退縮的美容師角色，具有早期發病的症狀，例如分心、聽覺敏感、衝動。慢慢地，她的症狀惡化，幻覺控制了她的生活，最後導致謀殺。這個電影不適合膽小的人看，常常與希區考克的《驚魂記》相提並論，但單憑凱薩琳・丹妮芙的表現就很值得一看。

《夢幻狂殺》，1993 年。洛奇・科里根（Lodge Kerrigan）導演。風格呈現儉約、荒涼、鄙陋，這部電影不適合膽小的人。影評家羅傑・艾伯特（Roger Ebert）認為對思覺失調症有興趣的人「一定要看」。確實，這是目前為止，從患者眼中看思覺失調症的最佳電影。彼得・格林納（Peter Greene）飾演的彼得剛從精神病院出院，急著想找到自己的女兒。住院時，彼得的母親把彼得的女兒送給別人撫養。彼得的母親說：「你知道兒子逐漸惡化的感覺是什麼嗎？他從小到大都很安靜，可是很快樂。然後

忽然就變了。我不要她也這樣。」彼得一直受幻聽和恐懼所苦，他不願意看到自己的影像，也不要別人看到，於是把所有的鏡子打碎或遮住，包括汽車的後照鏡和窗戶。他受到虛幻的記憶追逐，總是在沒命地逃避永遠沒有出現的警車。他認為自己的後腦勺被植入接收器，手指頭被植入發報器，因此拿剪刀挖自己的頭皮，並把指甲拔掉。他相信自己把接收器的聯結切斷了，說：「我覺得舒服多了。我的思考比較清晰了。我還得把接收器挖出來。只要我慢下來，一定可以想得出辦法。」片長八十分鐘的影片提出 343
了很多問題，卻沒有時間回答：彼得的病程如何？接受過什麼治療？還在服藥嗎？他的偏執妄想中有多少真實性？他確實是謀殺嫌疑犯，正在被偵探追蹤之中。他的回憶有多少是真的？他回家以後，他母親的冷漠告訴我們什麼？各種雜音——吱吱響的電線、收音機靜電雜音、罵髒話的聲音——和扭曲的影像讓觀眾更不確定，但同時也更能理解彼得腦中的混亂。這部影片贏得 1993 年芝加哥國際影展（Chicago International Film Festival）的最佳處女作（Best First Feature）獎，並在 1994 年坎城影展（Cannes Film Festival）放映。

《帥哥嬌娃》（*Benny and Joon*），1993 年。耶利米・謝奇克（Jeremiah Chechik）導演。很美的一部電影，但是不切實際。艾登・昆恩（Aidan Quinn）演的哥哥獨自照顧有思覺失調症的妹妹。瑪麗・史都華・麥特森（Mary Stuart Masterson）飾演的妹妹待在家裡畫畫，或是放火，或是戴著潛水面具在街上指揮交通。她打牌打輸了，卻「贏得」了強尼・戴普（Johnny Depp）飾演的山姆的仰慕。山姆摹仿冷面笑匠和卓別林的怪誕行為贏得了她的芳心。這部電影提到拒絕服藥和獨立生活的爭執，但是低潮都不夠嚴重也不夠久。影評家米克・馬丁（Mick Martin）和瑪莎・波特（Marsha Porter）指出：「雖然觀眾可能會喜歡這部有悲有喜的喜劇……但是可能冒犯真正和精神疾病奮鬥的人，又是一部美化和簡化精神疾病的電影。」

《燃燒華盛頓》（*The Saint of Fort Washington*），1994 年。提姆・杭特（Tim Hunter）導演。這部電影主要講的是街頭遊民，而不是思覺失調症，但是確實描寫了這些被家庭和社會摒棄的患者。麥特・狄倫（Matt Dillon）飾演馬修，一位年輕的思覺失調症患者，被拆除大隊強迫驅離所住的破舊旅館。社會福利局讓他去華盛頓流浪之家居住。他發現自己常常被流浪之家的惡勢力欺負。丹尼・
344 格洛弗（Danny Glover）飾演的越南老兵傑瑞拯救了馬修。他們兩個一起找工作、找食物、找露宿街頭的地點。電影低估了馬修的疾病症狀，高估了傑瑞說服馬修幻覺不真實的能力。麥特・狄倫也不瞭解思覺失調症患者應該如何行動。但是影片確實討論了無家可歸的精神病患的某些特殊問題，包括精神醫療系統無法協助街頭遊民的奇怪做法。

《愛要怎麼做》，1995 年。麥克・萊莫（Michael Rymer）導演。贏得澳洲電影學院（Australian Film Institute）七項大獎。這部電影極為敏銳、寫實，描寫兩位思覺失調症患者之間的愛情。約翰·林區（John Lynch）飾演的哈利是病友俱樂部的常客，他一見到賈桂琳·麥肯錫（Jacqueline McKenzie）飾演的凱特就愛上她了。他追她，她接受了。哈利不顧家人的反對，搬了出去。凱特也搬出中途之家。兩人租了一間公寓同居。哈利找了電腦程式設計師的工作，凱特幫鄰居洗衣服，生活過得還不錯，直到凱特懷孕，兩個人都停了藥。這部電影很誠實地處理精神病患面對的問題：性關係、獨立生活、和家人的關係、拒絕服藥、懷孕、污名化、自殺。電影中出現了我寫的這本《思覺失調症完全手冊》，因此成為我最喜歡的電影之一！

《鋼琴師》（*Shine*），1996年。史考特·希克（Scott Hicks）導演。這部電影贏得七項奧斯卡提名，描述澳洲天才鋼琴家大衛·赫夫考（David Helfgott）的故事。赫夫考有嚴重精神疾病，電影裡沒有指出是哪一種疾病，但是很明顯的是思覺失調症。飾演赫夫考的傑佛瑞·羅許（Geoffrey Rush）演出精湛，可惜這個電影對思覺失調症的瞭解至少落後了三十年。電影暗示赫夫考的疾病源 345
自童年時父親的不當對待。赫夫考的姊姊不斷申明這不是事實。電影大賣之後，赫夫考到處巡迴演奏，許多人認為他是被利用了。《紐約每日新聞》（*New York Daily News*）的泰瑞·提喬特（Terry Teachout）就寫到：「兩百年前，大家流行星期日到精神病院看病患的古怪行為做為娛樂。時代改變了，現在我們鼓勵病患出院，住在社區裡過『正常』生活。有些在街角自言自語，有些在音樂廳演奏，大家花五十元美金去看他。然後說這就是時代進步了。」

《死亡密碼》（*Pi*），1998年。戴倫・亞洛諾夫斯基（Darren Aronofsky）導演。這部電影探討瘋狂和天才的關係。西恩・格萊特（Sean Gullette）飾演天才數學家麥克斯・科恩（Max Cohen）。科恩二十歲就得到數學博士學位。他認為世間一切都可以用數學模式解釋，相信圓周率的兩百一十六位數字就是宇宙密碼。但是他的工作受到電腦當機、嚴重的頭痛、幻聽、幻視影響，而無法進行。這部電影試圖從患者角度描繪思覺失調症，讓觀眾無法判斷虛實。即使科恩把自己鎖在公寓裡，還是有很多人找他，包括認為他找到股市成功密碼的華爾街商人，認為他知道上帝真名的宗教狂熱分子，以及他自己的大腦在地鐵樓梯上看到的景象。本片贏得日舞影展（Sundance Film Festival）大獎。

《美麗境界》（*A Beautiful Mind*），2001年。朗・霍華（Ron Howard）導演。本片根據席薇亞・娜莎（Sylvia Nasar）的同名原著拍攝，精采描寫罹患思覺失調症的景況。數學家約翰・納許因為年輕尚未發病前做的研究得到諾貝爾獎。羅素・克洛（Russell Crowe）和珍妮佛・康娜莉（Jennifer Connelly）飾演納許夫婦，演出精采感人。本片演出了家屬的困境，以及按時服藥的重要。更棒的是，本片沒有提到納許的母親和他的童年。對於已經浸淫在精神分析理論中長達六十年的電影工業而言，可謂一大進步。光是為了這一點，本片導演、編劇和製作人就應該得獎。

《天狼九號》（*Revolution #9*），2002 年。提姆．麥肯恩（Tim McCann）導演。本片描繪了一位年輕人首度思覺失調症病發的經驗。男主角麥克．萊斯利（Michael Risley）在片中逐漸屈服於自己的妄想。他的未婚妻試圖帶他就診，卻發現醫療體系比思覺失調症更失衡。本片和《美麗境界》不同，呈現了真實人生中思覺失調症患者的可能際遇，並提醒了我們，思覺失調症患者自殺身亡的機率比獲得諾貝爾獎的機率來得大多了。電影在紐約、芝加哥和洛杉磯短暫上映，獲得非常好的影評，並且在多倫多和特柳賴德（Telluride）影展上都備受讚譽。本片得到美國神經心理藥物學院（American College of Neuropsychopharmacology）2003 年的媒體獎（Media Award）。

《童魘》（*Spider*），2002 年。大衛．柯能堡（David Croneberg）導演。雷夫．范恩斯（Ralph Fiennes）飾演一位在精神病院住了二十年，剛出院的思覺失調症患者，住在一間破舊的中途之家。范恩斯在戲中很少說話，卻極具說服力。他的手指被香菸薰黃了、他有自己的祕密語言、身上穿著四件襯衫。一位影評家說：「徹骨寒冷……描繪一個受苦之人的孤寂，這是電影工業曾經拍過的，最令人痛苦的孤寂畫像。」糟糕的 347
是本片運用了傳統佛洛伊德理論。其中，由於伊底帕斯（Oedipus）一直扮演重要的隱形角色，使得電影看起來像是 1960 年代拍的。過時的敘事無法配合精湛的演出確實是種遺憾。

《他們都說我瘋了》（*People Say I'm Crazy*），2003 年。罹患思覺失調症的藝術家約翰．卡地根（John Cadigan）和他的妹妹凱蒂．卡地根（Katie Cadigan）合作拍攝。約翰說，他拍這部紀錄片的目的是「讓世界看看我的大腦裡面是怎麼一回事」。約翰很清楚地描述自己的偏執想法、焦慮、憂鬱、無法清晰思考，以及罹患思覺失調症的痛苦。大部分的影片是約翰自己拍的，因此非常成功。觀眾確實可以從約翰的角度看他的世界。此片贏得許多獎項，包括芝加哥和溫哥華的影展，並獲得 2004 年 NAMI 的優秀媒體獎。如果要我選一部片子放映給高中生或大學生看的話，我就會選這一部。請參考 www.peoplesayimcrazy.org。

《走出陰影》（*Out of the Shadow*），2004 年。蘇珊．史麥莉（Susan Smiley）導演的紀錄片。我強烈推薦。蘇珊的母親蜜莉罹患妄想型思覺失調症，親自撫養蘇珊和她姊姊長大。影片將童年照片與家庭電影夾雜著兩姊妹、母親以及拋棄她們的父親的訪談片斷。故事主軸是蜜莉的第十七次復發住院，之後穩定的住在中途之家。蜜莉談到她的大腦：「我想，電路系統少了個連結還是什麼的。」這部紀錄片在溫哥華、杜蘭戈（Durango）和落磯山女性影展廣受好評，並且在發現頻道紀錄片影展中放映，還在公共電視上播出。請參考 www.outoftheshadow.com。

《心靈獨奏》（*The Soloist*），2009 年。這部電影

改編自真人真事，是洛杉磯時報記者史蒂夫・羅培茲（Steve Lopez）的故事，由小羅伯道尼（Robert Downey, Jr.）演出。他和一位名叫納珊尼爾・艾爾斯（Nathaniel Ayers）、有思覺失調症的男性遊民交朋友。傑米・法可斯（Jamie Foxx）飾演遊民。一天，羅培茲聽到艾爾斯在街上拉小提琴。令他印象深刻，而進一步認識了艾爾斯，知道他以前是音樂神童，生病前念了兩年茱莉亞音樂學院。電影描述羅培茲試圖幫助他擁有自己的公寓居住，並重新與家人聯絡。最後，二者都成功了。影評有好有壞，有人認為故事薄弱，不過片中對於幻聽和混亂思考的描繪很真實。但是電影沒有解決治療的議題，艾爾斯拒絕接受治療，羅培茲則尊重他的意願。觀眾看完電影，心中會有一個懸念：如果艾爾斯治療了思覺失調症，會怎麼樣呢？

文學裡的思覺失調症

現在的醫學文獻和一般讀物中，大量出現關於思覺失調症的文字。《思覺失調症學刊》（*Schizophrenia Bulletin*）和《精神醫療服務》（*Psychiatric Service*）都常常登載患者的親筆文章。蘇珊・西翰（Susan Sheehan）在《紐約客》（*The New Yorker*）雜誌發表了一系列思覺失調症文章，後來結集成書《世上就沒有我的一席之地嗎？》（*Is There No Place on Earth for Me?*）出版。關於思覺失調症的書籍非常的多，讀者有許多選擇。

以前可不是這樣的。1980 年之前，只有精神醫學教科書會提到思覺失調症。一般書籍中偶爾會提到症狀像是思覺失調症的「瘋子」或「狂人」。有些書籍頗具啟發和娛樂性質，列在下方。雖有些其他語言，但仍多為英文著作；這些文學豐富了我們對疾病的瞭解。

349 巴爾札克於 1832 年寫的法文短篇故事〈路易·蘭伯特〉是很好的早期作品。即使是譯本，故事還是非常精彩，第一章後面附了其中的一段文字。1950 年之前其他關於思覺失調症的文字作品表列如下：

尼可拉·果戈理（Nicolai Gogol）於 1834 年寫的〈狂人日記〉（Diary of a Madman），被稱為「關於思覺失調症最早也最完整的描述」。主角是一位俄國公務員，認為自己是西班牙國王，呈現思考異常、怪異行為和幻聽。他一直聽到兩隻狗用俄語互相說話。最後，他變得非常沮喪，尋求宗教慰藉。

愛倫坡於 1835 年寫的〈貝瑞妮絲〉（Berenice），其寫實風格備受讚譽。文中的旁白者艾格斯（Egaeus）罹患思覺失調症，具有妄想，以前稱之為狂熱症（monomania）。他和表妹貝瑞妮絲訂婚之後，迷上了她的牙齒，認為如果能夠得到她的牙齒，自己就會痊癒了。「我的狂熱症完全發作，我無力可施。我完全沒辦法注意到任何其他事情，眼裡只有她的牙齒。我如此渴望她的牙齒。」最後，好像作惡夢一般，艾格斯事後也只能勉強記得，他以為癲癇發作的貝瑞妮絲已經死了，於是把她的牙齒都拔下來，放在一個盒子裡。

狄更斯於 1837 年寫的〈狂人手稿〉（A Madman's

Manuscript）。狄更斯對瘋狂有深刻興趣，朋友中有好幾
位有名的精神科醫生、書房中有許多本關於瘋狂的書籍、
一有機會就去精神病院參觀。〈狂人手稿〉是一個很奇特
的故事，以第一人稱描寫精神病院的病患被訪客窺視嘲 350
笑。他不但不覺得受辱，還非常高興呢。

> 對！瘋子！幾年前，這兩個字會多麼傷我的心！可是我現在很喜歡。這個標籤很棒。有哪一個國王的憤怒表情比得上瘋子的盯視？國王的繩索和斧頭只有瘋子抓住你的一半力道。哈！哈！瘋了真好！好像籠子裡的野獅子，讓人參觀。夜晚不斷咬牙吼叫，腳鏈叮噹作響，聽著這些音樂在草堆裡翻滾。瘋人院萬歲！喔，這是個多麼難得的地方！

夏洛蒂．勃朗特（Charlotte Brontë）於 1847 年寫的《簡愛》（*Jane Eyre*）。女主角簡愛應聘去當家庭教師，聽到樓上傳來的吵鬧聲音，感到既害怕又好奇。直到她和男主人結婚那天，簡愛才看到被新婚丈夫藏起來十年的瘋狂妻子。勃朗特把這個女人描述成危險的野獸：

> 在陰影中，房間角落裡，一個身影前後跑來跑去。乍看之下，看不出是野獸還是人類。牠用四隻腳走路，像奇怪的野獸一樣嘶吼，但是穿著衣服，頭髮很黑，遮住了頭臉。

當勃朗特受到批評時，她說她只是描述事實：「瘋狂讓人失去人性，變得像野獸一樣。」

狄更斯於 1850 年寫的《塊肉餘生記》（*David*
351 *Copperfield*）。大衛搬到阿姨家住，認識了長期寄住在阿姨家的房客狄克先生。狄克先生顯然罹患了思覺失調症，相信有人把想法植入他的大腦。這是思覺失調症的典型症狀。狄克先生認為這些想法來自國王喬治一世，國王於 1649 年被斬首之後，想法就都傳給了狄克先生。狄克先生百思不解的不是為什麼要把這些想法植入他的大腦，而是年代如此久遠。「狄克先生用筆撓著耳朵，懷疑地看著我說：『我不懂這是怎麼做到的。如果是那麼久之前，他身邊的人怎麼會搞錯了，把他的想法放進我的大腦裡？』」

赫爾曼．梅爾維爾（Herman Melville）於 1853 年寫的《抄寫員巴托比》（*Bartleby the Scrivener*）。巴托比的症狀是典型的思覺失調症負性症狀。以前稱之為簡單型（simple）思覺失調症。旁白說：「他不是故意與眾不同」、「他內在有無法治癒的疾病」。雇用他抄寫的人試圖協助他，但是沒有用，最後說：「他有點不對勁。」巴托比的行為逐漸惡化，變得情感冷漠、無法採取行動。他拒絕一切協助，很禮貌卻很堅決地說：「我寧願不要有任何改變。」最後他以流浪漢的身分被關進監獄，死在獄中，「膝蓋彎曲側躺著，頭放在冰冷的石地上」。

契訶夫於 1892 年寫的〈六號病房〉。契訶夫身為作家和醫生，筆下描寫的男主角伊凡罹患偏執型思覺失調症。伊凡是個寂寞的人，沒有親友，和同事也處不來。一個秋日，他在路上遇見一群行進中的罪犯，開始有偏執妄想：「回家以後，他無法不想到這些罪犯和士兵……他晚 352
上無法入睡，一直想著自己可能被逮捕，關進監獄……每個經過窗口的人看起來都像是偵探或間諜。」春天來了，積雪融化了，大家發現一個老婦和一個男孩的屍體。伊凡很擔心別人會懷疑是他殺的，於是躲進房東的閣樓。工人來家裡修東西的時候，他害怕工人是警察假扮的，就逃走了。他被送回家以後，房東請了醫生來看他。伊凡被帶到醫院去，和性病患者關在一起。他的行為打擾其他病人，於是被送到關精神病患的六號病房。

維吉妮亞．伍爾芙（Virginia Woolf）於 1925 年寫的《戴洛維夫人》（*Mrs. Dalloway*）。伍爾芙本人有躁鬱症，但是這本書裡的主人翁呈現典型的思覺失調症症狀，包括感官敏銳、身體界限改變和偏執妄想：

> 可是它們吸引著他。葉子是活的，樹也是活的。樹葉和他的身體之間有幾百萬條纖維連著。他坐在椅子裡，隨著樹葉擺動。樹枝延展的時候，他也延展。麻雀飛來飛去，往上飛，往下飛，也是模式的一部分。白的藍的，中間是黑的樹枝。聲音很和諧，空白無聲的時刻和聲音一樣重要。一個小孩在哭。遠處喇叭響起。所有這些一起創造出一個新的宗教……

最後，他即將被迫離開妻子，被關進精神病院，於是他爬出窗戶，猶豫半晌，然後一躍而下，摔在欄杆的尖刺上死了。

伍爾芙在 1931 年又寫了《海浪》（*The Waves*）。這
353 是伍爾芙最具實驗性的一本小說，六個角色經由各自的獨白現身。其中一個角色，羅達（Rhoda）顯然有思覺失調症，她無法整理或詮釋外來的訊息，經常做出錯誤的反應。她說：「別人有臉孔……他們就在那裡……他們拿著很重的東西……他們真的會笑，真的會生氣。我必須先看別人怎麼做，然後照著做……我記住別人的名字和臉孔，像護身符一樣地好好存起來以備萬一……一個人的時候，我經常掉入無名……每個月，東西愈來愈沒有形體。連我的身體都是透明的了。我的脊椎是軟的，好像蠟燭頭的軟蠟……每次門打開，我就被打斷了。我還不到二十一歲。我要破碎了。我這一輩子都會被人嘲笑。」

康拉德·艾肯於 1932 寫的《幽靜的雪，神祕的雪》。艾肯的父親和姊姊都罹患精神疾病，艾肯終身恐懼著自己也會罹病。這本書描寫一個十二歲的男孩思覺失調症發作，幻聽幻視使他從社會退縮。一開始的症狀是聲音變得不清楚，「好像雪落在他身邊，把他和世界隔開了」。之後，他開始變得偏執，幻覺也更為生動鮮明。他的母親走進他的房間，他認為是帶有敵意的陌生人，白雪笑起來，跟他說：「躺下來，閉起眼睛。你看不到了，在白雪覆蓋的黑暗中，誰看得到？誰想要看？我們會取代一切。」

潔兒達．費茲傑羅（Zelda Fitzgerald）於 1932 年寫的《幫我保留華爾茲》（*Save Me the Walts*）。就像她丈夫寫的《夜未央》（*Tender Is the Night*），這本書也是藉由小說形式描寫潔兒達的思覺失調症，以及家人的反應。這本書寫於她第二次發病之後，描寫女主角因為所謂的血液中毒住院後的胡言亂語：

> 房間牆壁安靜地滑過去，一片一片倒下，就 354
> 像相簿的裡頁。各種灰色、玫瑰色和淡紫色。倒下的時候一點聲音也沒有……
>
> 護士一起若有所指地笑起來，然後離開她的房間。她決定躺在那裡，讓牆壁拿她沒辦法。它們以為可以把她像壓花似地壓扁。

史考特．費茲傑羅於 1934 年寫的《夜未央》。《大亨小傳》（*The Great Gatsby*）獲得空前成功之後，費茲傑羅正在寫一本新的小說，妻子潔兒達開始呈現精神疾病症狀，於 1930 年春天崩潰。費茲傑羅重新開始，寫出了《夜未央》。書中主角的妻子罹患思覺失調症，和費茲傑羅的個人經驗非常近似，讀者往往無法分辨虛實。費茲傑羅寫信給潔兒達的醫生說：「……我擔心時間一分一秒地飛逝，人生就這樣消失了……如果她是個反社會的人，不願意面對生命，那也就罷了。可是她那麼熱愛生命，卻完全無法享受生命，真是令人無法忍受的悲劇。」書裡，丈夫試著控制妻子的疾病，但是徒勞無功。他說：「我必須用積極堅持的態度對待她，保持通往現實的路暢行無阻，讓她無法逃避。但是瘋狂非常聰明狡猾，好像水壩防水一樣的困難，需要大家眾志成城的抵禦。」

安娜．凱文（Anna Kavan）於 1940 年寫的《我是拉撒路》（*I Am Lazarus*）。安娜．凱文兩度住進瑞士和英國的精神病院。本書主角湯瑪斯是一位二十五歲的年輕人，因為早發型癡呆症（即現今所稱思覺失調症）在診所接受胰島素休克治療（insulin shock treatment）。醫生覺得他已經被治癒了，但是顯得「面無表情……眼睛裡有很
355 奇怪的空洞」。他沒有注意到身邊的人：「他要說話做什麼？桌子旁都是各種不同顏色的形狀，嘴巴一開一闔，發出毫無意義的聲音。」

楚門．卡波提（Truman Capote）於 1946 年寫的〈無頭鷹〉（The Headless Hawk）。卡波提二十二歲時寫了這篇關於思覺失調症的短篇小說。男主角文生遇到女主角蒂潔時，蒂潔試圖賣一幅自畫像給他。畫中的蒂潔穿著神父袍子，靠著一個衣物箱子，頭被砍下來，丟在腳邊，流著血。文生覺得她很奇怪，嘴唇不斷顫抖，「說著令人無法理解的話，好像她有語言障礙」，大腦「好像反映出空曠房間的鏡子」。但是文生還是受到吸引。最後，他也受不了蒂潔對一個男人的偏執妄想。「有時候他根本不是人，而是一隻老鷹、一個小孩、一隻蝴蝶……我知道他會殺掉我。他會的。他會。」

思覺失調症、創造力和名人

很多人茶餘飯後喜歡辯論創造力和思覺失調症之間是否有連結。約翰·德萊頓（John Dryden）三百年前就寫過：「智慧和瘋子一定是盟友。」

我們已知創造力強的人和思覺失調症患者有許多共同認知特質。二者用詞都很特殊（這是偉大詩人或小說家的特質）、對現實都有特殊看法（偉大的藝術家正是如此）、思考模式都不尋常、都喜歡獨處。有創造力的人做傳統心理測驗時，比一般人呈現更多的心理病態。有創造力的人通常在別人眼中都很奇特。反之，當非妄想型的思覺失調症患者做傳統的創造力測驗時，得分很高（妄想型思覺失調症患者則否）。有創造力的人和思覺失調症患者
腦部的丘腦都有較少的多巴胺 -2 受體，這可能為二者的 356
相似提供了生理基礎。

多項調查顯示有高度創造力的人並沒有較高的思覺失調症機率。但是一項研究顯示有創造力的人的近親得思覺失調症的比例較高。詩人羅伯·佛洛斯特（Robert Frost）的阿姨、兒子和女兒都有思覺失調症。愛因斯坦（Albert Einstein）的兒子，以及作家雨果（Victor Hugo）、羅素（Bernard Russell）和喬伊斯（James Joyce）的女兒們也都有思覺失調症。

喬伊斯的個案尤其有意思。他的傳記顯示「他特別喜歡聲音」，他經常陷入憂鬱、酗酒、至少有一次躁症發作：「連著六、七個晚上無法入睡⋯⋯他覺得自己發

條上得緊緊的，然後忽然像飛魚似地射出水面。白天則有幻聽。」一位精神科醫生研究了喬伊斯的文字，認為喬伊斯有類分裂性人格和偏執傾向。喬伊斯的獨生女露西亞（Lucia）二十二歲時被診斷患有典型的思覺失調症，由榮格（Jung）診治，餘生都住在精神病院裡。紀錄顯示「喬伊斯可以瞭解露西亞的跳躍思考，別人都聽不懂」。

有創造力的人和思覺失調症患者有一點基本不同。有創造力的人可以控制自己的獨特思考模式，創作時可以自由運用。思覺失調症患者則無法控制自己不連結的思考和鬆散的聯想，亂七八糟地混為一團。有創造力的人有選擇，思覺失調症患者則否。

被認為有思覺失調症的創意天才不多。這並不令人意外，因為思考異常很容易破壞創造的過程。這些人包括爵士樂始祖巴迪·伯爾登（Buddy Bolden）、著名爵士
357 樂手與作曲家湯姆·哈瑞爾（Tom Harrell）、搖滾樂團平克佛洛伊德（Pink Floyd）創始團員席德·巴雷特（Roger Keith “Syd” Barrett）、搖滾樂隊佛利伍麥克（Fleetwood Mac）創始人兼吉他手彼得·格林（Peter Green）、還有發病前很有前途並創辦了《巴黎評論》（*The Paris Review*）的哈羅德·休姆斯（Harold Humes）。最為人所知的五位後來患了思覺失調症的、有創造力的人士是：

安東尼·亞陶（Antonin Artraud）是作家兼演員，也是 1924 到 1927 年法國超現實（French Surrealist）運動的重要成員之一。他偶爾出現思覺失調症症狀。1937 年，四十一歲的時候，亞陶病發住院，之後的餘生都住在醫院

裡。他寫的《從羅德茲來的信》（*Letters from Rodez*）中有一封 1943 年寫給友人的信，描述了他的病情：

> ……這個病是一個恐怖的陰謀，我就是受害者，你的心靈深處和良知都知道的。你也深深為此受苦。你清楚見過日夜折磨我的魔鬼。你看到他們一直對我施展的醜陋伎倆。

1993 年，電影《我和亞陶在一起的日子》（*My Life and Times with Antonin Artaud*）描述了亞陶晚年的生活，包括他的偏執症狀，但是主要在講他嗑藥的問題，對於瞭解他的病情並無助益。

布雷克洛克（Ralph Blakelock）是美國的風景畫家。在世界第一次大戰之前，他畫的售價超過任何還在世的美國畫家。那時候，布雷克洛克已經被診斷罹患早發型癡呆症，住在精神病院超過十年了。

布雷克洛克四十幾歲的時候開始出現症狀，但是之前就被親友認為非常古怪。他有偏執妄想和誇大妄想，宣稱自己是約克公爵。他也有情緒起伏和躁狂發作
的現象。以現在的醫學標準，他可能是情感思覺失調症 358
（schizoaffective disorder）。布雷克洛克如此描述自己的病（沒有標點斷句）：「如果我瘋了我倒是不知道如果我不偏執我就不是老糊塗了。因為我可以吹口哨唱歌。」

布雷克洛克死於 1919 年，是美國最知名的藝術家。當時的美國總統寫了弔辭。2003 年，他的傳記《未知的

夜晚》（*The Unknown Night: The Madness and Genius of R. A. Blakelock, An American Painter*）出版。書中描述了他的疾病，以及畫商私吞了他的畫作銷售的大部分收益。

艾弗·格尼（Ivor Gurney）曾是前途看好的英國作曲家兼詩人，卻罹患了精神疾病。研究格尼的專家大多同意他得的是思覺失調症，但是最近的一本傳記認為他得的是躁鬱症。他曾跟過雷夫·威廉斯（Ralph Vaughan Williams）學習，但二十三歲時抱怨過「大腦不聽我的話」。1917 年，格尼二十七歲時首度發病，以為貝多芬來看他：「我感覺得到他的存在，一個很有智慧、很友善的靈魂。確實是貝多芬……巴哈也在，但是他一點也不關心我。」他的病況持續惡化，認為有人對他「通電」。「他坐在那裡，頭上頂著一個椅墊，說要防止別人用無線電電他……他頭痛得很厲害，覺得生不如死。」最後，他在三十二歲被送進精神病院，在那裡度過剩下的十五年生命。他在院中持續寫詩，例如這首〈寫給上帝〉（To God）：

你為何讓生命如此痛苦
把我關在四面牆裡，在這裡我可以
不禱告就吃飯，很容易
只要惹惱了獄卒就好。今晚
地獄降臨到我身上，所有的人都拋棄了我
我只在心裡哭泣顫抖
期待死亡，卻不可得。失去了

理智。我的內在只是可怕的地獄。

四十七歲時，他在精神病院中死於肺結核。

約翰·納許於1994年因為他二十一歲時發表的數學理論得到諾貝爾經濟學獎。《財富雜誌》當時稱他為「美國最年輕的明星」。納許將近三十歲時開始呈現偏執妄想和誇大妄想的思覺失調症症狀。他相信「外星人正在摧毀他的事業」、「他將在新世界裡成為南極洲皇帝」。他在醫院和家裡遊蕩了二十多年，主要由妻子照顧。到了五十多歲，他的狀況改善了。當他得到諾貝爾獎時，白宮請他去做客。他的傳記《美麗境界》被拍成同名電影。

瓦斯拉夫·尼金斯基（Vaslav Nijinsky）是第一次世界大戰前最有名的舞者。有人認為他是從古至今最偉大的舞者。他的跳躍非常驚人，據說是唯一可以在空中交叉雙腳十次的舞者。二十九歲時尼金斯基被診斷罹患思覺失調症，餘生進出精神病院多次。他的症狀包括妄想和緊張，有時出現語言錯亂的思考異常。他接受了阿德勒（Alfred Adler）和布魯勒（Manfred Bleuler）的治療，他的妻子也諮詢過佛洛伊德和榮格。他是第一個接受胰島素休克治療（現在已經不再使用這個治療方法）的患者。他在日記中寫到：

> 我熱愛生命，想要活著，想要哭泣，但是我做不到——我的心靈感到如此痛苦——這個痛苦讓我害怕。我的靈魂生病了。是我的靈魂生病，

不是我的心智。醫生不瞭解我的病。

360 在巴黎，尼金斯基事業巔峰之時，報紙稱他為「舞蹈之神」，他自己在日記上的簽名則是「上帝和尼金斯基」。

另一位被認為有思覺失調症的藝術家就是梵谷。不同的醫學專家根據文字紀錄，認為梵谷可能得的疾病包括躁鬱症、腦部梅毒（brain syphilis）、紫質症（porphyria）以及顏料中的重金屬中毒。他的症狀包括偏執妄想、幻聽、幻視、緘默症、憂鬱、間歇性的活力十足。雖然很多人認為他的疾病是使他的畫作如此偉大的原因之一，但是梵谷自己的信透露了這個疾病帶給他的痛苦。他才畫了十年，就以自殺結束了一生。他從精神病院寫信給弟弟：「喔，如果我沒有這個病的話，我可以做多少事情。」

和思覺失調症不同，躁鬱症確實對創作有貢獻，因為躁期活力十足、思考快速。被認為有躁鬱症的人包括韓德爾（Handel）、白遼士（Berlioz）、舒曼（Schmann）、貝多芬（Beethoven）、董尼才第（Donizetti）、葛路克（Gluck）、拜倫（Byron）、雪萊（Shelley）、柯勒律治（Coleridge）、愛倫坡、巴爾札克、海明威、費茲傑羅、尤金・奧尼爾（Eugene O'Neill）和維吉妮亞・吳爾芙。

污名化的問題

思覺失調症患者和家屬必須面對大量的污名化。思覺失調症就像現代的痲瘋病，一般大眾對思覺失調症的瞭解少之又少。1987 年調查顯示，大一新生中有三分之二誤以為「多重人格」是思覺失調症的常見症狀，不到一半的人知道幻覺是常見症狀。1986 年調查發現，55% 的人不相信精神疾病存在，只有 1% 的人知道精神疾病是重大健 361
康問題。其他調查顯示，許多人仍舊相信思覺失調症和其他重大精神疾病患是因為罪惡或個性軟弱引起的。

污名化的問題有好消息也有壞消息。好消息是大眾看到了思覺失調症，對這個疾病的了解明顯增加。和過去相比，大部分美國人現在接受了思覺失調症是一種腦部疾病，而不是上帝的懲罰。我們也許會預期更深入的了解會顯著減少患者的污名化。

壞消息是，這幾十年來，對思覺失調症患者的污名化並沒有減少，而且還更糟糕了。1996 年的一項調查比較了 1950 年和 1996 年的公眾態度，發現在 1996 年大眾的印象中，思覺失調症患者的暴力程度高過了 1950 年時民眾的印象。1999 年美國衛生署署長的《精神健康報告書》（*Report on Mental Health of the United States Surgeon General*）中，提到 1996 年犯下暴力行為的精神病患是 1950 年代的 2.5 倍。報告結論如下：

> 為什麼公眾對精神疾病瞭解更多，污名化卻更嚴重？答案是大家恐懼暴力。大家覺得精神病患比以前更暴力……也就是說，精神病很危險的觀念現在更強了。

自從 1999 年衛生署長的報告之後，這個趨勢持續下去，一般大眾愈來愈了解思覺失調症是腦部疾病，但是同時對思覺失調症患者的污名化也愈來愈嚴重。2006 年，針對 1996 年以來調查的追蹤調查顯示，這十一年來，對精神病患的污名化程度上升了。特別是「比起 1996 年，2006 年明顯有更多調查對象表示不願意和思覺失調症患
362 者做鄰居……最驚人的發現就是在美國大眾中，污名化似乎已成膠著，即便公眾知識提昇了，也是一樣。」同樣地，2016 年，媒體新聞中對精神病患的報導研究顯示，以 1995-2004 年和 2005-2014 年相較，故事中提到污名化或歧視的機率從 23% 提升到了 28%。現在很清楚的是，過去的希望——關於思覺失調症的教育可以導致污名化的下降——是無謂的希望。

污名化並不是缺乏教育造成的，而是少數思覺失調症患者犯下高知名度的暴力行為所導致。這些人在犯罪當時幾乎都沒有接受治療。一項研究顯示，讓大學的志願受試者閱讀精神病患暴力事件的報導，會導致「對精神病患的負面觀感」。在德國，精神病患攻擊高官的新聞受到大量報導，「攻擊之後，表示希望和精神病患保持社交距離的人忽然大量增加」。社交距離拉大和接著而來的污名化確實會慢慢減弱，但是兩年後仍未回到原來的程度。

2012 年有一個類似的研究，讓 1,797 名美國人評估一條「曾患重大精神疾病者進行大規模槍擊」的新聞對於公眾態度造成的影響。新聞故事明顯提高了對精神病患的負面態度和污名化。作者的結論是，這種故事「似乎在造

成針對重大精神疾病的負面態度上扮演了重要角色」。2016 年的研究比較了 1995-2004 年和 2005-2014 年的新聞故事，「在頭版出現的人攻擊人的暴力事件中，和精神疾病有關的比例從頭十年的 1% 增加到後十年的 18%」。後十年正是在維吉尼亞科技大學（Virginia Tech）、塔克森（Tucson）、奧羅拉（Aurora）和紐湯（Newtown）發生了大規模殺人事件。因此，現在大眾心目中思覺失調症患者的臉，就是在塔克森殺了六個人、睜大眼睛笑著的賈里德．勞納（Jared Loughner），以及在奧羅拉殺了十二個人、看起來瘋瘋癲癲、頂著橘色頭髮的詹姆斯．霍爾斯（James Holmes）。

思覺失調症患者和家屬很痛苦地清楚這個情形，每當有精神病患犯下暴力犯罪，就會牽連所有的患者。1999 363
年，一位思覺失調症患者在鹽湖城（Salt Lake City）一座教會圖書館殺了兩個人。幽谷精神健康中心（Valley Mental Health）發言人說：「我們幾小時內就接到許多患者害怕的電話。他們都在哭。他們害怕大眾會報復他們。」這些事件讓現有去除污名化的努力倒退好幾年。

第十五章將討論如何去除污名化。

建議閱讀

Journal of the California Alliance for the Mentally III 4(1) 1993. This entire issue is on mental illness in the media.

McGinty, E. E., A. Kennedy-Hendricks, S. Chosky, et al. "Trends in News Media Coverage of Mental Illness in the United States: 1995-2015."

Health Affairs 35 (2016): 1121-29.

Nasar, S. *A Beautiful Mind: A Biography of John Forbes Nash, Jr., Winner of the Nobel Prize in Economics, 1994*. New York: Simon & Schuster, 1998.

Pescosolido, B. A., J. K. Martin, J. S. Long, et al. " 'A Disease Like Any Other?' A Decade of Change in Public Reactions to Schizophrenia, Depression, and Alcohol Dependence." *American Journal of Psychiatry* 167 (2010): 1321-30.

Pescosolido, B. A., J. Monahan, B. G. Link, et al. "The Public's View of the Competence, Dangerousness, and Need for Legal Coercion of Persons with Mental Health Problems." *American Journal of Public Health* 89 (1999): 1339-45.

Phelan, J. C., B. G. Link, A. Stueve, et al. "Public Conceptions of Mental Illness in 1950 and 1996: What Is Mental Illness and Is It to Be Feared?" *Journal of Health and Social Behavior* 41 (2000): 188-207.

Thornicroft, G. *Shunned: Discrimination Against People with Mental Illness* (Oxford: Oxford University Press, 2007).

Torrey, E. F. "Stigma and Violence: Isn't It Time to Connect the Dots?" *Schizophrenia Bulletin* 37 (2011): 892-96.

Vincent, G. *The Unknown Night: The Genius and Madness of R. A. Blakelock, An American Painter*. New York: Grove Press, 2003.

Wahl, O. F. "Mental Health Consumers' Experience of Stigma." *Schizophrenia Bulletin* 25 (1999): 467-78.

【第十四章】 364

災難的種種層面

思覺失調症之於精神醫學就像癌症之於一般醫學：是診斷，也是判刑。

——霍爾、安德魯和高史丹寫於

《澳洲與紐西蘭精神醫學期刊》，1985 年

思覺失調症曾被稱為「人類語言中最邪惡的名詞」。這個名詞讓人立刻想到瘋狂和精神病院。在英文和法文中，還有其他詞彙。法文 démence 是英文 dementia 的字源，指一個人精神錯亂了、傻了；法文 écrasé 是英文 cracked 的字源，指一個人像破碎的陶甕，不完整了；英文的 lunatic 來自拉丁文的 luna，也就是月亮，暗指這個人的神智言行都受到了月亮的影響。這些詞彙都曾用來描述精神失常的人。「思覺失調症」一詞則像這個疾病一樣，既不和諧又殘酷。

我們對待思覺失調症患者的態度往往很不友善，甚
至殘酷。事實上，美國現代醫療和社會服務的最大污點， 365
就是我們對待思覺失調症患者的態度。請看這個災難有多大：

1. **無家可歸流浪街頭的思覺失調症患者人數，為所有住在精神病院或相關機構的人數四倍**。學者估計美國有二十五萬到五十五萬無家可歸的遊民。研究數據平均值大約四十萬。遊民中有三分之一是精神病患，其中大部分罹患的是思覺失調症。所以，至少有十萬名思覺失調症患者流浪街頭。相對地，美國的州立和地方醫院中，只剩下大約三萬五千張公立精神科床位。其中大約兩萬五千張床由思覺失調症患者佔據。因此，至少有四倍於此的思覺失調症患者無家可歸。
2. **思覺失調症患者在監獄裡的總人數，為他們的住院人數的十倍**。2012 年美國入監和拘留的人數超過二百三十萬人。美國法務部的研究發現，州立監獄裡 15% 的囚犯、國家監獄裡 10% 的囚犯和地方監獄裡 24% 的囚犯有精神病症狀的精神疾病，總數大約三十八萬三千四百人。雖然也包括其他精神疾病，但是研究顯示其中至少有二十五萬人是思覺失調症患者。因此，在監獄裡的思覺失調症患者人數是公立精神病院裡的十倍。
3. **愈來愈多的暴力犯罪，和未接受治療的思覺失調症患者有關**。其實，按時服藥的思覺失調症患者不比一般人更暴力。但是正如第十章討論過的，某些不服藥的思覺失調症患者確實比較暴力。一項研究顯示「住在社區的思覺失調症患者中，有 9% 過去一年曾經使用武器打架」；另一項研究顯示「27% 的患者在出院四個月內曾有過至少一次暴力行為」。思覺失調患者攻擊家屬的事件也大幅增加；1991 年全美精神疾病聯盟調查顯示，「11% 的精神病患在過去一年裡曾經攻擊過家庭成員」。美國司法部研究顯示「每年有將近一千件殺人案的加害者有精神疾病的病史」。根據新聞分析，這些加害者多半是思覺失調症患者。酗酒、吸毒、拒絕服藥都是原因。

4. **思覺失調症患者被害的比例愈來愈高**。思覺失調症患者受害後很少報案。即使報案也會被警方忽視。最常見的是搶皮包和偷社會福利支票，但是性侵害和謀殺案件也不少。洛杉磯一項針對寄宿之家的調查顯示，大部分居民有思覺失調症，三分之一在過去一年裡曾經被搶或被攻擊。紐約一項針對二十位女性思覺失調症患者的研究顯示，一半的人曾經至少被性侵害一次，五位曾被多次性侵害。在艾荷華州的迪摩因市（Des Moines），一位流浪街頭的思覺失調症患者被三個男人打死，屍體丟在兒童游泳池裡。可以參考第十章。

5. **思覺失調症患者的居住狀況往往非常糟糕**。州政府施加壓力，逼精神病院讓患者出院，把他們送到不適合人住的住宅居住。例如，紐約警方從一個「水管破裂、食物腐敗、蟑螂橫行」的寄宿之家遷離二十一位「前精神病患」（ex-mental patients），「發現一具腐爛的屍體躺在一間六人公寓裡，沒有人管」。1990 年，《紐約時報》（*New York Times*）頭條：「委員會指出精神病患之家極為悲慘」。在密西西比州，警方發現「九位前病患」住在「沒有廁所或自來水」的原始工寮，「兩隻惡犬看門」不讓他們逃走。

367 6. **許多思覺失調症患者徘徊在精神病院、監獄和流浪之家間**。因為精神醫學專家無法提供藥物，確定出院病患得到照顧，許多病患輾轉在精神病院、監獄及流浪之家流離。在伊利諾州，30% 的病患在一個月內重新住院。在紐約，則有 60% 的病患在一年內重新住院。一項研究發現曾有思覺失調症患者復原後又重新住院 121 次之多。另一項監獄調查發現有思覺失調症患者曾入監八十次。住院和入監耗費大量的警力和社工時間。1990 年代，俄亥俄州和加州的研究顯示，警方處理「精神疾病危機」的次數比搶劫還多。紐約警方於 1976 年處理了將近一千件「情緒困擾」事件，1998 年則處理了兩萬四千七百八十七件。

7. **精神健康專業人員忽視思覺失調症**。雖然精神科醫生、心理師和精神科社工人數從 1940 年的將近九千人提高到 1998 年的超過二十萬人，思覺失調症卻持續受到忽視。例如，1994 年一項研究顯示，私人精神科診所的門診患者中只有 3% 是思覺失調症患者。一個主要原因是精神科專業人員所受的思覺失調症訓練極為不足。州立精神病院經常需要聘用訓練不足或能力不足的醫護人員。1980 年，懷俄明州立醫院（Wyoming State Hospital）一整年都沒有一位精神科醫生。社區精神健康中心（Community Mental Health Center, CMHC）的設立和經費原本是為了治療強制出院的精神病患，結果許多都變成一般人的諮商中心了。有些社區精神健康中心用聯邦政府經費蓋游泳池，負責人的薪水也高得不合理。1989 年，猶他州（Utah）社區精神健康中心三位官員被控 117 項偷竊罪名。他們在五年內付給自己三百六十萬美元。1990 年，沃斯堡（Fort Worth）的社 368
區精神健康中心主任被控四項偷竊重罪。這些原本都是用於精神疾病患者（如思覺失調症）身上的經費，被合法或非法地濫用資源的冰山一角。

8. **至少 40% 的思覺失調症患者沒有接受治療**。根據美國國家心理衛生研究院流行病學聚合區調查報告，只有 60% 的思覺失調症患者在過去一年裡接受任一精神科治療。因此，至少 40% 的思覺失調症患者完全沒有接受任何治療。巴爾的摩社區調查發現，一半的思覺失調症患者沒有接受治療。主要原因就是法律讓強制住院和強制治療更加困難。許多患者缺乏病識感，因此拒絕治療。醫學觀念不足的人權律師和所謂的「患者代言人」會幫患者爭取繼續生病的權利。在威斯康辛州，一位患者不說話，還吃自己的大便，他的公設辯護人辯論說他的行為不構成立即的生命危險，結果法官就讓患者出院了。

對思覺失調症患者的醫療照護如此糟糕的國家不止美國，但是美國的情況可能比大部分已開發國家糟糕。很多加拿大省份也像美國一樣推動去機構化，安大略省（Ontario）情況尤其糟糕。英國曾經有一連串出院未經治療的思覺失調症患者犯下殺人罪，澳洲和法國無家可歸的精神病患人數也大幅增加。1978 年，義大利通過法規

表 14.1　思覺失調症美國實況報導

- 二百六十萬美國人罹患思覺失調症。也就是全美國人口每一千人中有八人罹患思覺失調症。
- 至少 40% 的思覺失調症患者沒有接受治療。因此，超過一百萬名思覺失調症患者沒有接受治療。
- 流浪街頭或住在流浪之家的思覺失調症患者人數，為住在精神病院或相關機構中的思覺失調症患者人數的四倍。
- 思覺失調症患者在監獄裡的總人數，為他們的住院人數的十倍。
- 未接受治療的思覺失調症患者暴力事件愈來愈多。這是思覺失調症患者被污名化的最大原因。
- 愈來愈多思覺失調症患者成為犯罪受害者，包括被搶劫、攻擊、性侵害和謀殺。
- 思覺失調症患者的公立精神科治療、住宅、復健機構往往嚴重不足，而且大部分地方情況還在惡化。
- 2013 年，全美為了思覺失調症直接或間接消耗了一千五百五十億美元。

禁止精神病院接受新的住院病患，除了維洛納（Verona）和的里雅斯特（Trieste）的社區治療設備很好之外，其他
369 地方全面失敗。日本將思覺失調症患者送到私人診所關起來，免得家屬覺得丟臉，這個做法十分普遍，日本政府 1986 年曾進行大規模調查。思覺失調症的治療在世界各地都遇到困難，不過北歐國家和荷蘭的表現最接近理想。

美國有多少人罹患思覺失調症？

美國國家心理衛生研究院（NIMH）已經成立超過半

世紀了，卻還無法確定美國有多少人罹患思覺失調症。這 370
個數字充滿爭議性，為患者爭取福利的人使用比較高的數字，應該為患者提供服務的人則使用較低的數字。

問題出在 1980 年到 1985 年國家心理衛生研究院提供經費資助的流行病學聚合區調查。當時使用了非專業人士在五個州用問卷隨機取樣訪談的方式，調查精神疾病症狀。結果顯示 1.5% 十八歲以上以及 1.2% 九到十七歲的美國人，在一年內有思覺失調症症狀。根據美國 2000 年人口總數計算，相當於三百五十萬思覺失調症患者，是舊數據的兩倍。

但是，流行病學聚合區調查的方法備受爭議，很多人認為有過度標籤的傾向。巴爾的摩一項調查使用精神科醫生訪談流行病學聚合區調查中認為有思覺失調症的人，得到的結論極為不同。美國之前的研究數據、社會福利局公布的數據（2002 年有三百二十萬人因精神疾病領取福利金）、1999 年衛生署署長關於精神健康的報告指出 1.3% 十八到五十四歲的人罹患思覺失調症；都認為三百五十萬名思覺失調症患者的數字過高。因為這些批評，國家心理衛生研究院修改了估計值，宣稱思覺失調症影響了大約成年人口（十八歲以上）的 1.1%。根據 2010 年人口普查數據，1.1% 的人口代表全美國有兩百六十萬的思覺失調症患者。

不過，兩百六十萬人畢竟還是個大數目，幾乎等於巴爾的摩、丹佛、匹茲堡或坦帕等大都市的人口了。想像一下，這些城市裡的任何一個，住在其中的每一個人都有思覺失調症，你就會開始了解問題有多大了。另一個表示盛行率的方式是每一千人中有多少人患病。在美國，每一千人中，就有 8.4 個人罹患思覺失調症。也就是說，在一個人口五千人的小鎮上就有四十二位思覺失調症患者；一個
371 人口五十萬人的小鎮上就有四千二百位思覺失調症患者；一個有五百萬人口的城市裡就有四萬二千名思覺失調症患者。這些數字只包括思覺失調症患者，而不包括躁鬱症。根據國家心理衛生研究院的估計，躁鬱症影響了另外的 2.2% 人口。

某些族群中的思覺失調症患者比例較高嗎？

兩個世紀以來，學者一直很想瞭解為什麼思覺失調症的分布在地域和種族上有所不同。大部分教科書認為世界各地的思覺失調症發生率（新的個案數字）和盛行率（舊的個案數字）差不多，但是事實並非如此。2005 年，約翰・麥格斯（John McGrath）和同事發表數據，顯示世界各地思覺失調症的發生率和盛行率可以有高達五倍的差異。

正如第五章談到，紀錄最詳盡的地域差異因子就是城市。生或長在城市的人得思覺失調症的機率是鄉下人的兩倍。市郊和小鎮則在城市和鄉下二者之間。

雖然沒有充分的文獻紀錄，美國北方的思覺失調症比例比南方高。我們尚不清楚是否因為北方城市較多。

372 美國黑人罹患思覺失調症的比例比白人高，或許是因

為大部分黑人住在都市裡。五個不同的研究都在人口眾多的州裡面發現這個現象，例如紐約州、馬里蘭州和俄亥俄州。即使將年齡因素計算進去，黑人罹患思覺失調症的比例仍比白人高。在一項非常謹慎的研究中，紐約羅切斯特的黑人罹患思覺失調症的機率是白人的一倍半。

西班牙裔美國人罹患思覺失調症的比例則比一般人口低。流行病學聚合區調查顯示，洛杉磯西裔美國人罹患思覺失調症的比例是其他人種的一半。之前的研究也發現德州的墨西哥裔美國人罹患思覺失調症的比例較低。

拿同樣都是住在鄉下的黑人和白人相較，結果就不同了。德州和路易斯安那州的研究發現沒有差別。因此，種族並不是真的因素，而是因為較多黑人住在都市裡，因此罹患思覺失調症的比例較高。也有人認為因為大部分精神科醫生是白人，可能不自覺地有種族偏見，較容易將黑人貼上思覺失調症的標籤。或許如此，但是我們無法證實。即便如此，也只能影響小部分數據，我們還是會看到城鄉差距。

美國還有其他族群罹患思覺失調症的比例較低。1955年，一項針對住在公社的哈特人（Hutterites）研究顯示，每千人中只有 1.1 人罹患思覺失調症，最近的研究顯示現代的哈特人罹患思覺失調症的比例還是很低。針對阿米許人（Amish）[1] 的研究顯示，罹患思覺失調症的比例較低，

1 審閱者註：哈特人與阿米許人，均是來源可追溯到十六世紀初的一群基督新教之分支信徒。他們都在十九世紀初移民美國和加拿大，

但是罹患躁鬱症的比例較高。一百多年來，大家印象中北
373 美洲原住民罹患思覺失調症的比例似乎也較低，但是需要
進一步仔細研究。

世界各地思覺失調症分布的研究至今仍充滿爭議。有人認為差異都是源自研究方法錯誤，或是數據不足以做出結論。另一方面，也有人（包括我自己）認為差異確實存在，我們可能因此瞭解思覺失調症的成因。麥格斯和同事分析了世界各地的發生率和盛行率，發現至少有五倍的差異。我們必須指出，任何同時具有遺傳性和非遺傳性致病因子的疾病在世界各地的分布都有很大的差異。心臟病相差六倍、風濕性關節炎相差十倍、胰島素依賴的糖尿病相差三十倍、多發性硬化症相差五十倍，有些癌症甚至相差更多。如果思覺失調症在世界各地的發生率都差不多的話，那才奇怪了。

和世界相比，美國每千人中有八位罹患思覺失調症的比例算是高的。而比較低的是迦納（Ghana）、波札那（Botswana）、巴布亞新幾內亞（Papua New Guinea）和台灣，比例都在千分之二以下。加拿大和大部分歐洲和亞洲國家的比例都在千分之三到六之間。除了美國之外，比千分之七更高的國家包括愛爾蘭、芬蘭、瑞典。其中，瑞典北部的比例最高，達到千分之十七。

有些分布研究的結果特別有意思。克羅埃西亞

並且過著與世隔絕、離群索居的簡樸生活。由於罕與外界通婚，因此從遺傳學觀點，他們是好的研究樣本。

（Croatia）一項研究顯示，伊斯特尼亞（Istrian）半島上的村落裡思覺失調症盛行率為千分之七・三，但是 160 公里之外的村落則是千分之二・九。在密克羅尼西亞（Micronesia），兩項研究發現各島之間的盛行率相差四倍，從馬紹爾群島（Marshall Islands）的千分之四・二到帛琉（Palau）的千分之十六・七。在印度，九項研究顯 374
示種姓制度的階級愈高，盛行率愈高。

愛爾蘭也充分研究思覺失調症，因為報告顯示過去移民到外國的愛爾蘭人和留在國內的愛爾蘭人都有較高的思覺失調症盛行率。早在 1808 年就有人說愛爾蘭的「瘋狂盛行率和歐洲一樣」。1960 和 1970 年代的研究顯示愛爾蘭人口中，思覺失調症住院患者比例為世界第一。一項研究顯示，西部郡縣的思覺失調症盛行率是千分之七・一。1982 年，我花了一年時間在愛爾蘭西部研究一個思覺失調症盛行率特別高（千分之十二・六）的地區，其盛行率是周圍地區的兩倍。結果顯示特別高的盛行率只限於老一代的愛爾蘭人，年輕人則否。進一步研究顯示 1940 年之後出生的愛爾蘭人，思覺失調症盛行率比較低。在 1940 年前後，不明原因導致愛爾蘭思覺失調症盛行率下降。

近年來，英國的加勒比海（Caribbean）移民引起諸多研究興趣。加勒比海移民的思覺失調症盛行率特別高，他們的第二代也是如此。最近一項研究顯示，倫敦南部眾多加勒比海移民的思覺失調症發生率是世界第一高，比其他英國白人高出九倍。多數的加勒比海移民來自牙買加（Jamaica），在牙買加進行的研究顯示，思覺失調症比

例在當地並不特別高。荷蘭和瑞典的最新研究顯示，某些（但不是全部）移民族群的思覺失調症比例是一般人的兩
375 倍，他們的兒女則是一般人的四倍。移民的思覺失調症比例較高似乎和壓力無關。

這些觀察都很有意思，可能提供思覺失調症病因的線索。如果我們瞭解為什麼加勒比海移民、愛爾蘭西部居民或克羅埃西亞村民的思覺失調症比例特別高，或許我們就可以更瞭解病因了。可惜這一方面的研究未受到重視，尤其是在美國。

思覺失調症人口在增加或減少？

之前提過近年來愛爾蘭的思覺失調症盛行率下降。自從 1985 年，蘇格蘭、英格蘭、丹麥、澳洲和紐西蘭的思覺失調症盛行率也下降了。平均而言，這些地區的思覺失調症盛行率在十到二十年之間下降了 35%。但是也有很多人批評這些研究因為定義和診斷標準改變，其實是不可靠的。因此，目前只能說這些地區的思覺失調症盛行率可能下降了，但是需要進一步仔細研究。

美國的情況則不然。雖然過去沒有與 1980-1984 年在五個地點進行的流行病學研究相類似的研究，但是其中兩個地點有做過獨立的研究。1936 年一項研究顯示巴爾的摩一年內的思覺失調症盛行率是千分之二．九。1980 到 1984 年，流行病學聚合區調查同樣地區的結果，則是半年內的盛行率是之前的三倍。同樣地，在紐海芬（New

Haven）1958 年霍林斯海德（Hollingshead）和雷德利許（Redlich）調查顯示，半年的盛行率是千分之三・六。流行病學聚合區調查同樣地區的結果則是兩倍。流行病學聚合區使用隨機抽樣調查比較能夠找出患者，因此數字可
能較高，於是盛行率較高。但是，流行病學聚合區調查使 376
用的是較嚴謹的定義，照理應該會讓盛行率下降。這兩個因素應該會彼此抵消。

雖然以上的研究有大量的方法學疑義，大家還是覺得近幾十年來美國的思覺失調症盛行率可能上升了。流行病學聚合區調查也找到很多新的個案，益發加強了這個印象。這和其他國家思覺失調症盛行率下降的情況正好相反。

思覺失調症是近代才開始有的疾病嗎？

學者不斷爭論思覺失調症從何時開始出現。有人認為「自古以來，思覺失調症一直存在……絕對有證據顯示思覺失調症是古老的疾病。」並舉出梵文（Sanskrit）、巴比倫（Babylonian）以及聖經裡的人物尼布甲尼撒二世[2]（Nebuchadnezzar，有七年之久，「把草當牛肉」吃），和以西結（Ezekiel，古猶太先知，有幻聽和幻視）做為證據。這些學者也認為古時候的思覺失調症患者會被關在家裡或被視為神靈附體，因此不被視為病患。另一方面，也

2　譯註：攻占耶路撒冷，建空中花園的古巴比倫國王。

有學者（包括我）認為確實有人因為腦傷（出生時受傷）或腦部病變（癲癇、梅毒或濾過性病毒腦炎）導致思覺失調症狀，但是真正的思覺失調症（幻聽、年輕時發病）從未出現在古籍裡。

有較強的證據顯示，中古世紀早期開始有零星的思覺失調症患者出現。當時有幾個小型精神病院設立了。英國國王亨利六世（King Henry VI, 1421-1471）似乎罹患思覺失調症。威廉・莎士比亞（William Shakespeare）於
377 1591 年根據亨利六世的瘋狂寫了一個劇本。1601 年，莎士比亞寫了《哈姆雷特》（*Hamlet*）。劇本裡面哈姆雷特假裝瘋狂，當奧菲麗雅（Ophelia）發現她所愛的男子就是弒父兇手時，就發瘋了。耐吉爾・巴克（Nigel Bark）認為《李爾王》（*King Lear*, 1605）裡的湯姆（Poor Mad Tom）有思覺失調症，但是他也承認湯姆可能只是假裝發瘋。一位學者認為喬治・特羅西（George Trosse）傳記就是在描述思覺失調症患者。特羅西是英國牧師，1656 年還是個年輕人時出現妄想、幻聽和緊張的行為。但是也有人認為特羅西的問題源自酒精中毒。

十八世紀早期仍然有零星的疑似個案出現，但是很少。十八世紀末期開始再度浮現，到了十九世紀初，思覺失調症忽然毫無疑義地出現了。英國的約翰・哈斯蘭（John Haslam）和法國的菲利普・皮諾（Philippe Pinel）分別描寫了完全符合思覺失調症的個案。整個十九世紀裡，類似紀錄不斷大量出現，而且愈來愈多。1809 年，哈斯蘭將 1798 年寫的《對瘋狂的觀察》內容擴充之後重

新出版，描述妄想、幻覺、思考異常，甚至包括某些患者的腦部驗屍報告。他記錄的病患應該罹患了我們稱之為思覺失調症的疾病。1810 年哈斯蘭發表了一位患者的詳細報告，稱為〈瘋狂實例〉（Illustrations of Madness: Exhibiting a Singular Case of Insanity）。這表示這種個案在當時還算少見。

從哈斯蘭和皮諾的觀察一直到十九世紀末，歐洲的思覺失調症個案是否大量增加？如果是的話，為什麼？早在 1829 年，安德魯．哈利戴爵士[3]（Sir Andrew Halliday）就提出警告：「過去二十年，患者增加了三倍。」1835 年，普利查爾德（J. G. Prichard）指出：「各處的病患都在明顯增加，令人心驚……瘋狂的個案比以前多了許多。」1856 年，法國的里諾丁（E. Renaudin）針對瘋狂病例的大幅增加發表了詳細數據，尤其是城市裡的年 378
輕人。1857 年，英國的約翰．郝克斯（John Hawks）寫到：「我很懷疑世界歷史上曾有過像現在這麼多的瘋狂病例。」到了 1873 年，哈里森．圖克（Harrington Tuke）警告：「一股瘋狂的潮流慢慢襲捲而來。」三年後，羅伯．傑米森（Robert Jamieson）也寫到：「我們這個時代最驚人的現象，就是瘋狂案例的大幅增加。」

認為瘋狂病例大幅增加的人提出了各種解釋，從遺傳（近親聯姻增加）、文明愈來愈複雜、手淫、酗酒到坐

3 審閱者註：安德魯．哈利戴爵士（Sir Andrew Halliday, 1781-1839）蘇格蘭著名的醫師與作家。

火車旅行都有。認為瘋狂病例其實沒有增加的人覺得是統計誤差，原因是精神病患的平均壽命延長了；社會把惹麻煩的人送進精神病院；或由於大家都出外工作，無法照顧家中的精神病患，因此把患者送進精神病院。愛德華．海爾（Edward Hare）仔細分析這些論點，認為十九世紀瘋狂病例確實大幅增加。我最近和別人合寫了一本書，叫做《隱形瘟疫》（*The Invisible Plague*），書中結論也是瘋狂病例確實大幅增加。

美國比歐洲晚一點開始警覺到病例正在增加之中。1773 年，維吉尼亞州威廉斯堡（Williamsburg）設立了美國第一家精神病院，有二十四張病床，但是頭三十年都沒住滿。從 1773 年到 1816 年的四十三年裡，沒有設立第二家精神病院。但是在 1816 年到 1846 年之間，新開了二十二家精神病院。

圖 14.1 的圖表顯示 1830 到 1950 年美國精神病院住院病患的人口比例。1852 年，協助創立美國精神醫學會的普里尼．厄爾首度警覺到：「瘋狂的人數正在增加」。1854 年愛德華．加維斯（Edward Jarvis）在麻州針對瘋狂病例進行廣泛調查，確定人數正在增加。1871 年，加維
379 斯寫到：「所有的報告，無論來源或方法如何，都指出瘋狂病例正在攀升」。1894 年，麻州一位精神病院院長說：「瘋狂病患的人數成長是人口成長的兩倍……累積的速度和五十年前一樣。」

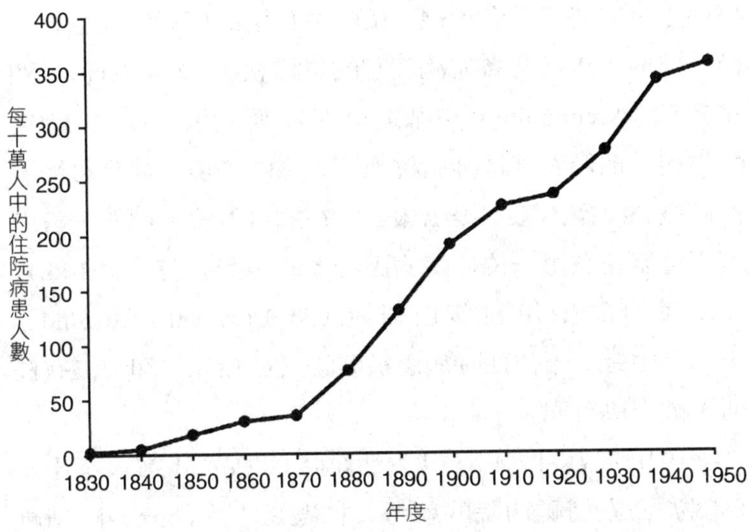

圖 14.1　1830-1950 年，美國人口每十萬人中的公立精神病院住院病患人數

去機構化：大災難的搖籃

二十世紀前半葉，美國公立精神病院住院人數增加了三倍半，從 1903 年的 14 萬 4,653 人變成 1950 年的 51 萬 2,501 人，所占的總人口比例幾乎變成兩倍。最多的就是思覺失調症。但是直到第二次世界大戰前，思覺失調症患者人數增加的問題都沒有引起公眾注意。兩起事件終於引起了注目。

第一個事件就是非常多的年輕人因為精神疾病被拒絕 380
入伍。戰後，路易斯・赫西（Lewis B. Hershey）將軍在國會公聽會上做證，指出八十五萬六千位年輕人因為精神疾病被拒絕入伍，相當於所有徵兵人數的 18%。第二個事件是軍方將三千名拒絕入伍的徵兵送到精神病院服替代役，這些人包括許多充滿理想的貴格教派（Quaker）、門諾教派（Mennonite）和循道衛理教派（Methodist）的年輕信徒。他們看到精神病院裡不人道的環境，非常震驚。他們發布媒體消息、提出報告、在國會做證。例如，肯塔基州每年花在每一位住院病患身上的經費只有美金 146.11 元。華府的聖伊麗莎白醫院（St. Elizabeths Hospital）十二年中有二十位住院病患被醫護人員殺死，卻「沒有任何人被判決有罪」。

1946 年五月六日，《生活雜誌》（*Life*）發表了十三頁關於公立精神病院的報導，標題是「大部分美國精神病院是社會的羞恥」。報導包括骯髒環境中赤身裸體病患的照片。同一個月，《讀者文摘》（*Reader's Digest*）的書摘選擇了瑪麗・珍・沃德（Mary Jane Ward）寫的小說《蛇穴》（*The Snake Pit*），詳細描述一位女病患在精神病院的恐怖經歷。到了九月，《奧克拉荷馬日報》（*Daily Oklahoman*）記者麥可・葛曼（Mike Gorman）發表了一系列奧克拉荷馬州公立精神病院的報導文章。裡面說：「和這裡的餐廳比起來，但丁（Dante）《神曲》（*Inferno*）就像鄉村俱樂部那麼舒服了。」這個系列的文章隔年出版成書。1948 年，艾爾伯・德拉區（Albert Deutsch）將自己參觀十二個州的精神病院的心得出版了《國家之恥》（*The Shame of the States*）。他說：「有些病房的恐怖景象直逼納粹集中營。幾百位赤身裸體的病患被關在骯髒的大倉庫裡。」書中附了照片做為證明。美國社會大眾首次意識到了精神病患的悲慘人生，並為此感到不安。

去機構化（deinstitutionalization）政策的舞台已然成 381
形。1950 年代，chlorpromazine 和 reserpine 問市。這是第一次出現真正可以治療精神疾病的藥物，讓去機構化有了可行性。1960 年，甘迺迪當選總統，致力推動並提供經費出清精神病院的病患。由於甘迺迪的妹妹不但智力不足，也患有思覺失調症，曾被做了腦葉白質切除術[4]。因此，甘迺迪特別關懷智力障礙者和精神病患。他用聯邦政府經費支持設立社區精神健康中心取代精神病院。他在法案中寫到：「我們已經知道三位思覺失調症（人數最多的精神疾病）患者中就有兩位接受治療後可以在六個月內出院」。從此展開了精神醫學界的鐵達尼號，二十世紀美國最災難性的社會實驗。

這段期間去機構化的規模之大很難想像。1955 年，公立精神病院裡有五十五萬九千位精神病患。2015 年，
大概只有三萬五千人。1955 年到 2010 年，美國人口從 382
一億六千六百萬人增加到三億九百萬人。今天住在精神病院的精神病患人數如果依照人口比例計算，應該是一百零四萬人。也就是說，有一百萬位原本應該住院的精神病患

4　審閱者註：在抗精神病藥正式上市之前約二十年，由葡萄牙 Moniz 醫師發表的世界上第一種精神外科手術。於 1930 到 1950 年代之間，美國大約實施了四萬到五萬例這樣的手術來醫治思覺失調症。由於副作用多，隨著後來藥物治療的發展，該手術已沒落。

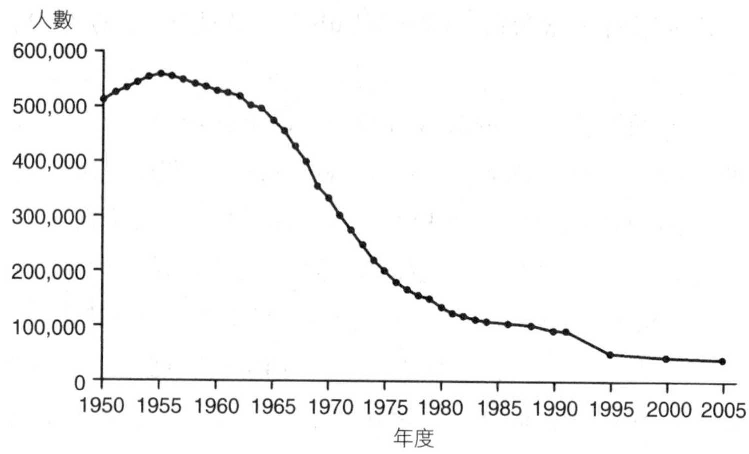

圖 14.2 去機構化的規模：公立精神病院的病患人數，1950-2005 年

現在住在社區裡。這也意味著，以前原本會住在精神病院裡的患者，有超過 96% 的人現在沒有住在精神病院裡。

如果按時服藥並有後續醫療照護，這些人確實大部分可以不用住院。去機構化確實可以很人道且合理。那麼，為什麼實際情形卻這麼糟糕？請看以下六個原因：

1. **對嚴重精神疾病的成因有誤解**。1960 年開始推行去機構化之後，湯瑪士．薩斯寫的《心理疾病的神話》和肯．凱西（Ken Kesey）寫的《飛越杜鵑窩》陸續出版。愈來愈多的人開始相信精神疾病根本就是精神病院引起的。只要讓病患出院，他們就可以過健康快樂的生活。這個看法十分浪漫，但是太無知了，完全不正確。
2. **沒有把資源從精神病院轉到社區中心**。雖然大量病患從精神病院轉到社區中心，但是醫療人員和經費卻沒有隨之移轉。以紐約州為例，精神病院病患人數在二十五年內從九萬三千人減少到兩萬四千人，但是沒有一家醫院關門，醫院人事還從兩萬三千八百人增加到了三萬七千人。資源移轉的最主要阻力是公會和鄉下官員，因為在鄉下，精神病院是最大的雇主。

3. **社區精神健康中心失敗了**。聯邦政府撥出三十億經費設
立社區精神健康中心，從一開始就注定失敗。國家心理
衛生研究院提供非常模糊的指標，略過各州衛生局的精
神健康專家，使得公立精神病院和社區中心之間毫無合
作關聯。789 家社區中心裡，只有 5% 接收了從精神病 383
院出院的病患，其他中心逐漸演變成諮商和心理治療中
心，解決一般民眾和家庭的問題。有些中心利用聯邦經
費建了游泳池和網球場，佛羅里達社區中心甚至使用了
聯邦人員預算雇用了游泳教練。
4. **律師的破壞力**。從 1965 年到 1990 年政府推行去機構化期間，美國律師人數從二十九萬六千人增加到八十萬人，比一般人口成長快了四倍。有些律師讀了薩斯寫的《心理疾病的神話》，矢志對抗政府，爭取讓精神病患出院，使得強制住院或治療益發困難。律師並遊說政府加速去機構化的腳步。這些律師經由美國公民自由聯盟和貝茲倫精神健康法規中心——以前稱為精神健康法計畫（Mental Health Law Project）——成功達到目的。結果造成眾多沒有接受治療的精神病患流浪街頭。
5. **精神健康專業人員缺乏**。1948 年，中央開始撥款訓練精神科醫生、心理師、精神科社工。二十年後，經費達

到每年一億一千九百萬美元。州政府撥出來的經費更多。但是這些專業人員接受的訓練是精神「健康」，而不是精神「疾病」。接受訓練的專業人員無需學成服務，因此，大部分人一結業就立刻投入私人心理治療。1980 年調查顯示，只有 6% 的精神科醫生的個案和 3% 的臨床心理師的個案曾經因為精神疾病住院過。大部分去機構化的精神病患則沒有專業醫療人員治療他們。

6. **聯邦政府亟欲清空公立精神病院，以及精神疾病機構排除法**（Institutions for Mental Disease exclusion）。政府設立社區精神健康中心的法案通過之後，出院的精神病
384 患可以領取醫療補助、社會福利金、社會保險金、社會安全收入、食物配給、住宅和其他福利。這意味著，只要患者待在精神病院裡，州政府就要負擔他的一切開銷。一旦出院，大部分的開銷就轉由聯邦政府支付。州政府亟欲清空精神病院的最大動機就是精神疾病機構排除法：聯邦政府醫療保險補助計畫不補助精神病院裡的住院病人，但是一旦病患轉到私立的「類醫院」去，就可以獲得補助。

讓我們看看精神疾病機構排除法如何運作。2000 年，奧瑞岡州的思覺失調症患者，如果住在精神病院，每人每天開銷 315 美元，相當於每年 11 萬 4,975 美元。聯邦政府不會補助任何款項，州政府必須全額負擔。如果讓患者出院，轉到私立的「類醫院」去，每天開銷 229 美元，聯邦政府會每天補助州政府 93 美元。也就是說，奧

瑞岡州政府每年可以因此省下 6 萬 5,335 美元。如果州政府讓這位患者住在團體之家，每天開銷 126 美元，聯邦政府每天補助 76 美元，奧瑞岡州政府一年可以省下 9 萬 6,725 美元。各州政府有極強的動機清空精神病院，將病患轉介他處，完全無視病患的真正需要。經費只鼓勵讓患者出院，並不鼓勵後續的積極照護。各州政府迅速學會如何省錢，成為去機構化災難的最大推手。

有了這些原因，難怪去機構化會如此失敗了。無家可歸、監獄、暴力、受害、悲慘的居住環境、在不同機構間輾轉流連、專業人員不足、極為簡陋不足的治療。這些現
象完全可以預期。我大可以任意請一位思考最為異常的思 385
覺失調症患者設計去機構化的方案，都會比我們現有的方案來得更好。

這要怪誰呢？大家喜歡怪保守的政客，尤其是雷根總統。事實上，五位民主黨總統（甘迺迪、詹森、卡特、柯林頓、歐巴馬）和六位共和黨總統（尼克森、福特、雷根、老布希、小布希、川普）任期內都做了去機構化的辯論。真正追究起來，責任還是在精神科醫生、臨床心理師、精神科社工、律師和政府官員身上。

思覺失調症的代價有多高？

質疑思覺失調症的社會代價是無意義的。任何瞭解思覺失調症的人都知道這個疾病的影響層面之廣，根本無法計算。但是我們的社會資源有限，不管我們贊成與否，分

配資源的時候就是得考慮投資報酬率。做決定時一定會問以下這些政治問題：這個疾病要花多少錢？尋找其他治療可以省多少錢？花更多錢做研究的投資報酬率如何？因為這些問題，我們必須瞭解思覺失調症的代價。

就像許多其他疾病，我們可以用許多方法計算思覺失調症的開銷。單一病患的治療開銷可以算得出來。治療所有已知病患的開銷也可以算得出來。因為生病而失去的薪水收入，以及社會支持系統的開銷（租房、復健計畫）都可以計算。我們也可以比較治療思覺失調症和治療其他疾病的相對成本，例如心臟病。最後，也最難的，我們需要考慮思覺失調症的非經濟性代價。

386 如果患者痊癒的話，治療思覺失調症的花費和一般重大疾病相較十分合理。基本上，患者需要住院幾個星期，然後服藥幾個月。但是，如果患者不屬於四分之一可以完全痊癒的思覺失調症患者的話（請參考第四章），開銷就會大幅提高。

曾經有人計算過單一病患的醫療直接開銷。以蘇珊·席漢寫的《世上沒有我的一席之地嗎？》書中人物席薇雅·佛朗金（Sylvia Frumkin）為例，十八年內，她因為思覺失調症住院二十七次。1984 年，她的醫療總開銷為六十三萬六千美元，包括精神病院、中途之家和寄養之家，不包括門診藥物、急診、一般醫療開銷、社會服務、強制住院時動用的警力、法律服務、法庭開銷、損失的薪水、家屬照顧她的開銷。我也估計過我姊姊的開銷。她罹患思覺失調症超過五十三年，數次需要長時間住院。光是紐約州精神病院住院費用就高達三百萬美元。我必須承認，這樣的開銷對於思覺失調症患者而言並不算特別高。

另外兩項研究也計算了全美思覺失調症患者的直接（住院費用、藥物）以及間接成本（損失的薪水）。加州大學（University of California）的陶樂絲・萊斯（Dorothy Rice）和里奧納德・米勒（Leonard Miller）估計 1990 年的總開銷是三百二十五億美元。國家心理衛生研究院的理查・懷海特（Richard Wyatt）和同事進行了另一項研究，認為 1991 年的總開銷是六百五十億美元。這兩項研究在直接花費上的估計值很接近（分別為一百九十五億美元和一百八十六億美元），但是在估計間接成本時差異很大，例如家庭照護、損失的薪水，自殺的損失等等。

關於美國因為思覺失調症的費用，一次近期的估計
數據來自 2002 年的資料。直接的健康照護費用，包括住
院和院外服務，估計為二百二十七億美元。直接的非關健 387
康的照護費用，包括警力和公眾庇護所，估計為九十三億
美元。間接開銷，包括薪水損失，估計為三百二十四億美
元。總開銷每年六百四十四億美元，非常接近懷海特等人
於 1991 年所做的估計。然而，2002 年的估計幾乎嚴重偏
低了，因為這個估計是基於思覺失調症盛行率是人口的
0.5%，比我們現在廣泛使用的 1.1% 盛行率的一半還低。

對於思覺失調症費用的最新估計是基於 2013 年克勞蒂爾（Cloutier）等人的數據（請參考建議閱讀）。他們估計每年總共花費一千五百五十七億美元，是 2002 年估計的兩倍多。2013 年，直接的健康照顧費用（住

院、院外服務）估計是三百七十七億美元，2002 年則是二百二十七億美元。2013 年，直接的非關健康照護費用（監獄、遊民庇護所）是九十三億美元，和 2002 年完全一樣。2013 年和 2002 年的主要差別是間接開銷（生產力降低、照護、早死），2013 年的估計是一千一百七十三億美元，2002 年則是三百二十四億美元。

思覺失調症如此昂貴的主要原因之一，是患者通常在很年輕的時候發病，直到五十多年後死亡為止。患者發病之前受到完整教育，花費了很多錢，正要開始成為社會中堅份子時就發病了，無法做出經濟貢獻。兩百六十萬思覺失調症患者中，大部分患者持續需要醫療照護、住院、寄養家庭、收入補助、法庭開銷、社會服務、門診等等。思覺失調症患者不像阿茲海默症患者，在已經做出貢獻之後才發病；他們也不像癌症患者那樣快死亡。經濟上而言，思覺失調症有三層代價：社會必須生養並教育後來發病的
388 孩子、大部分患者無法對社會做經濟上的貢獻和回饋、終身耗費昂貴的社會資源。

思覺失調症的開銷也曾和其他疾病相比較。澳洲學者曾經將思覺失調症的代價和心臟病相比。雖然在澳洲心臟病患人數是思覺失調症患者的十二倍，但思覺失調症的直接和間接社會代價卻是心臟病的六倍。這些數據還沒有考慮到一個事實：思覺失調症患者比心臟病患者活得更久，因此領取更多社會福利金。

因為思覺失調症的代價如此之高，我們必須考慮研

究思覺失調症的經濟效益。第十五章會討論到，思覺失調症是被研究最少的疾病之一。澳洲調查發現：思覺失調症研究經費只有心臟病研究經費的十四分之一。以經濟效益而言，這個現象實在愚不可及。1984 年有學者估計，思覺失調症研究只要能降低 10% 的思覺失調症開銷，到了 1998 年，美國在十年內將可節省一千八百億美元。

因此，為了公眾利益，我們應該對思覺失調症的病因和治療做更多研究。思覺失調症對納稅人造成的負擔非常龐大，早在 1855 年，麻州瘋狂調查委員會（Massachusetts Commission on Lunacy）就已經寫到：

> 無論我們如何看待這些精神病患，他們都是社會負擔。可以治癒的人在發病期間以及無法治癒的人終其一生，不但無法生產，還會耗費資源，接受政府濟助。

然而，思覺失調症最大的代價，是患者和家屬的非
經濟性損失，這些損失難以計量。一個人正常成長直到成 389
年，然後得到可能持續一生的腦部疾病的診斷。希望、人生計畫、期待和夢想都在發病後愕然而止。腦性麻痹和唐氏症是嬰兒出生時就有的疾病，癌症與阿茲海默症則是老年人的疾病；但卻沒有一個疾病的非經濟性損失像思覺失調症那樣巨大長久：這是代價最高昂的疾病了。

建議閱讀

Cloutier, M., M. S. Aigbogun, A. Guerin, et al. "The Economic Burden of Schizophrenia in the United States in 2013." *Journal of Clinical Psychiatry* 77 (2016): 764-71.

Geller, J. L. "Excluding Institutions for Mental Diseases from Federal Reimbursement for Services: Strategy or Tragedy?" *Psychiatric Services* 51 (2000): 1397-1403.

Hare, E. "Was Insanity on the Increase?" *British Journal of Psychiatry* 142 (1983): 439-55.

Isaac, R. J., and V. C. Armat. *Madness in the Streets*. New York: Free Press, 1990.

James, D. J., and L. E. Glaze. *Mental Health Problems of Prison and Jail Inmates*. Washington, D.C.: U.S. Department of Justice, 2006.

McGrath, J. J. "Myths and Plain Truths about Schizophrenia Epidemiology–the NAPE Lecture 2004." *Acta Psychiatrica Scandinavica* 111 (2005): 4-11.

Saha, S., D. Chant, J. Welham, et al. "A Systematic Review of the Prevalence of Schizophrenia." *PLoS Medicine* 2 (2005): e141.

Torrey, E. F. *Nowhere to Go: The Tragic Odyssey of the Homeless Mentally Ill*. New York: Harper and Row, 1988.

Torrey, E. F. *Out of the Shadows: Confronting America's Mental Illness Crisis*. NewYork: John Wiley and Sons, 1997.

Torrey, E. F. *Schizophrenia and Civilization*. New York: Jason Aronson, 1980.

Torrey, E. F., and J. Miller. *The Invisible Plague: Rising Insanity from 1750 to the Present*. New Brunswick, N.J.: Rutgers University Press, 2001.

Torrey, E. F. *The Insanity Offense: How America's Failure to Treat the Seriously Mentally Ill Endangers Its Citizens*. New York: W. W. Norton, revised paperback edition, 2012.

Torrey, E.F. *American Psychosis: How the Federal Government Destroyed the Mental Illness Treatment System*. New York: Oxford University Press, 2014.

Wu, E. Q., H. G. Birnbaum, L. Shi, et al. "The Economic Burden of Schizophrenia in the United States in 2002." *Journal of Clinical Psychiatry* 66 (2005): 1122-29

【第十五章】 390

倡議代言

讓我們再一次強調，我們必須為這群人發聲，因為他們無法為自己發聲。瘋狂的惡果之一就是他無法讓人聽見他的心聲，無法讓別人知道他的需要。惡魔獰笑著，頭上冒著火。他尖叫顫抖。他沉默地坐看疾病一點一點侵蝕他的生命。瘋子不會為自己請命，但是哪個善良的人想起他們的模樣不會感到不忍呢？

——羅伯·華特斯頓，1843 年

他們說：「無法可想！」

我回答：「我的字典裡沒有這句話！」

——陶樂西亞·迪克絲[1]，1848 年

陶樂西亞·迪克絲是很能幹的精神病患代言人。她去
窮人之家和監獄裡調查悲慘狀況。她強調精神病患不是毫
無希望，只要提供良好照顧及合乎人道的居住環境，患者 391
可以表現更好。她在無數的政府官員面前和調查聽證會上
發言做證，強調精神科醫療照護不足的後果。她挑戰各級

1　審閱者註：陶樂西亞·迪克絲（Dorothea Dix, 1802-1887）原先為護理人員的美國社會改革家。

官員，從地方職員到州長，公開指控他們沒有做到他們應該做的事。最重要的是，她從不接受「不行」的答覆。

我們可以從迪克絲身上學習到很多。雖然不是每個人都能像迪克絲那麼有成就，但是我們可以努力改善思覺失調症患者的生活。我們需要記得以下四個原則：

表 15.1　倡議代言的四個原則

1. 掌握事實。不能光靠情緒說服別人，要有事實。
2. 患者本身就是最好的代言人，曾經罹患思覺失調症或其他精神疾病最具有說服力了。
3. 用書面記錄一切，包括你與官員會面的紀錄，並把紀錄送交所有相關人士。官員可以否認你說的話，但是無法否認收到了你寫的信。
4. 小心不要被騙。政客會口頭同意你，但是不採取任何行動。用政客的行為衡量他，不要輕易相信政客的話：不要接受不夠填飢果腹的碎屑。

倡議代言的組織

我們首先必須瞭解系統如何運作，才能改善思覺失調症患者的醫療服務與研究。直到 1960 年代，州政府擁有幾乎所有的精神病患公共服務的決定權。之後變得比較複
392 雜。第十四章說過，聯邦政府經由醫療補助計畫成為最大的經費來源。許多州政府試圖將所餘責任轉嫁給郡政府或市政府。因此，倡議代言必須在三個層級——聯邦政府、州政府、地方政府之間使力。

直到 1980 年代，才開始有人為思覺失調症倡議代言。在那之前，應該為思覺失調症患者發聲的組織忽視了這群人。

目前還在運作的倡議代言組織如下：

治療倡導中心（TAC）：我於 1998 年在一切公開透明下，創立了 TAC，直到現在都還是積極參與。此外，本書收到的所有版稅都捐給 TAC。總部位於維吉尼亞州的阿靈頓（Arlington），TAC 完全是為重大精神疾病的人（大部分是思覺失調症、躁鬱症和有精神疾病傾向的嚴重憂鬱症患者）代言，並聚焦於包括流浪街頭、入獄、受害、自殺或暴力行為等的問題。TAC 的業務主要在改變州政府相關法令，讓未接受治療的病患在發生不幸前，便可以得到治療。TAC 協助通過紐約州肯德拉法案（Kendra's Law）和加州的勞拉法案（Laura's Law），也改善了三十五個州關於治療精神病患的法規。TAC 在 2016 年通過 21 世紀醫療法案（21st Century Cures Act）上也扮演了重要角色，包括在美國衛生與公眾服務部（Department of Health and Human Services）設了精神健康助理祕書的職位。協助院外治療（Assisted outpatient treatment, AOT ／請參考第十章）一直是 TAC 努力爭取的重點，明顯降低了精神病患住院、監禁、無家可歸和暴力行為，並可以節省經費。最近，TAC 也專注於提倡增加公立病床、整頓 HIPAA，以及廢止排除 IMD 的規定。TAC 的經費完全來自基金會和私人捐贈，不接受藥廠的捐贈。網址是 www.treatmentadvocacycenter.org。

393 **精神疾病政策組織**（Mental Illness Policy ORG, MIPO）：這個組織由賈夫（D.J. Jaffe）創建於 2011 年。他也是 TAC 的創始者之一。MIPO 致力的議題許多都和 TAC 一樣，同時也對於 21 世紀醫療法案的通過扮演了重要的角色。MIPO 的總部在紐約市，努力改善紐約州和紐約市的精神疾病治療服務。2017 年，傑斐出版了一本書，基本上就是為未來的精神疾病代言者寫的一本手冊：《瘋狂後果：精神健康企業如何對不起精神病患》（*Insane Consequences: How the Mental Health Industry Fails the Mentally Ill*）。MIPO 的經費完全來自私人捐贈，網址是 www.mentalillnesspolicy.org。

全美精神疾病聯盟（NAMI）：1979 年，NAMI 總部在維吉尼亞州的阿靈頓成立，是加州聖馬提歐郡（San Mateo）和威斯康辛州麥迪遜（Madison）幾個家庭努力的結果，為他們生病的親人倡議代言更好的服務。雖然一開始專注於重大精神疾病，後來拓展任務，包括了創傷後壓力症候群、焦慮症和某些人格異常。NAMI 的力量來自幾百個分部，為精神病患和家屬提供教育和支持。家庭對家庭的教育課程（請參考第十一章）貢獻很大，也改善了公眾對精神疾病的了解。NAMI 做了一些全國性的重要研究，例如各州相關政策的評比排序、各州精神健康經費的報告，以及提倡 PACT 計畫（請參考第九章）。很不幸地，身為倡議代言組織，NAMI 的效果和信用愈來愈有瑕疵了，因為他們在國家的層級大量仰賴藥廠給的經費，在州的層級則仰賴州立精神健康機構的經費。NAMI 的網址是 www.nami.org。

美國精神健康（Mental Health America, MHA）：前身為全國精神健康協會（National Mental Health Association, NMHA）。MHA 總部在維吉尼亞州的亞歷山德里亞（Alexandria）。MHA 於 1909 年由躁鬱症患者克里佛．比爾斯（Clifford Beers）創立，目的就是整頓公立精神病院。悲哀的是，這個組織首先被精神分析所綁架，後來又被精神健康代言綁架，任務變得包山包 394
海。MHA 海報上寫的是：「你今天擁抱過你的孩子了嗎？」這句話對兒童很好，但是對於有重大精神疾病的人而言，根本什麼也沒說。就當地而言，地方分會很努力地服務嚴重的精神病患，例如匹茲堡（Pittsburg）、費城（Philadelphia）、達拉斯（Dallas）、洛杉磯（Los Angeles）和檀香山（Honolulu）等城市。然而，在全國的層級，這個組織根本沒有做任何關於思覺失調症的倡議代言。MHA 的網址是 www.mentalhealthamerica.net。

美國思覺失調症和相關疾病聯盟（Schizophrenia and Related Disorders Alliance of America, SARDAA）：SARDAA 的前身是思覺失調症匿名會（Schizophrenics Anonymous），由密西根州已過世的喬安．維巴尼克（Joanne Verbanic）建立。它的重心在提供患者支持、作公眾教育與代言。這個組織完全服務思覺失調症和相關精神疾病。網址是 www.sardaa.org。

美國國家心理衛生研究院和美國藥物濫用暨精神衛生防治局

有幾個聯邦政府機構會直接影響思覺失調症患者。例如，社會安全局負責社會保障殘疾保險（SSDI）和社會安全生活補助金（SSI）業務（請參考第八章），醫療補助保險和醫療照顧保險中心（Centers for Medicaid and Medicare Services, CMS）發放醫療補助保險和醫療照顧保險。理論上應該為思覺失調症患者代言的兩個聯邦政府機構，是國家心理衛生研究院（National Institute of Mental Health, NIMH）和美國藥物濫用暨精神衛生防治局（Substance Abuse and Mental Health Services Administration, SAMHSA）。

國家心理衛生研究院在第二次世界大戰徵兵時，美國政府發現重大精神疾病患者愈來愈多，於是國會在 1946 年創立 NIMH，以試圖解決公立精神病院愈來愈糟糕的狀況。原本的名稱叫做國家神經精神研究院（National Neuropsychiatric Institute），但是在最後關頭，精神健康代言者成功正名。NIMH 原本的任務是支持重大精神疾病
395 的研究，以及支持訓練精神健康專業人士。除了服務示範的計畫之外，為精神病患服務則仍然還是州政府和地方政府的責任，過去一百多年都是如此。

就像許多政府機構一樣，隨著時間過去，NIMH 原本的任務不見了。在研究方面，這裡成為負責所有行為科學議題的研究機構。在服務方面，這裡發展了一個中央

提供經費的社區精神健康中心（Community Mental Health Center）計畫，因此將精神病患的預算責任從州政府轉移到了聯邦政府。2003 年的報告發現， NIMH 的研究經費，與重大精神疾病有關者居然不到 29%，只有 6% 的經費「可能改善目前有重大精神疾病的患者的治療和生活品質」。當時 NIMH 支持了十八項研究經費，研究鴿子如何思考，但卻只有一項研究經費研究產後精神病。2002 年，湯瑪斯．英賽爾（Thomas Insel）成為 NIMH 院長，[2] 提高了對思覺失調症和其他重大精神疾病的注意，包括提供經費給一項鼓勵思覺失調症的早期治療的計畫──首發思覺失調症的復原（Recovery After an Initial Schizophrenia Episode, RAISE）。2016 年起，約書亞．高登（Joshua Gordon）成為 NIMH 院長，然而他對於思覺失調症和其他重大精神疾病的努力，直至今日仍是極少。

美國藥物濫用暨精神衛生防治局（Substance Abuse and Mental Health Services Administration, SAMHSA）：SAMHSA 在 1991 年創立，正式的任務是「降低藥物濫用和精神疾病對美國社區造成的影響」，但是一直以來幾乎完全忽視了「精神疾病」的部分。例如，在 2011-2014 年 SMAHSA 的角色與行動（SAMHSA's Roles and Actions）計畫中，長達 41,804 個字裡都完全沒有提到思

2　審閱註：Thomas Insel 擔任 NIMH 院長期間，對於精神疾病相關研究十分重視。他最為一般民眾所熟知的，是以下這段 TED 視頻「Toward a new understanding of mental illness」。

覺失調症或躁鬱症。它的幾百種出版物中，有 194 種關於酗酒、五種關於同儕壓力、一種關於「颶風復原指引」和「對於漏油事件的反應」，卻沒有任何一種關於思覺失調症的出版物。因此，直到 2016 年，SAMHSA 可說是一個典型的失敗的中央機構。在賓州國會議員提姆·墨菲（Tim Murphy）的領導之下，國會通過了 21 世紀醫療法案。其中一項是在衛生與公眾服務部（Department of Health and Human Services）設了精神健康助理祕書（Assistant Secretary for Mental Healtn）的職位，負責督導 SAMHSA。這個機構長久以來績效不彰，現在終於開始整頓了。

396 從倡議代言者的角度教育大眾

思覺失調症的服務與研究之所以如此受到忽視的原因之一，就是大眾不瞭解這個疾病。很多人仍然以為思覺失調症就是人格分裂。我們必須教育大眾，才能期待大眾支持改革。因此，公眾教育是最重要的任務，也包含對於許多團體的教育。

做為倡議代言人，你可以做以下的努力：

- 到各處演講，包括同濟會、獅子會、扶輪社、各級學校、公司行號等等。一對夫妻在演講之後，說服了杜邦公司（Du Pont）出資拍攝了一個二十分鐘短片介紹思覺失調症，叫做〈當音樂停止〉（When the Music

Stops）。

- 組織公眾教育活動。例如幾個家庭舉辦了「光明正大：家庭中的精神疾病」（Nothing to Hide: Mental Illness in the Family），展覽二十個精神病患家庭的照片和訪談內容。
- 學校是最適合教育的場所。全美精神疾病聯盟研發了一系列小學及中學的教案教材，送交各教育局，鼓勵各校健康教育課程採用。
- 美國有三十四萬四千所禮拜堂、教會和清真寺。患者和家屬一有問題，往往第一個就找神職人員諮商。因此，神職人員是很好的合作夥伴。到教會去對信眾演講，心理健康意識週（Mental Illness Awareness Week）就是很好的時機。緬因州的 NAMI 發展了宗教外展委員會（Religious Outreach Committee），教育州內所有的神職人員。許諾之路（Pathways to Promise）原本是聖路易市的 NAMI，試圖教育全國的神職人員。此外，宗教 397
團體常常提供流浪遊民食宿照護，經營大多數的公眾庇護所。他們很清楚遊民中有多少未接受治療的思覺失調症患者，宗教團體應當很願意協助倡議代言。
- 和報紙、廣播電台和電視台聯絡，鼓勵他們多做關於精神病患的報導，例如中途之家的狀況。教育媒體關於思覺失調症的正確知識。請他們適時推廣你們的支持團體。
- 教育未來的精神醫療專業人員，到護理學校、大學社工系、心理系、醫學院、教學醫院精神科去演講。

- 和精神醫學會或相關團體接觸與交流。兩邊會彼此更了解對方的問題，知道如何彼此協助。克里夫蘭的東北俄亥俄精神疾病聯盟（Northeast Ohio Alliance for the Mentally Ill）在這方面做得很好。投稿到各類期刊，以當事者的角度談論議題。
- 到律師協會演講，或到法學院講一堂課介紹思覺失調症。
- 到警校演講。警察經常接觸流浪街頭的精神病患。他們瞭解得愈多，會處理得愈人道。
- 盡量請患者現身說法，效果最好。

398 減少污名化

減少思覺失調症和其他精神疾病污名化的任務，簡直就像薛西弗斯（Sisyphus）推巨石上山[3]，好不容易有了一點進展，巨石又滾下山去，你又得從頭來過。每次發生精神病患的暴力事件，去污名化的工作就得從頭做起。

第十三章討論過，歐美研究顯示暴力事件是精神病患污名化的最大原因。除非暴力事件減少，否則很難去除精神疾病的污名化。有些人否認暴力事件存在，或是認為媒體不應該報導。這種鴕鳥心態完全於事無補。

3　審閱者註：希臘神話中的一個神，因為犯了錯，所以被宙斯懲罰，叫他每天推一塊大巨石上山。但大巨石上山以後，就又滾到山下去。

因此，最有效的做法就是減少暴力事件。要減少暴力事件，最重要的就是協助缺乏病識感又有暴力傾向的精神病患就醫。理查·藍姆說：「我們可以做該做的事，讓拒絕治療的精神病患得到他們亟需的治療，以減低精神疾病的污名化。」如果你宣稱自己在努力減少污名化，但是卻反對所有的協助治療，就表示你會像薛西弗斯（Sisyphus）一樣地徒勞無功。

日本採取另外一種降低思覺失調症污名化的策略。
日本精神醫學及神經學會（Japanese Society of Psychiatry
and Neurology）將思覺失調症的名稱從帶有精神分裂意涵
的名稱正式改變為帶有統合失調意涵的名稱。2009 年的
一項報告顯示，舊有名稱在日本人的心裡和「犯罪」有
關，新的名稱則大幅減少了這種聯想。但是，追蹤研究顯
示，到了 2015 年和 2016 年，改變疾病名稱對於民眾將思 399
覺失調症和危險聯想在一起的影響很小，對於新聞報導的
影響也很小。美國也有人提議改變疾病名稱，將思覺失
調症改成哈斯蘭病（Haslam's disease）或皮諾病（Pinel's
disease）。哈斯蘭和皮諾是十九世紀初首先清楚描述思覺
失調症的人（請參考第十四章）。截至目前為止，這些努
力並沒有任何成果。

如何創立代言組織

如果能夠有一個強力運作的組織，你的倡議代言努力將更有效。會員人數當然很重要，但是各個組織中，高效

率的倡議代言往往都是由少數幾個人擔當大任。思覺失調患者、手足、精神病患的孩子、配偶、父母、祖父母、朋友和精神醫療專業人士都可以扮演重要角色。美國目前有兩百六十萬名思覺失調症患者，加上家屬和朋友的聯盟，應該任何事都做得到。我們必須讓更多人走出來，公開爭取權益，例如：

- 提高當地會員人數。在當地各精神醫療機構放你們組織的宣導手冊。把宣導手冊發給每一位藥廠業務員。在公立醫院停車場逐車派發宣導文件，在社區、教會和公司布告板貼宣導文宣，在當地報紙登廣告。一個 NAMI 分會說服連鎖超商將他們的組織名稱和電話號碼印在牛奶盒上。另一個分會說服電話公司將他們的資訊印在電話帳單上。
- 為患者或患者的手足、孩子、配偶和父母組織地區性的支持團體。這些特殊的支持團體是由州和當地的 NAMI
400 建立。
- 請地方上的遊民收容所和當地警力來協助。這些人非常瞭解政府對嚴重精神病患缺乏照顧的問題，他們可能變成代言組織有力的盟友。
- 請關心這個議題的其他公益團體協助，例如扶輪社。
- 如果以上方法都不符合你的興趣或能力，你又想幫忙，你還可以做一件事情。正如 1976 年的電影《螢光幕後》（*Network*）裡演的，當受不了現有狀況時，你可以向窗外大喊：「我氣得要命！我再也忍受不了！」之後，你不得不對鄰居解釋發生了什麼事情，就會有更多的家庭了解思覺失調症了。

除非大家努力爭取，否則思覺失調症患者和其他嚴重精神疾病患者的際遇不會改善。他們會持續被視為四等公民，過著邊緣化的生活，遭到排斥和不當對待。卡特總統執政時的精神健康調查委員會就說過：「他們是弱勢中的弱勢，是精神疾病中最受到污名化的一群人。他們沒有政治或經濟影響力，無法為自己發聲……他們是社會中最被剝奪公民權的人了。」只有當我們這些幸運沒有生病的人，發覺到事實上自己有多麼瘋狂時，瘋狂的人們才可能重獲自由。

結束之前，我想引述一段華德．亨理區（R. Walter Heinrich）的書《探索瘋狂》（*In Search of Madness: Schizophrenia and Neuroscience*）中的話。亨理區不屈不撓地查閱了近代關於思覺失調症的全部研究資料，所做出的結論是：直到我們可以解決問題之前，我們都有責任為 401
病患提供最佳照顧。

> 思覺失調症是生命織錦中出現的錯誤線條，大腦受了創傷，意義變了質。思覺失調症是不斷說謊的聲音，想像力出了問題，到了我們無法想像的地步，記憶不再，人性溫暖無法企及，安全成為奢望。這個疾病背叛了愛，強迫熟悉的和陌生的一切混在一起。它隨時跟著化學改變來來去

去，留下強烈的哀傷和對黑暗的渴望。未來，我們可能瞭解病因，並知道如何治療。但是現在，我們只能和瘋狂共處，盡量減低患者的痛苦。

建議閱讀

Jaffe, D. J. *Insane Consequences: How the Mental Health Industry Fails the Mentally Ill*. Amherst, New York: Prometheus Books, 2017.

Torrey, E. F. *Out of the Shadows: Confronting America's Mental Illness Crisis*. New York: John Wiley and Sons, 1997.

Torrey, E. F. "Stigma and Violence: Isn't It Time to Connect the Dots?" *Schizophrenia Bulletin* 37 (2011): 892–96.

Torrey, E. F. *The Insanity Offense: How America's Failure to Treat the Seriously Mentally Ill Endangers Its Citizens*. New York: W. W. Norton, paperback edition, 2012.

Torrey, E. F., M. T. Zdanowicz, S. M. Wolfe, et al. *A Federal Failure in Psychiatric Research: Continuing NIMH Negligence in Funding Sufficient Research on Serious Mental Illnesses*. Arlington, Va.: The Treatment Advocacy Center, 2003.

Torrey, E. F. *American Psychosis: How the Federal Government Destroyed the Mental Illness Treatment System*. New York: Oxford University Press, 2014.

【附錄一】

審閱者後記

謝明憲、許藝瀚

很榮幸有這個機緣，在 2011 年共同審閱了第五版的《精神分裂症完全手冊》，九年後又再審閱第七版的《思覺失調症完全手冊》。這些年來，美國精神醫學會（American Psychiatric Association, APA）於 2013 年出版了 DSM-5，更動了包含思覺失調症在內許多精神疾病的診斷準則，而台灣精神醫學會與社團法人中華民國康復之友聯盟（註：此一合作模式，正是本書第十五章的最佳示範），積極推廣「精神分裂症更換譯名運動」，並由衛生福利部心理及口腔健康司於民國 103 年 5 月起更名為思覺失調症。

《思覺失調症完全手冊》是一本寫給所有思覺失調症患者、患者家屬、醫療人員，以及任何對思覺失調症有興趣的讀者的好書。全書的內容既完整，又深入淺出，除了增加讀者對於思覺失調症的認識之外，也期望透過概念的釐清，破除過去對於思覺失調症的迷思。為保持原作之精神，翻譯團隊以盡量保留原作者的用語為原則。

惟因美國的國情較之台灣有所不同，若干觀念與用語謹在此稍作澄清，期能協助讀者從台灣現況的觀點和本書中的內容作對照：

1. 書中出現許多醫學上的專有名詞，為方便讀者瞭解，除了藥名之外，我們儘量以台灣精神醫學會所出版的 DSM-5 精神疾病診斷手冊為本，配合慣用的中文翻譯名詞。藥名的部份，由於藥物的廠牌眾多，使用中文藥物名稱易造成混淆，加上在台灣一般溝通仍以英文藥物名稱為主，因此藥名在本書中均保留英文。
2. 美國並不像台灣有全民健保的制度，大多數的民眾必須參加商業保險，醫療的費用也遠較台灣為高。純就以每位患者能接受到的醫療照護而言，美國具有提供更完整醫療的條件（相對於其較高的醫療費用）。同時，美國在醫院系統之外的各類型患者團體也遠較台灣為多。目前國內精神照護系統已有一定規模，但仍有進步的空間；因此美國的照護系統，也有許多值得吾人……「見賢思齊、見不賢而內自省」之處。
3. 臨床醫學研究是與時俱進的，特別是藥物的研究一直不斷推陳出新。因此作者在書中對於個別藥物的選擇或評論，並不一定就完全適用於台灣。建議思覺失調症患者仍須依照台灣實際藥物治療現況，「當一個聰明的病人」（實踐本書第十一章），與醫師一起溝通用藥，進而「醫病共享決策」（實踐本書第七章）。
4. 書中時常出現 mad/insanity 等看似負面的瘋狂字眼，似與本書期望去除讀者對思覺失調症的刻版印象的原意有所違背。事實上，作者之所以採用這樣的用詞，是反映了在英語世界中，對精神疾病的概念，在這一百多年以來的演進。「Insanity」的「in-」即「非」，「san-」即

「理性」的意思，因此全字原指「非理性的」，從中世紀以來即泛稱精神失常的狀態。但當初人們並不知道所謂的「精神失常」是怎麼回事，也未有更好的名詞來稱呼它，因此這個詞流傳而為一般大眾所採用。直到後來，我們才慢慢瞭解精神的失常是一種疾病，因此目前的醫療專業用語中，皆已不再採用「insanity」一詞。作者採用從前的說法，一方面是表現歷史的源流（書中有不少次以有名的古人為例子），一方面是貼近英語民眾的說法，並無加強讀者刻板印象之意。

5. 精神醫學，包括思覺失調症的診斷、治療與照護，誠如書中所記敘，雖然經過多年由患者、家屬、醫療界的耕耘與經驗累積，已有長足進步，但距離能夠提供完整而全面的預防以及治療的理想尚有一段距離，仍需所有關心相關領域的參與者共同努力。

最後感謝心靈工坊願意籌劃翻譯這樣的一本好書。做為精神醫療的工作者，我們誠摯地期盼本書的上市，能夠在提昇患者自我瞭解、家屬的體諒與照顧，以及社會大眾的認知上，達到一定的積極作用。

【附錄二】

精神衛生法

修正日期：中華民國 109 年 01 月 15 日

第一章　總則

第 1 條

為促進國民心理健康，預防及治療精神疾病，保障病人權益，支持並協助病人於社區生活，特制定本法。

第 2 條

本法所稱主管機關：在中央為行政院衛生署；在直轄市為直轄市政府；在縣（市）為縣（市）政府。

第 3 條

本法用詞定義如下：

一、精神疾病：指思考、情緒、知覺、認知、行為等精神狀態表現異常，致其適應生活之功能發生障礙，需給予醫療及照顧之疾病；其範圍包括精神病、精神官能症、酒癮、藥癮及其他經中央主管機關認定之精神疾病，但不包括反社會人格違常者。

二、專科醫師：指經中央主管機關依醫師法甄審合格之精神科專科醫師。

三、病人：指罹患精神疾病之人。

四、嚴重病人：指病人呈現出與現實脫節之怪異思想及奇特行為，致不能處理自己事務，經專科醫師診斷認定者。

五、社區精神復健：指為協助病人逐步適應社會生活，於社區中提供病人有關工作能力、工作態度、心理重建、社交技巧、日常生活處理能力等之復健治療。

六、社區治療：指為避免嚴重病人病情惡化，於社區中採行居家治療、社區精神復健、門診治療等治療方式。

第二章　精神衛生體系

第4條

中央主管機關掌理下列事項：

一、民眾心理健康促進、精神疾病防治政策及方案之規劃、訂定及宣導事項。

二、全國性病人服務及權益保障政策、法規與方案之規劃、訂定及宣導事項。

三、對直轄市及縣（市）主管機關執行病人就醫、權益保障之監督及協調事項。

四、對直轄市及縣（市）主管機關病人服務之獎助規劃事項。

五、病人醫療服務相關專業人員訓練之規劃事項。

六、病人保護業務之規劃事項。

七、全國病人資料之統計事項。

八、各類精神照護機構之輔導、監督及評鑑事項。

九、其他有關病人服務權益保障之策劃、督導事項。

十、國民心理衛生與精神疾病之調查、研究及統計。

中央主管機關應每四年公布包含前項各款事項之國家心理衛生報告。

第5條

中央主管機關得依人口及醫療資源分布情形，劃分醫療責任區域，建立區域精神疾病預防及醫療服務網，並訂定計畫實施。

第6條

直轄市、縣（市）主管機關掌理轄區下列事項：

一、民眾心理健康及精神疾病防治之方案規劃及執行事項。

二、中央訂定之病人服務與權益保障政策、法規及方案之執行事項。

三、病人就醫與權益保障政策、自治法規與方案之規劃、訂定、宣導及執行事項。

四、病人醫療服務相關專業人員訓練之規劃及執行事項。
五、病人保護業務之執行事項。
六、病人資料之統整事項。
七、各類精神照護機構之督導及考核事項。
八、其他有關病人服務及權益保障之策劃、督導事項。

第 7 條

直轄市、縣（市）主管機關應由社區心理衛生中心，辦理心理衛生宣導、教育訓練、諮詢、轉介、轉銜服務、資源網絡聯結、自殺、物質濫用防治及其他心理衛生等事項。

前項社區心理衛生中心，應由心理衛生相關專業人員提供服務。

第 8 條

中央主管機關應會同中央社政、勞工及教育主管機關建立社區照顧、支持與復健體系，提供病人就醫、就業、就學、就養、心理治療、心理諮商及其他社區照顧服務。

第 9 條

勞工主管機關應推動職場心理衛生，協助病情穩定之病人接受職業訓練及就業服務，並獎勵或補助雇主提供其就業機會。

第 10 條

各級教育主管機關應推動各級學校心理衛生教育，建立學生心理輔導、危機處理及轉介機制等事項。

各級主管機關應協助前項工作之推動及建立。

高級中等以下學校心理衛生教育課程內容，由中央教育主管機關會同中央主管機關定之。

第 11 條

各級教育主管機關應規劃、推動與協助病人，接受各級各類教育及建立友善支持學習環境。

第 12 條

各級社政主管機關應自行或結合民間資源，規劃、推動與整合慢性病人之社會救助及福利服務相關措施。

第 13 條

中央主管機關應邀集精神衛生專業人員、法律專家、病情穩定之病人、病人家屬或病人權益促進團體代表，辦理下列事項：

一、促進民眾心理衛生政策之諮詢事項。

二、精神疾病防治制度之諮詢事項。

三、精神疾病防治資源規劃之諮詢事項。

四、精神疾病防治研究發展之諮詢事項。

五、精神疾病特殊治療方式之諮詢事項。

六、整合、規劃、協調、推動及促進病人就醫權益保障及權益受損之審查事項。

七、其他有關精神疾病防治之諮詢事項。

前項病情穩定之病人、病人家屬或病人權益促進團體代表，至少應有三分之一；且單一性別不得低於三分之一。

第 14 條

地方主管機關應邀集精神衛生專業人員、法律專家、病情穩定之病人、病人家屬或病人權益促進團體代表，辦理轄區下列事項：

一、促進民眾心理衛生之諮詢事項。

二、精神疾病防治研究計畫之諮詢事項。

三、精神照護機構設立之諮詢事項。

四、病人就醫權益保障及權益受損申訴案件之協調及審查事項。

五、其他有關精神疾病防治之諮詢事項。

前項病情穩定之病人、病人家屬或病人權益促進團體代表，至少應有三分之一。

第 15 條

精神疾病強制住院、強制社區治療有關事項，由中央主管機關精神疾病強制鑑定、強制社區治療審查會（以下簡稱審查會）審查。

前項審查會成員，應包括專科醫師、護理師、職能治療師、心理師、社會工作師、病人權益促進團體代表、法律專家及其他相關專業人士。
審查會召開審查會議，得通知審查案件之當事人或利害關係人到場說明，或主動派員訪查當事人或利害關係人。
審查會組成、審查作業及其他應遵行事項之辦法，由中央主管機關定之。

第 16 條
各級政府按實際需要，得設立或獎勵民間設立下列精神照護機構，提供相關照護服務：
一、精神醫療機構：提供精神疾病急性及慢性醫療服務。
二、精神護理機構：提供慢性病人收容照護服務。
三、心理治療所：提供病人臨床心理服務。
四、心理諮商所：提供病人諮商心理服務。
五、精神復健機構：提供社區精神復健相關服務。
精神復健機構之設置、管理及其有關事項之辦法，由中央主管機關定之。

第 17 條
中央與直轄市、縣（市）主管機關及各目的事業主管機關應置專責人員辦理本法規定相關事宜；其人數應依業務增減而調整之。
辦理前項業務所需經費，直轄市、縣（市）主管機關財政確有困難者，應由中央政府補助，並應專款專用。

第三章　病人之保護及權益保障

第 18 條
對病人不得有下列行為：
一、遺棄。
二、身心虐待。
三、留置無生活自理能力之病人於易發生危險或傷害之環境。
四、強迫或誘騙病人結婚。

五、其他對病人或利用病人為犯罪或不正當之行為。

第19條

經專科醫師診斷或鑑定屬嚴重病人者，應置保護人一人，專科醫師並應開具診斷證明書交付保護人。

前項保護人，應考量嚴重病人利益，由監護人、法定代理人、配偶、父母、家屬等互推一人為之。

嚴重病人無保護人者，應由其戶籍所在地之直轄市或縣（市）主管機關另行選定適當人員、機構或團體為保護人；戶籍所在地不明者，由其住（居）所或所在地之直轄市或縣（市）主管機關為之。

保護人之通報流程、名冊建置等事項之辦法，由中央主管機關定之。

第20條

嚴重病人情況危急，非立即給予保護或送醫，其生命或身體有立即之危險或有危險之虞者，由保護人予以緊急處置。

嚴重病人之保護人不能即時予以緊急處置者，直轄市、縣（市）主管機關得自行或委託機構或團體為之。

前項緊急處置所需費用，由嚴重病人或前條第二項所列之人負擔。必要時，得由直轄市、縣（市）主管機關先行支付。

直轄市、縣（市）主管機關支付前項費用後，得檢具支出憑證影本及費用計算書，以書面定十日以上三十日以下期間催告應負擔人繳付，逾期未繳付者，得依法移送強制執行。

病人情況危急非立即給予保護或送醫，其生命或身體有立即之危險或有危險之虞者，準用前三項之相關規定。

前五項緊急處置之方式、程序及費用負擔等事項之辦法，由中央主管機關定之。

第21條

因醫療、復健、教育訓練或就業輔導之目的，限制病人之居住場所或行動者，應遵守相關法律規定，於必要範圍內為之。

第22條
病人之人格與合法權益應受尊重及保障，不得予以歧視。對病情穩定者，不得以曾罹患精神疾病為由，拒絕就學、應考、僱用或予其他不公平之待遇。

第23條
傳播媒體之報導，不得使用與精神疾病有關之歧視性稱呼或描述，並不得有與事實不符或誤導閱聽者對病人產生歧視之報導。

第24條
未經病人同意者，不得對病人錄音、錄影或攝影，並不得報導其姓名或住（居）所；於嚴重病人，應經其保護人同意。
精神照護機構，於保障病人安全之必要範圍內，設置監看設備，不受前項規定之限制，但應告知病人；於嚴重病人，應告知其保護人。

第25條
住院病人應享有個人隱私、自由通訊及會客之權利；精神醫療機構非因病人病情或醫療需要，不得予以限制。
精神照護機構因照護、訓練需要，安排病人提供服務者，機構應給予病人適當獎勵金。

第26條
嚴重病人依本法相關規定接受強制住院治療之費用，由中央主管機關負擔。
嚴重病人依本法相關規定接受強制社區治療之費用，其不屬全民健康保險給付範圍者，由中央主管機關負擔。

第27條
病人或其扶養者應繳納之稅捐，政府應按病人病情嚴重程度及家庭經濟情況，依法給予適當之減免。

第28條
病人或其保護人，認為精神照護機構及其工作人員，有侵害病人權益時，得以書面向精神照護機構所在地之直轄市、縣（市）主管機關申訴。
前項申訴案件，直轄市、縣（市）主管機關應就其申訴內容加以調查、處理，並將辦理情形通知申訴人。

第四章　協助就醫、通報及追蹤保護

第29條
病人或有第三條第一款所定狀態之人之保護人或家屬，應協助其就醫。
直轄市、縣（市）主管機關知有前項之人或其自由受不當限制時，應主動協助之。
經專科醫師診斷或鑑定屬嚴重病人者，醫療機構應將其資料通報直轄市、縣（市）主管機關。

第30條
矯正機關、保安處分處所及其他以拘禁、感化為目的之機構或場所，如有病人或有第三條第一款所定狀態之人，應由該機關、機構或場所提供醫療，或護送協助其就醫。
社會福利機構及其他收容或安置民眾長期生活居住之機構或場所，如有前項之人，應由該機構或場所協助其就醫。

第31條
前條之機關、機構或場所於病人離開時，應即通知其住（居）所在地直轄市、縣（市）主管機關予以追蹤保護，並給予必要之協助。

第32條
警察機關或消防機關於執行職務時，發現病人或有第三條第一款所定狀態之人有傷害他人或自己或有傷害之虞者，應通知當地主管機關，並視需要要求協助處理或共同處理；除法律另有規定外，應即護送前往就近適當醫療機構就醫。

民眾發現前項之人時，應即通知當地警察機關或消防機關。
第一項醫療機構將病人適當處置後，應轉送至直轄市、縣（市）主管機關指定之精神醫療機構（以下簡稱指定精神醫療機構）繼續接受治療。
依第一項規定送醫者，其身分經查明為病人時，當地主管機關應立即通知其家屬，並應協助其就醫。
第三項之指定精神醫療機構，其指定方式、資格條件、管理、專科醫師指定及其他應遵行事項之辦法，由中央主管機關定之。

第 33 條
為利提供緊急處置，以維護民眾生命、財產安全，主管機關、警察機關、消防機關設置特定之對外服務專線，得要求各電信事業配合提供來電自動顯示號碼及其所在地。
前項機關對來電者知有傷害他人或自己或有傷害之虞，得洽請電信事業提供該人所在地地址及其他救護所需相關資訊，電信事業不得拒絕。
經辦前二項作業之人員，對於作業之過程及所知悉資料之內容等，應予保密，不得洩漏。

第 34 條
精神照護機構於病人擅自離開該機構時，應即通知其保護人；病人行蹤不明時，應即報告當地警察機關。
警察機關發現前項擅離機構之病人時，應通知原機構，並協助送回。

第五章　精神醫療照護業務

第 35 條
病人之精神醫療照護，應視其病情輕重、有無傷害危險等情事，採取之方式如下：
一、門診。
二、急診。
三、全日住院。
四、日間留院。
五、社區精神復健。

六、居家治療。
七、其他照護方式。
前項居家治療之方式及認定標準，由中央主管機關定之。

第 36 條
精神醫療機構診治病人或於病人住院時，應向其本人及其保護人說明病情、治療方針、預後情形、住院理由及其應享有之權利等有關事項。

第 37 條
精神照護機構為保護病人安全，經告知病人後，得限制其活動之區域範圍。
精神醫療機構為醫療之目的或為防範緊急暴力意外、自殺或自傷之事件，得拘束病人身體或限制其行動自由於特定之保護設施內，並應定時評估，不得逾必要之時間。
精神醫療機構以外之精神照護機構，為防範緊急暴力意外、自殺或自傷之事件，得拘束病人身體，並立即護送其就醫。
前二項拘束身體或限制行動自由，不得以戒具或其他不正當方式為之。

第 38 條
精神醫療機構於住院病人病情穩定或康復，無繼續住院治療之必要時，應通知本人或保護人辦理出院，不得無故留置病人。
精神醫療機構於病人出院前，應協助病人及其保護人擬訂具體可行之復健、轉介、安置及追蹤計畫。
直轄市、縣（市）主管機關應於轄區內建置二十四小時緊急精神醫療處置機制，協助處理病人護送就醫及緊急安置之醫療事務。

第 39 條
中央主管機關應獎勵精神衛生相關機構、團體從事病人社區照顧、支持及復健等服務。
前項從事服務機構、團體與其服務人員之資格條件、服務內容、作業方式、管理及獎勵之辦法，由中央主管機關會同中央社政、勞工及教育主管機關定之。

第 40 條

直轄市、縣（市）主管機關得自行或委託相關專業機構、團體評估病人之照顧需求，並視需要轉介適當之機構或團體提供服務；對於經依第二十九條第三項規定通報之嚴重病人，應提供社區照顧、支持及復健等服務。

第 41 條

嚴重病人傷害他人或自己或有傷害之虞，經專科醫師診斷有全日住院治療之必要者，其保護人應協助嚴重病人，前往精神醫療機構辦理住院。

前項嚴重病人拒絕接受全日住院治療者，直轄市、縣（市）主管機關得指定精神醫療機構予以緊急安置，並交由二位以上直轄市、縣（市）主管機關指定之專科醫師進行強制鑑定。但於離島地區，強制鑑定得僅由一位專科醫師實施。

前項強制鑑定結果，仍有全日住院治療必要，經詢問嚴重病人意見，仍拒絕接受或無法表達時，應即填具強制住院基本資料表及通報表，並檢附嚴重病人及其保護人之意見及相關診斷證明文件，向審查會申請許可強制住院；強制住院可否之決定，應送達嚴重病人及其保護人。

第二項之緊急安置及前項之申請強制住院許可，由直轄市、縣（市）主管機關委託指定精神醫療機構辦理之；緊急安置、申請強制住院之程序、應備文件及其他應遵行事項之辦法，由中央主管機關定之。

第 42 條

緊急安置期間，不得逾五日，並應注意嚴重病人權益之保護及進行必要之治療；強制鑑定，應自緊急安置之日起二日內完成。經鑑定無強制住院必要或未於前開五日期間內取得強制住院許可時，應即停止緊急安置。

強制住院期間，不得逾六十日。但經二位以上直轄市、縣（市）主管機關指定之專科醫師鑑定有延長之必要，並報經審查會許可者，得延長之；其延長期間，每次以六十日為限。強制住院期間，嚴重病人病情改善而無繼續強制住院必要者，指定精神醫療機構應即為其辦理出院，並即通報直轄市、縣（市）主管機關。強制住院期滿或審查會認無繼續強制住院之必要者，亦同。

經緊急安置或強制住院之嚴重病人或其保護人，得向法院聲請裁定停止緊急安置或強制住院。嚴重病人或保護人對於法院裁定有不服者，得於裁定送達後十日內提起抗告，對於抗告法院之裁定不得再抗告。聲請及抗告期間，對嚴重病人得繼續緊急安置或強制住院。

前項之聲請及抗告期間，法院認有保障嚴重病人利益之必要時，得依聲請以裁定先為一定之緊急處置。對於緊急處置之裁定不得聲明不服。

經中央主管機關認可之病人權益促進相關公益團體，得就強制治療、緊急安置進行個案監督及查核；其發現不妥情事時，應即通知各該主管機關採取改善措施，並得基於嚴重病人最佳利益之考量，準用第三項規定，向法院聲請裁定停止緊急安置或強制住院。

第三項聲請及前條第三項之申請，得以電訊傳真或其他科技設備為之。

第 43 條

專科醫師有下列各款情形之一者，不得為第四十一條第二項及前條第一項、第二項所定之鑑定：

一、本人為病人。

二、本人為病人之保護人或利害關係人。

第 44 條

中央及直轄市、縣（市）主管機關於必要時，得檢查指定精神醫療機構辦理之強制住院業務，或命其提出相關業務報告，指定精神醫療機構不得拒絕。

前項報告之審查及業務之檢查，中央及直轄市、縣（市）主管機關得委託相關機構或團體辦理。

第 45 條

嚴重病人不遵醫囑致其病情不穩或生活功能有退化之虞，經專科醫師診斷有接受社區治療之必要，其保護人應協助嚴重病人接受社區治療。

前項嚴重病人拒絕接受社區治療時，經直轄市、縣（市）主管機關指定之專科醫師診斷仍有社區治療之必要，嚴重病人拒絕接受或無法表達時，指定精神醫療機構應即填具強制社區治療基本資料表、通報表，並檢附嚴重病人及其保護人之意見及相關診斷證明文件，事前向審查會申請許可強制社區治療；強制社區治療可否之決定，應送達嚴重病人及其保護人。

強制社區治療期間，不得逾六個月。但經直轄市、縣（市）主管機關指定之專科醫師診斷有延長必要，並報經審查會許可者，得延長之；其延長期間，每次以一年為限。強制社區治療期間，嚴重病人病情改善而無繼續強制社區治療必要者，辦理強制社區治療之機構、團體，應即停止強制社區治療，並即通報直轄市、縣（市）主管機關。強制社區治療期滿或審查會認無繼續強制社區治療之必要者，亦同。

經中央主管機關認可之病人權益促進相關公益團體，得就強制社區治療進行個案監督及查核；其發現不妥情事時，應即通知各該主管機關採取改善措施。

第二項之申請，得以電訊傳真或其他科技設備為之。

第 46 條

強制社區治療項目如下，並得合併數項目為之：

一、藥物治療。

二、藥物之血液或尿液濃度檢驗。

三、酒精或其他成癮物質篩檢。

四、其他可避免病情惡化或提升病人適應生活機能之措施。

強制社區治療得以不告知嚴重病人之方式為之，必要時並得洽請警察或消防機關協助執行。

第一項之強制社區治療之嚴重病人診斷條件、方式、申請程序、應備文件、辦理機構、團體之資格條件、管理及其他應遵行事項之辦法，由中央主管機關定之。

第 47 條

教學醫院為治療精神疾病之需要，經擬訂計畫，提經有關醫療科技人員、法律專家及社會工作人員會同審查通過後，得施行下列特殊治療方式：

一、精神外科手術。

二、其他經中央主管機關公告之特殊治療方式。

第 48 條
教學醫院於施行前條所定之特殊治療方式期間，應向中央主管機關提出治療情形報告；中央主管機關認有安全之虞者，教學醫院應即停止該項治療方式。

第 49 條
精神醫療機構因病人病情急迫，經一位專科醫師認有必要，並依第五十條之規定取得同意後，得施行下列治療方式：
一、電痙攣治療。
二、其他經中央主管機關公告之治療方式。

第 50 條
施行第四十七條及前條治療方式之精神醫療機構，應善盡醫療上必要之注意，經說明並應依下列規定取得書面同意後，始得為之：
一、病人為成年人，應經本人同意。但於嚴重病人，得僅經其保護人同意。
二、病人為未滿七歲之未成年人，應經其法定代理人同意。
三、病人為滿七歲之未成年人，應經其本人及其法定代理人之同意。但於嚴重病人，得僅經其法定代理人同意。

第六章　罰則

第 51 條
教學醫院違反第四十七條、第四十八條、或精神醫療機構違反第四十九條或第五十條規定之一者，處新臺幣六萬元以上三十萬元以下罰鍰；情節重大者，並處一個月以上一年以下停業處分。
非教學醫院施行第四十七條之特殊治療方式者，處新臺幣二十萬元以上一百萬元以下罰鍰；情節重大者，並處一個月以上一年以下停業處分或廢止其開業執照。

第 52 條
傳播媒體違反第二十三條規定者，處新臺幣十萬元以上五十萬元以下罰鍰，並限期更正；屆期未更正者，按次連續處罰。

第 53 條

違反第三十條第一項、第二項之規定者，處其負責人新臺幣六千元以上三萬元以下罰鍰。

第 54 條

有下列情形之一者，處新臺幣三萬元以上十五萬元以下罰鍰，並限期改善；屆期不改善或情節重大者，並處一個月以上一年以下停業處分或廢止其開業執照：

一、精神復健機構違反依第十六條第二項所定辦法有關設置或管理之規定。

二、精神醫療機構未經第四十一條第二項、第三項或第四十二條所定程序，而緊急安置或強制病人住院。

三、精神醫療機構未經第四十五條所定診斷或申請程序，而強制病人社區治療。

四、精神照護機構違反第三十七條之規定。

第 55 條

違反第二十二條、第二十四條、第二十五條、第二十九條第三項、第三十四條第一項、第三十八條規定之一者，處新臺幣三萬元以上十五萬元以下罰鍰。

第 56 條

違反第三十三條第三項規定者，處新臺幣二萬元以上十萬元以下罰鍰。

第 57 條

違反第十八條各款規定情形之一者，處新臺幣三萬元以上十五萬元以下罰鍰，並得公告其姓名。

病人之保護人違反第十八條各款規定情形之一者，除依前項規定處罰外，直轄市、縣（市）主管機關得令其接受直轄市、縣（市）社政主管機關辦理之八小時以上五十小時以下之輔導教育，並收取必要之費用；

其收費自治法規，由直轄市、縣（市）社政主管機關定之。
拒不接受前項輔導教育或時數不足者，處新臺幣三千元以上一萬五千元以下罰鍰，經再通知仍不接受者，得按次處罰至其參加為止。

第 58 條
精神照護機構違反本法有關規定，除依本法第五十一條、第五十四條、第五十五條規定處罰外，對其行為人，亦處以各該條之罰鍰。

第 59 條
本法所定之罰鍰，於私立精神照護機構，處罰其負責醫師或負責人。但精神照護機構有併處行為人為同一人者，不另為處罰。

第 60 條
本法所定之罰鍰、停業及廢止開業執照，除下列情形外，由直轄市、縣（市）主管機關處罰：
一、第五十一條第一項之罰鍰，由中央主管機關處罰。
二、第五十二條得由中央主管機關或直轄市、縣（市）主管機關處罰。

第七章　附則

第 61 條
本法中華民國九十六年六月五日修正之條文施行前，已依規定強制住院者，指定精神醫療機構應於施行之日起二個月內，向審查會申請繼續強制住院。

第 62 條
本法施行細則，由中央主管機關定之。

第 63 條
本法自公布後一年施行。

【附錄三】

英文索引

編按：附錄三所標示的數字為原文書頁碼，查閱時請對照貼近內文左右的原文頁碼。另本索引中收錄的抗精神病藥，一律維持原英文藥名不加中譯。

A

B

C

E

F

G

H

I

J

K

L

M

N

P

Q

R

S

T

U

V

W

Y

Z

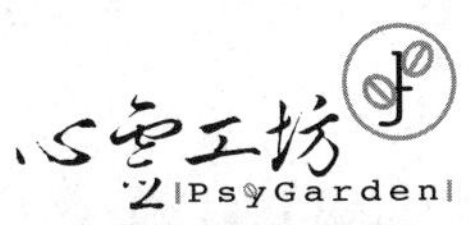

SelfHelp 036

思覺失調症完全手冊：給病患、家屬及助人者的實用指南（第七版）

Surviving Schizophrenia: A Family Manual, 7th Edition

著一福樂・托利（E. Fuller Torrey, M.D.） 譯一丁凡 審閱一謝明憲、許藝瀚

贊助一台灣心理治療學會

出版者一心靈工坊文化事業股份有限公司
發行人一王浩威 總編輯一徐嘉俊
執行編輯一裘佳慧 特約編輯一楊培希
內文排版一龍虎電腦排版股份有限公司
通訊地址一106 台北市信義路四段 53 巷 8 號 2 樓
郵政劃撥一19546215 戶名一心靈工坊文化事業股份有限公司
電話一02）2702-9186 傳真一02）2702-9286
Email一service@psygarden.com.tw 網址一www.psygarden.com.tw

製版・印刷一中茂分色製版印刷事業股份有限公司
總經銷一大和書報圖書股份有限公司
電話一02）8990-2588 傳真一02）2290-1658
通訊地址一242 新北市新莊區五工五路 2 號（五股工業區）
初版一刷一2020 年 11 月 初版四刷一2023 年 9 月
ISBN一978-986-357-196-4 定價一850 元

國家圖書館出版品預行編目資料

思覺失調症完全手冊：給病患、家屬及助人者的實用指南／福樂・托利（E. Fuller Torrey）作；丁凡譯．-- 初版．-- 臺北市：心靈工坊文化事業股份有限公司，2020.11
面； 公分．--（SelfHelp；036）
譯自：Surviving Schizophrenia: A Family Manual, 7th ed.
ISBN 978-986-357-196-4（平裝）
1. 精神分裂症 2. 精神衛生學

415.983 109017766